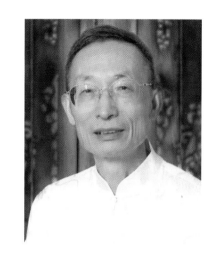

　　王永钧　国医大师,教授,主任中医师,博士生导师。中医内科专家,中国中西医结合肾病学科重要开创者和奠基人之一。1992年起享受国务院政府特殊津贴。

　　现任浙江中医药大学附属杭州市中医院顾问、终身学术导师,全国中医肾病重点学科学术带头人,第四届国医大师,首届全国名中医,首批浙江省国医名师,第二、四、六、七批全国老中医药专家学术经验继承工作指导老师,浙江省名中医研究院副院长、研究员,世界中医药学会联合会肾病专业委员会名誉会长。曾任杭州市红十字会医院(浙江省中西医结合医院)中医科及中西医结合病房主任、业务院长,杭州市中医院肾内科主任、业务院长,中华中医药学会肾病分会副主任委员,中国中西医结合学会肾脏疾病专业委员会副主任委员,《中国中西医结合肾病杂志》首届副总编辑及荣誉主编,浙江省中医药学会副会长兼肾病分会主任委员,浙江省中西医结合学会肾病专业委员会主任委员,浙江大学新药开发及评价重点实验室学术委员会副主任委员,杭州市中医药协会会长等。

　　曾领衔完成"十一五"国家科技支撑计划和科技部"八五""十五"科技攻关项目及省市级科研课题10余项。获国家科学技术进步奖一等奖和浙江省科学技术进步奖一、二、三等奖及杭州市科学技术奖一、二、三等奖多项。先后获"杭州市劳动模范""杭州市优秀科技工作者""杭州市德技双馨名医师"等荣誉称号,以及"杭州市杰出人才奖"、"杭州市科技创新特别贡献奖"、浙江省"医师终身成就奖"、中华中医药学会"首届中医药传承特别贡献奖"、中国中西医结合学会肾脏疾病专业委员会"突出贡献奖"、《科学中国人》"年度人物奖"等奖项。

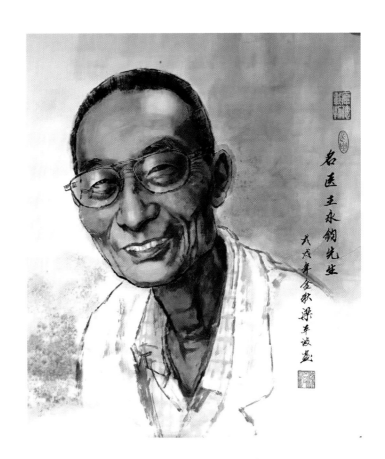

著名画家、浙江省委原副书记
梁平波先生为王永钧教授作画

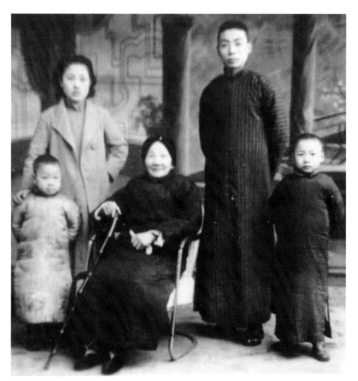

20世纪40年代，王永钧（右一）与祖母、父母及兄弟合影

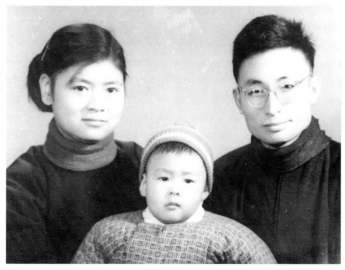

20世纪60年代，王永钧与夫人裴芳、儿子王真合影

祝贺
杭州市中医院
浙江省中医·中西结合肾脏病研究中心成立

为我國肾臟病學中西
结合的研究工作作出
貢献·造福病人。

中華肾臟病學會
主任委員
董德長教授
一九九三·九·二十八

1993年，浙江省中医、中西医结合肾脏病研究中心成立
中华肾脏病学会原主任委员董德长教授贺词

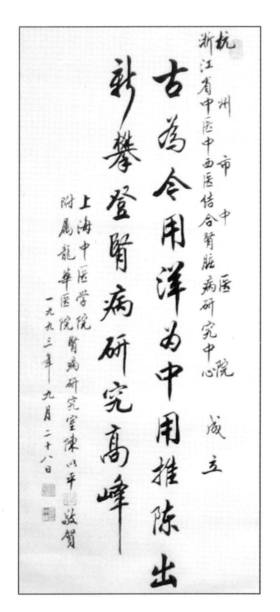

1993年，浙江省中医、中西医结合肾脏病研究中心成立
中国中西医结合学会肾脏疾病专业委员会名誉主任委员陈以平教授贺词

祝贺王永钧主任从医60周年他擅长内科肾病研究为国家培养出大批人才为医学发展作出重要贡献

钱桐荪敬贺

2016年，王永钧教授行医60周年庆典
中华肾脏病学会第1—3届常委兼全国肾脏病中西医结合学组组长钱桐荪教授贺词

成就卓越
首善長青

為杭州市中醫院腎病中心
成立三十周年暨王永鈞學長
行醫六十周年題

中央文史館員王永炎 丙申
中國工程院院士 季春

2016 年，王永钧教授行医 60 周年庆典
中国工程院院士、中央文史研究馆馆员王永炎教授贺词

贺王永钧教授

行医60周年志庆：

发展中西医结合肾病事业，

造福人类健康。成就卓越！

中国中西医结合肾病会会长

陈香美 陈香美

2016.9.5.

2016 年，王永钧教授行医 60 周年庆典
中国工程院院士、中国中西医结合学会会长陈香美教授贺词

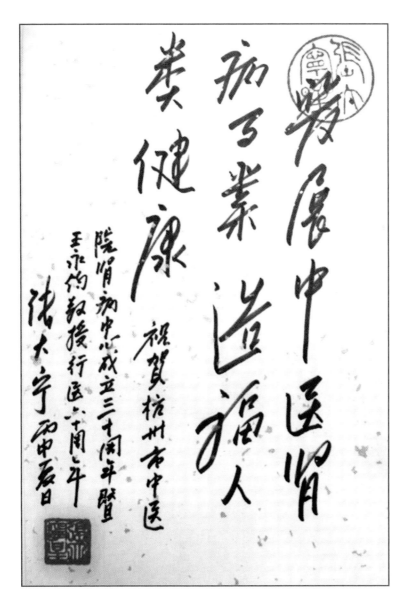

2016 年，王永钧教授行医 60 周年庆典
国医大师、国际欧亚科学院院士、中央文史研究馆馆员张大宁教授贺词

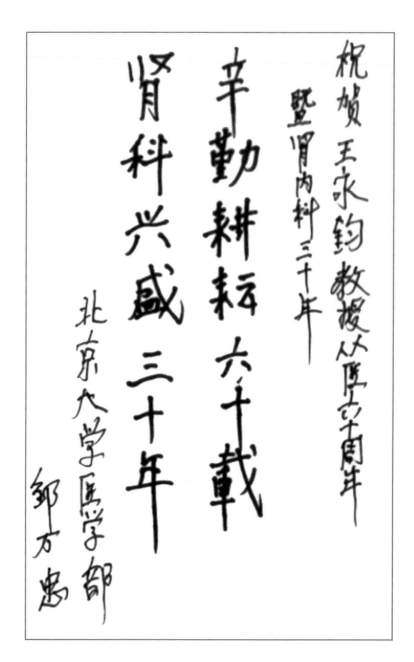

祝贺王永钧教授从医六十周年暨肾内科三十年

辛勤耕耘六十载

肾科兴盛三十年

北京大学医学部

邹万忠

2016年，王永钧教授行医60周年庆典
著名肾脏病理学专家、北京大学医学部邹万忠教授贺词

祝賀杭州市中醫院腎内科建科三十周年
暨王永鈞教授從醫六十周年

不忘初心接天蓮葉無窮碧
終成今朝映日荷花別樣紅

浙江省中醫藥學會 肖魯偉
丙申年初秋於杭州

2016年，王永钧教授行医60周年庆典
浙江省名中医研究院院长、浙江中医药大学原校长肖鲁伟教授贺词

2016年，王永钧教授行医60周年庆典，原浙江省卫生厅厅长张承烈教授贺词

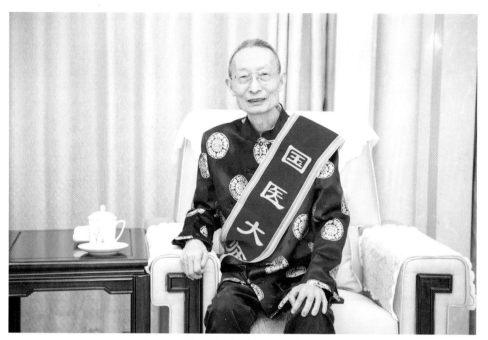

2022年，王永钧教授获"第四届国医大师"称号

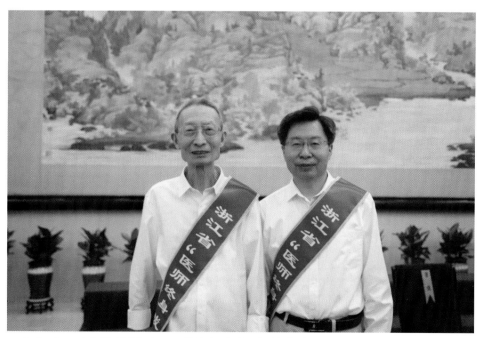

2021年，王永钧教授（左一）获浙江省"医师终身成就奖"，与范永升教授合影

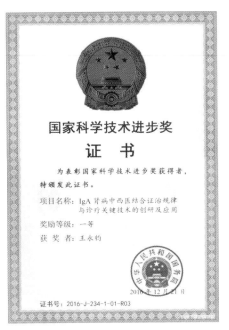

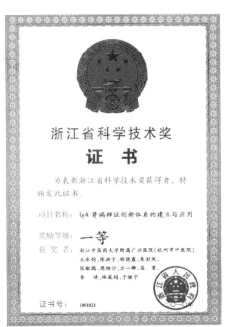

王永钧教授团队与陈香美院士联合完成的"IgA 肾病中西医结合证治规律与诊疗关键技术的创研及应用"项目获 2016 年度国家科学技术进步奖一等奖

王永钧教授主持的"IgA 肾病辨证创新体系的建立与应用"项目获 2010 年度浙江省科学技术奖一等奖

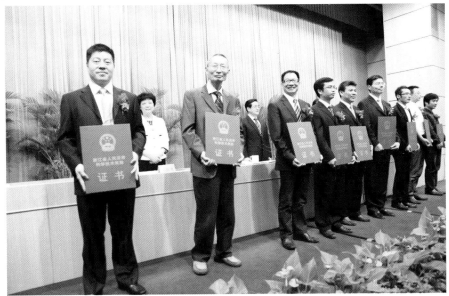

王永钧教授(左二)主持的"IgA 肾病辨证创新体系的建立与应用"项目获 2010 年度浙江省科学技术奖一等奖颁奖现场

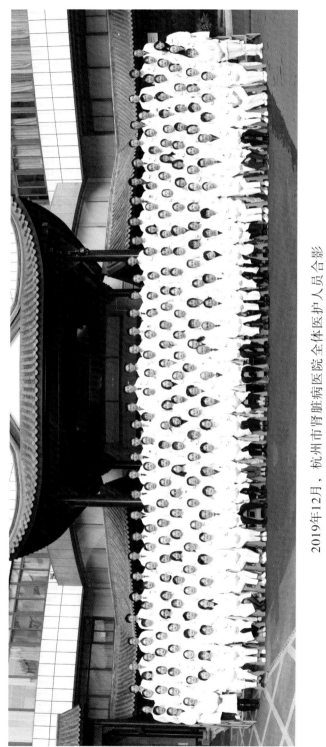

2019年12月，杭州市肾脏病医院全体医护人员合影

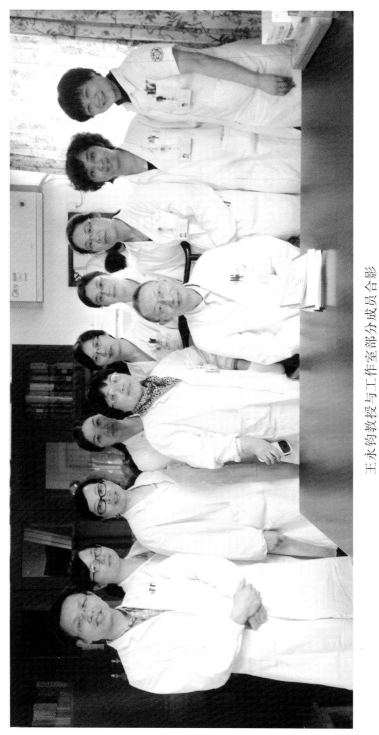

王永钧教授与工作室部分成员合影

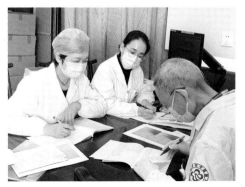
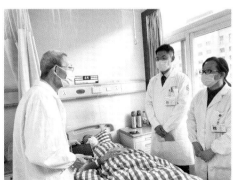
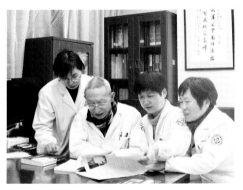
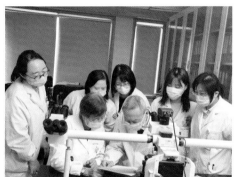
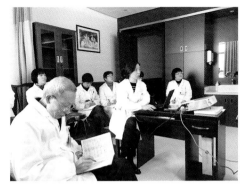
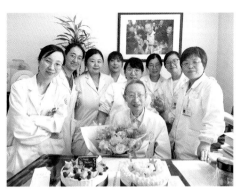

耄耋之年的王永钧教授仍孜孜于临床、教学及科研一线

王永钧治肾医论医案与方药研究

王永钧　主编

浙江大学出版社

·杭州·

图书在版编目(CIP)数据

王永钧治肾医论医案与方药研究 / 王永钧主编. —
杭州:浙江大学出版社,2022.9
ISBN 978-7-308-21662-3

Ⅰ. ①王… Ⅱ. ①王… Ⅲ. ①肾病(中医)－医案－汇
编－中国－现代 Ⅳ. ①R256.5

中国版本图书馆 CIP 数据核字(2021)第 165702 号

王永钧治肾医论医案与方药研究

王永钧　主编

责任编辑	冯其华(zupfqh@zju.edu.cn)　伍秀芳
责任校对	季　峥
封面设计	项梦怡
出版发行	浙江大学出版社
	(杭州市天目山路 148 号　邮政编码 310007)
	(网址:http://www.zjupress.com)
排　版	杭州朝曦图文设计有限公司
印　刷	浙江临安曙光印务有限公司
开　本	710mm×1000mm　1/16
印　张	20
彩　插	10
字　数	380 千
版印次	2022 年 9 月第 1 版　2022 年 9 月第 1 次印刷
书　号	ISBN 978-7-308-21662-3
定　价	98.00 元

《王永钧治肾医论医案与方药研究》
编委会

前　言

先生杏林春秋已六十六载,初业中医内科,后专攻肾病,临证经验丰富,学问深湛,务实求真,勤于探索,勇于创新,坚定走中医及中西医结合之路,是我国中医/中西医结合肾病学科的奠基人之一。其学为人师,又至诚至真,临证更是活人无数,是吾辈心中大医之典范。先生略带传奇色彩的从医之路虽无法复制,但其毫不藏私的数十载经验却可供借鉴。

先生是浙江杭州人,出生于1935年1月。解放初期,16岁的他考入杭州市江干区税务局,成为一名国家干部。不久便因工作出色晋升为稽查股长,后又调任钱江大桥公安、交通、财税联合检查站站长。看似光明的前途却在一年后因病戛然而止,他逐渐出现了颜面浮肿、全身乏力等症状,被诊断为"肾病综合征",奔波求诊于省内著名的医院和诊所,却几无寸效。几经辗转,得知西湖船工张乌狗有张祖传草药秘方能治肾病,于是先生慕名前往求医。神奇的是,经过老船工的精心调治,竟使他的大病霍然而去。这使他对中医药产生了浓厚的兴趣,并最终做出了人生道路上的一次重大抉择:当一名大夫,救治更多的病人。

当时先生年已及冠,又无家学渊源,学医之路可谓艰辛。但凭着对中医的信仰与热爱,他笃志力行,以勤为径,先是自学中医著作,背诵《药性赋》《汤头歌诀》,研读《本草备要》《医方集解》《黄帝内经》《伤寒杂病论》等各家著作。继而先后拜师于王显庭、徐步云、王金生、赵志超、俞尚德、张硕甫、谢麒祥七位老中医。由于他有自学的基础,又勤于钻研,故不久便学有所得,深得几位老师的赞许。在先生的多位老师中,俞尚德是一位对他产生重要影响的老师。俞老时任杭州市第一医院(现杭州市第一人民医院)中医科主任,擅长消化系统疾病。他治学严谨,思维敏捷,汉学根底好,对中医经典理解深,且富有创新精神。在 20 世纪 50 年代,俞老便与浙江医科大学药学系(现浙江大学药学院)教授合作,开展他经验用药的药效学研究。正是在俞老的启发及带领下,先生逐步踏上了中医现代化的道路。

1956 年,先生以第一名的成绩考入杭州市首届"中医学习班"。1959 年,仍以第一名的成绩毕业,成为学习班唯一一名享受本科生待遇的毕业生(当时中医还没有大学本科专业)。继后,他又受命担任杭州市第二、三、四届"中医学习班"的班主任及教师,主讲《中医基础理论》《黄帝内经》《伤寒论》《时病论》。他考入浙江医科大学医疗系五年制函授学习,且以优异的成绩毕业。当时,他就是这样边学习边实践,衷中医、参西医,打下了扎实的医学基础。

先生最初在杭州市第一医院从事中医内科临床工作。1961 年,他与洪用森医师在杭州市第一医院创建了浙江省第一个中医病房。1963 年,他调入杭州市红十字会医院,担任中医科主任。在此期间,他带领同事们研发了中草药院内制剂近 20 种,并应用大柴胡汤、清胰汤和针灸治疗胆道结石和急性胰腺炎等,发挥了中医药的优势,吸引国内外同行竞相参观;同时,他撰写了多篇具有较大影响的论文,其中《大剂量木通可导致急性肾衰竭死亡》报道了国际上第一例具有肾病理证实的含马兜铃酸植物导致肾衰竭的病例。

1986 年,先生调入杭州市中医院任业务院长兼中医内科主任。当时,杭州市中医院还没有一名肾脏病专业医师,但在他的带领下,不仅创建了浙江省首个中医肾脏病专科,更因其卓识与远见,开创了国内中医院的多项第一:第一个开展肾脏穿刺技术,用病理"金指标"为中医肾病微观辨证提供了依据;第一个建立肾病实验研究室,作为中医肾病临床和实验研究的平台,使中医科研由浅入深;第一个开展系统的透析疗法,包括全结肠中药透析、中药皮肤透析、中药血液透析,以及标准血液透析与腹膜透析。这三个"第一"都为医院的中医药现代化建设与发展提供了创新的平台,也打响了杭州市中医院肾脏病专科的品牌,杭州市中医院肾脏病专科先后成为浙江省中医/中西医结合肾脏病研究中心、浙江省首批医学重点学科、全国中医肾病医疗中心、国家中医肾病重点专科协作组大组长单位、国家中医药管理局重点学科等,更于 2019 年被杭州市卫生健康委员会批准成立杭州市肾脏病医院,成为首家中西医结合、内外科联合,未病先防、已病防变、瘥后防复的一体化肾脏疾病诊治中心和科学创新研究平台。

　　先生以全部精力投入肾病防治的研究中,他主张法古融今、兼收并蓄、守正创新,并将"审病-辨证-治病/证"的思维方式应用于临床,其构建的 IgA 肾病五型辨治体系、创新性的"风湿致肾病"和"肾内微癥积"等理论对中医肾病学界产生了重大影响,有关"风湿"的因、机、证、治被中华中医药学会纳入原发性肾病综合征的诊疗方案;创立的以虚、瘀、风湿为主的 IgA 肾病辨治方案被纳入国家临床路径和诊疗方案向全国推广;创制的加减防己黄芪汤、复方积雪草系列方、尿毒净制剂、降磷散等多种临床行之有效的经验方,更是救治了不计其数的病人。其研究成果曾获国家科学技术进步奖一等奖,浙江省科学技术进步奖一、二、三等奖多项。

　　为更好地总结并传承先生的学术经验,我们于 2015 年出版了《王永钧治肾经验集》,收集并整理了先生自 1965 年 12 月至 2014 年 12 月的 72 篇治肾资料和讲稿。最近,我们重点补充了先生近期完成的医案手稿和他多年的方药研究,并编撰成《王永钧治肾医论医案与方药研究》。

　　本书主要包括以下三部分内容。第一部分为医理感悟篇,收录了先生部分医论,从中可以看到他融古汇今、敢于创新的立论,更可以看出他对中西医结合事业及中医现代化的探索与思考。第二部分为验案举例篇,收集整理了先生不同年代的典型治肾验案。此次精选的医案按病种分类,并原汁原味地呈现先生诊疗疾病的过程及思路,虽仅为先生临床验案之太仓一粟,但亦得窥其辨治之精妙。第三部分为实验研究篇,收录了先生及其团队在不同时期有关复方积雪草、祛风湿药物及其他制剂的实验研究,时间跨越三十余年,有部分实验方法在目前看来或许已不再先进,但其理念和研究思路仍是相当超前的,且因有助于药物作用机制的呈现和先生组方用药策略的脉络梳理,故仍收录于内。

　　希望本书对从事或有志于从事肾病临床与科研的后继们有所裨益,也敬请同道和读者们不吝批评指正。

编委会

2022 年 9 月

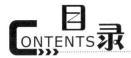
目 录
CONTENTS

医理感悟篇

验案举例篇

实验研究篇

复方积雪草的实验研究

祛风湿药的实验研究

其他制剂的实验研究

医理感悟篇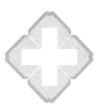

中医学对慢性肾脏病证治的贡献

慢性肾脏病(chronic kidney disease,CKD)是一种临床常见的难治性疾病。据2012年全国范围流行病学调查数据,我国成人CKD患病率约为10.8%,这个数字是很惊人的,虽然当今医学快速发展,已使患者的生存期明显延长,但治愈者仍很有限,这就使得患病率和医疗费用在近期内还可能持续增长。因此,我们既应提高西医学治肾疗效,也要传承研究、创新发展传统中医学治肾,这是医患乃至社会的共同期望。为此,探讨中医学对CKD证治的贡献和限制,就显得十分必要。今以此为题,谈些看法,求证于同道。

一、中医药学对慢性肾脏病诊治的贡献

传统中医学没有"慢性肾脏病"这个词,但对于CKD所有的临床现象,在战国后期至西汉时的著名中医学巨著《黄帝内经》的"风论""奇病论""评热病论"中几乎均有叙述,以后又不断充实,为我们现在研究CKD提供了十分丰富的资料,概括其要点如下。

1. 中医学对CKD病名、病位、病因与好发季节的认识

《黄帝内经》的三篇论文都记述了"名为肾风""有病肾风者""肾风之状",明确把肾风作为病名,而非"证"与"症"。"肾风"这一病名既包含病位——肾,亦指藏精、主水、司开阖和主骨生髓的肾,也包含致肾风的主要病因——风湿,所以简称"肾风"。这在以后的《华佗中藏经》《诸病源候论》《太平圣惠方》等著作中都有进一步阐释。戴思恭是朱丹溪最得意的一个弟子,他在其著作《证治要诀》中直言:"有一身之间,唯面与双脚浮肿,早起则面甚,晚则脚甚,经云面肿为风,脚肿为水,乃风湿所致。当然,当风湿病邪作用于肾时,还可导致肾虚、络瘀、内风、内湿,并与风湿病邪互为影响,推波助澜,致病情进展,若得不到有效防治,最终可导致溺毒。"所以更准确地说,肾风病是由以风湿病邪为主的网络病因导致的。此外,《内经·风论》还记述了"以冬壬癸中于邪者为肾风",指出了该病好发于冬季,可见古人观察十分细腻。

2. 脉、症、证的演变,以及终末期现象

有关肾风病的症状,提及最多的是水肿,因为水肿最易被医患所觉察。其实在《内经》和其他中医文献中,除水肿外,有更多篇幅论述了肾风病在不同个体和病程的不同阶段所呈现的多种病象,如尿少、尿血、尿闭、夜尿、多尿、泡沫尿、腰酸、疲

乏、面色灰暗、不能食、善惊、脉弦、脉沉伏,以及肾风病患者在发生危急重症时尚可出现关格证(小便不通曰关,陡增呕恶为格,此因浊邪壅塞三焦,正气不得升降所致)、溺毒证(溺毒入血,攻心、上脑,症见呕吐、头晕头痛、视物矇眬、呼气带有溺臭、间或猝发癫痫状,甚或神昏痉厥)、水气凌心射肺证(肿胀喘咳,不能正偃)等,甚至还可发生心气痿者死的终点事件。

我们曾对1148例肾风病患者(CKD患者,病理诊断均为IgA肾病)进行了证候学研究,发现其主要证候有五:风湿扰肾(风湿证)、肾气阴(血)两虚(肾虚证)、肾络瘀痹(瘀痹证)、肝风内动(肝风证)、溺毒内留(溺毒证)。其中,风湿、肾虚、瘀痹三联证最为多见,而风湿不仅是导致肾风病的始作俑者,而且还是导致病情加重的独立危险因素。当风湿证与肝风证合并存在时,疾病进展尤为快速,值得重视。

3. 肾风水疾时,证候的阴阳辨识和疾病鉴别

鉴于水肿是肾风病最易为人觉察的症状,所以《济生方》按八纲辨证,执简御繁,将其分为阴水、阳水;以后朱丹溪、李梴、李士材均沿用此法,认为"若遍身肿,烦渴,小便赤涩,大便闭,此属阳水……若遍身肿,不烦渴,大便溏,小便少,不涩赤,此属阴水"。但水肿亦可是不同疾病的共有症状,如黄疸、臌胀、水癥("其色苍黄,腹筋起","腹内有结块坚强,在两肋间,膨膨胀满,遍身肿")、消渴("遍身洪肿,渴饮,善饥,小便至甜")、支饮("咳逆倚息,短气不得卧,其形如肿"),以及肾脏风毒流注("其状腰脚沉重,筋脉拘急,或作寒热,或为疮疡,或上攻头面浮肿,瘾疹生疮,百节疼痛,皮肤麻痹")等病均可引发,因此辨病与辨证结合,具有更大的优越性。

4. 肾风病的预后

《华氏中藏经》曰:"人中百病难疗者,莫过于水也。……有因嗽而发者,有因劳而生者,有因凝滞而起者,有因虚乏而成者……故人中水疾,死者多矣。"《景岳全书》谈及肾风病一旦发展至关格证,则认为:"若病此者,阳自阳而阳中无阴,阴自阴而阴中无阳,上下痞隔,两顾勿能,补之不可,泻之又不可,是亦关格之证也,有死而已。"由此说明,对于肾风病,必须识病辨证精确无误,才能无病先防,有病早治,切勿疏漏。

5. 肾风水疾的关键机制是肾不藏精

肾风发生、发展的机制虽有多种,但风湿病邪损伤了"肾藏精"的功能,显然占有重要地位。《内经》的"素问·解精微论"则以"水宗"一词将"积水"与"肾精"相联系。杨上善著《黄帝内经太素》,更在"水论"中进一步补充"宗,本也;水之本是肾之精",提出肾风水疾是在病因作用下,肾失封藏,精微(精血)泄漏所致。张介宾在《景岳全书》中更直谓:"水肿,精血皆化为水。"由此可见,在古代,虽然缺乏现代先进的检测技术,无法知晓精微或精血从尿丢失的主要是蛋白,或兼夹红细胞;亦无法知晓尿蛋白泄漏至一定阈值,会使血白蛋白水平降低,从而引发水肿,但却意识到水肿与精微(精血)从肾丢失有关。

6.肾风病的辨证和对症治疗

古代的肾风病,其实主要指现代西医所称的原发性慢性肾小球疾病,若以病理诊断而言,则包括微小病变肾病、IgA肾病、非IgA系膜增生性肾炎、膜性肾病、局灶节段性肾小球硬化、膜增生性肾炎,以及相对少见的纤维样肾小球病、触须样免疫性肾小球病和脂蛋白肾病等。这些疾病大多病程长、治疗难度大,所以肾风病在不同病期的症状和证候不全相同,系统观察甚至会发现,有缺乏不适症状,没有患病感觉者;有症状烦多,病情危重,具有各种并发症者;亦有自认为肾病已治愈,其实却是病情迁延,甚或加重者。这是因为误将肾风病分隔成水肿、尿血、虚劳、关格等不同的症和证去认识,而缺乏病的概念,在处理上,亦只是单纯辨证或对症治疗。但尽管如此,对于肾风病,中医药在不同场合、不同个体、不同证症还是取得了程度不等的疗效,亦有因此使疾病治愈的案例,这在当时来说,其学术水平已是十分先进的,所以我们要在传承的基础上,努力践行融合、衔接、创新、发展,才是正确的选择。现介绍有关组方,供作参考。

(1)祛除风湿

选用防己黄芪汤、防己茯苓汤,或按清代陈士铎所著《本草新编》加用豨莶草;或根据"治风先治血,血行风自灭"意,加用四物汤。若风湿扰肾,封藏失职,精微(尿蛋白、异形红细胞等)泄漏明显,则可加用雷公藤的组方或相关制剂,但需重视适用人群、适应证、煎煮方法、用量及疗程的掌控,以取其利,避其害,始为上策。此外,亦可试用汉防己甲素片、盐酸青藤碱胶囊、雷公藤多苷片等祛风湿中药的提取物治疗。

(2)调补脾肾和肝肾的阴阳气血

补益肾气:黄芪秫米加仙灵脾方。

调补脾肾气血:当归补血汤加仙灵脾方,或八珍汤去甘草(张隐庵治水肿六君去甘草,吴浮先治肿胀补脾肾亦去甘草),加生黄芪、仙灵脾、菟丝子方。

调补肾阴、肾阳:六味地黄、杞菊地黄、金匮肾气、济生肾气等辨证加减。

固肾涩精:菟丝子丸(菟丝子、山药、莲子、枸杞、茯苓)(《杂病源流犀烛》)合水陆二仙丹(金樱子、芡实),亦可金锁固精丸加减。

(3)养血络,行瘀痹,消(防)癥积

四物汤、桃红四物汤、补阳还五汤、无碍丸(大腹皮、木香、三棱、莪术、郁李仁),以及复方积雪草方(黄芪、当归、积雪草、桃仁、熟大黄)。

(4)平肝熄风

平肝熄风汤(牛膝、白芍、汉防己、玄参、天冬、生麦芽、女贞子、旱莲草、生龙骨、生牡蛎),并予限盐(每日3g);或仿张锡纯石膏阿司匹林汤意,按血压水平予平肝熄风汤合氯沙坦钾片分吞等。

（5）吸附浊毒（核桃壳制成口服的药用活性炭）或泄浊排毒（各类大黄制剂）

传统中医认为，大黄具有清热解毒、活血化瘀、安和五脏的作用。近代研究表明，大黄含有大黄蒽醌与大黄鞣质，对减缓肾风的病情发展有益。根据不同个体与病情，可以选用大黄的不同成分、不同制剂、不同剂量、不同煎煮法，有的放矢地予以治疗，往往会取得较好疗效。详细内容可参阅验案举例篇。

7. 肾风病的饮食疗法

中医治病重视药食的结合，故《素问·五常政大论》有"大毒治病，十去其六……无毒治病，十去其九，谷肉果菜，食养尽之。无使过之，伤其正也"的告诫。《素问·藏气法时论》则谓："五谷为养，五果为助，五畜为益，五菜为充，气味合而服之，以补益精气。"唐代孙思邈更认为："若能用食平疴，释情遣疾者，可谓良工。"由于肾风病是慢性难治性疾病，且很多治疗性药物都有不同程度的毒副作用，因此传统中医特别重视食疗的观察和研究，且确有实效。

（1）水摄入的认识

《内经》多处述及"肾者水藏，主津液"，李时珍在《本草纲目》中说"饮资于水，食资于土，饮食者，人之命脉也，而营气赖之，故曰：水去则营竭"，并认为水质"有远从地脉来者为上，有从近处江湖渗来者次之，其城市近沟渠污水杂入者……其味俱恶，不堪入药茶酒"。并说，水是最好的药物，能"疗病利人"，如"南阳之潭渐于菊，其人多寿；辽东之涧通于参，其人多发；晋之山产矾石，泉可愈疽；戎之麓伏硫磺，汤可浴疠……"。联系我们专业的巴尔干肾病与马兜铃酸肾病的相关性，以及当前环境污染、水质下降对人体健康的危害，值得关注。对肾风病而言，根据水的"体阴用阳"特性，针对不同的个体和病期，必须调整好摄入量，如有尿少、尿闭、肿胀、喘满、水气凌心射肺，则需控制摄入量；如有夜尿增多、皮肤干瘪，则在夜间排尿后补充饮水，以避免"水去而营竭"。近时国外研究发现，慢性肾脏病无水肿者增加水摄入量，可减慢疾病进展速度。对于有两个肾的患者，有效的水摄入量是每天3L，其机制是降低精氨酸血管升压素（arginine vasopressin，AVP）的产生，从而减少肾组织损伤和尿蛋白的排出。

（2）钠盐摄入

《内经》有"水生咸""咸入肾""咸走血""谷味咸，先入肾"等论述，并认为"咸者，脉弦也""有病庞然如有水状，切其脉大紧……病生在肾，名为肾风""血病无多食咸，多食则脉凝泣而变色"，把疾病（肾风、血病）、症状（水肿、变色）、脉象（弦）、病机（脉凝泣）与高盐摄入进行了联系。《华氏中藏经》则谓："满身皆水，按之如泥者……病后宜以参术之品补脾，更须忌食盐。"《外台秘要》在引录治水肿诸方中，多处提及"勿以盐食之""先禁盐酱等物""果欲去病，切须忌盐"等，认为对于肾风水疾者,应重视食盐摄入的严格管理。那么,没有水肿及脉弦的肾风病患者是否需要忌盐?我科护理团队对此进行了临床研究,对肾风病而无水肿及血压增高者进行盐敏感试验及限盐干预,结果证实肾风病患者的盐敏感检出率高于健康对照组(52.85% vs 27.50%,$P<0.01$),其中肾功能减损(Ccr<80ml/min)的肾风病患者检出率更高于肾功能正常者(66.67% vs 40.54%,$P<0.05$)。此外,对于血压偏高的肾风病患者,在限盐干预后,增高的血压显著下降($P<0.01$)。众所周知,血压增高是加重肾损伤的独立危险因素,因此我们认为,对于没有水肿及血压增高的肾风病患者,亦应限盐。继后又有学者发现,CKD患者限盐不仅可使血压降低,而且蛋白尿亦有明显减少。近期多项研究显示,高盐摄入可直接引发肾小球内的血流动力学异常,使肾脏局部的肾素-血管紧张素系统(renin-angiotensin system,RAS)激活,促使蛋白尿形成。由此可见,近现代研究亦证实并深化了中医学对肾风水疾在水肿消退后仍应限盐的正确主张。

(3)对大豆及豆制品的不同认识

传统中医认为,豆制品(大豆、黑大豆、赤小豆)对肾风水疾有治疗作用,《千金要方》至少有12张处方应用豆类及其制品,《外台秘要》则更多(18张)。用法有单味,有复方,有捣筛为散、为丸,亦有煮汁,或煮后去渣,食豆饮汁,其中尤以黑大豆为上品,亦有用黑大豆加工制成大豆黄卷者,《本草纲目》就有"黑豆入肾功多,故能治水",《长沙药解》则谓黑大豆加工制成的大豆黄卷能"专治水湿,善达木郁,逐湿痹,破血瘕,治筋挛膝痛",以及用黑料豆丸(黑豆、苍术)治肾风水疾等。但近半个世纪以来,因为大豆是植物蛋白,理所当然被认为是非必需氨基酸,就判定对肾病不利,继后大豆及其制品便在此领域被打入"冷宫"。其实1987年Willams等已在动物实验中发现大豆蛋白有保护残存肾功能的作用,以后的多项研究亦证实大豆蛋白中有8种人体必需氨基酸,除蛋氨酸略低外,其余几乎与动物蛋白相似,且大豆含有多种有利于延缓肾脏病病情进展的生物活性物质,如大豆异黄酮、大豆纤维素、植酸、大豆多肽(短肽 $C_2—C_{12}$),这些成分均有利于调节钙磷代谢,减轻脂质肾损伤,抗氧化,抗肾纤维化和拮抗肾内RAS系统的激活,从而改善肾内"三高"(高灌注、高压力、高滤过),减轻肾损害。此外,近期有文献报道,虽然豆类是一种含嘌呤高的食物,但它在人体内促使尿酸排出的作用往往较之促使尿酸生成的作用更为显著,而且在大豆加工制作豆制品时,部分嘌呤还会流失,所以它对高尿酸血症和痛风反而具有一定的治疗作用。因此,对于肾风水疾,尤其是被诊断为"肾病综合征"而肾功能正常的患者,我们会嘱其晨服黑豆粥(予五分之一黑豆,加入五分之四的米中煮粥),临床有一定疗效。但遗憾的是,直至今天,餐桌上"忌讳大豆蛋白"的人仍不在少数,所以加强科普宣教以纠偏的任务仍任重而道远。我科护理团队在这方面曾进行相应的临床和实验研究,亦持相同观点,相关论文发表于《中国中西医结合肾病杂志》及《浙江医学》。

（4）膳食营养的宜忌

《千金要方》曰"大凡水病难治，瘥后特须慎于口味，不则复病。病水人多嗜食不廉，所以此病难愈也"，并指出"慎酒、肉、猪、鸡、鱼、生冷、炸滑""牛、羊、鱼、鹿肉亦勿食之""慎食一切鱼，一切肉""所禁之食，常须少啖"，并提示"常食不得至饱，止得免饥而已"。《外台秘要》更增加了"忌脂腻""节饮食，禁肥肉"，并引《古今录验》"牛肉断不得食"。清代张锡纯著《医学衷中参西录》，在白茅根治水肿案下亦谓"患此证者，终身须忌食牛肉，病愈数十年，食之可以复发"，并强调"此是要紧一言"，"医者治此等证，宜切嘱病家，慎勿误食"。综合前述有关肾风病的膳食宜忌，一是对"谷肉果蔬，食养尽之"的肉类，在肾风水疾饮食关注中的特殊地位。二是除酒、生冷、牛肉之外，所谓忌食、慎食、禁食，其实只是要求"所禁之食，常须少啖"，说明重点仍在量的控制，至于如何控制，则给出了"常食不得至饱，止得免饥而已"这一近乎半定量的答案。三是牛肉断不可食，以及补充的"此是要紧一言"，语气十分肯定，当然在当时这只能是从临床观察得出的结论，而且从孙思邈至张锡纯，时隔1200多年，仍强调"此一言"之重要性，自然不是偶然的。我们在临床中亦遇此类情况有五六例之多。但张氏关于"牛肉属土，食之能壅滞气血，且其彭亨之形，有似腹胀，故忌之也"，自然有些牵强。以后国外学者 Dhaeme 发现牛肉较另外一种混合蛋白饮食可明显增加肾小球滤过率，但它与混合蛋白饮食所含的蛋白总量相等。进一步研究发现，牛肉比混合蛋白食物所含的精氨酸、丙氨酸及甘氨酸要高 1.8～2.5 倍，说明蛋白质中的非必需氨基酸增多，会对肾血管的张力产生影响。近时，袁伟杰主编的《肾脏病营养治疗学》亦提到："餐后肾功能改变可随摄入蛋白质种类而不同，牛排对肾功能影响最大，其次是鸡、鱼类。"总之，古今中外的研究初步显示，蛋白质摄入量的多少、蛋白质所含氨基酸的不同类别，可能通过对前列腺素 E_2（prostaglandin E_2，PGE_2）、血栓素 B_2（thromboxane B_2，TXB_2）、AVP 及 RAS 系统等的干预，影响肾脏血流动力学以及肾脏功能改变。通过这些事例，使得中医学不断累计肾风病饮食治疗知识，而我们的先辈尽管条件简陋，但在临床观察中却能细致、认真钻研和善于总结，提出了那个时代的创新性认识，是很值得我们学习和自豪的。

二、中医学提高 CKD 证治水平的限制

现代科技不断发展，而西医与时俱进，将现代科技引入其研究领域，促使学术进步，这既为患者谋了福祉，又为社会创造了财富。半个世纪以来，尤其近 30 年来，西医学获得了迅猛发展，用"今非昔比"和"前所未有"来形容，毫不为过。单从 CKD 的诊断技术而言，从尿常规、尿蛋白定量、尿酚红排泄试验，到尿微量蛋白及

尿红细胞形态、尿渗透压、尿酶测定、肾 B 超及超声造影、磁共振检查、内生肌酐清除率、各种估测肾小球滤过率的计算，以及肾图、ECT 检查，肾病理检查，再到基因检测；单以膜性肾病而言，从肾病理结合临床来分析原发、继发，到肾组织及血 IgG 亚型分析，再到肾组织及血 M 型磷脂酶 A_2 受体（Phospholipase A_2 receptor，PLA2R）的检测，使诊断从临床诊断、病理诊断、功能诊断的配套，不断地细化和精准。治疗上，激素、免疫抑制剂的发现和发展以及用药方案、共识、建议的不断更新，多种 RAS 拮抗剂的开发和靶向治疗的探索，使得治疗手段不断得到拓展，疗效也不断提高。

中西医治肾水平的变化，根源何在？中医学治肾水平的提高，其限制究竟在何方？这是我们从事中医和中西医结合治肾的专业工作者必须深入分析的问题，个人思考再三，认为下述因素值得重视。

（1）思想上守旧、崇古、盲目自负，学术竞争上缺乏担当和压力，缺少创新精神，这既表现在中医学的传承上，亦表现在缺乏与时俱进、创新思维的勇气上。这些问题，不仅仅在临床上，似乎在中医学教育和人才培养方面表现尤为显著。

（2）现代科技和现代医学科学迅猛发展，但在我们中医和中西医结合学界，是否表现有"与己无关"的可怕的"冷漠"？对"铁杆中医"的提法，该如何正确读解。

（3）支持中医学发展的经费分配和限制值得思考。青蒿素的成功开发，在一定程度上反证了这方面存在的问题。

（4）要努力加强团队建设，提倡团队精神，促使学术创新，科学发展依靠个人奋斗取得成功的事例毕竟少数。在学术氛围上，要提倡"双面方针"，鼓励质疑、质难和学术争论。

（5）中医和中药是中医药学发展的命运共同体，所以在立项、研发、创新、提高整个过程中应该互相支持和协调。中医药从业人员和业界的行政管理都应认真落实习近平总书记提出的"三严（严以修身、严以用权、严以律己）三实（谋事要实、创业要实、做人要实）"具体要求。

（6）辨证论治是中医学的特色和优势，但"识病"却是中医学的短板，辨证一旦离开正确的识病，其特色和优势的发挥必将受限，"既病防变"的"治未病"思维有时亦会因此而"无所适从"，所以识病与辨证、治病与治证的结合，是中医学发展在临床上的必然选项。

（7）中医治病，多数依赖的是方药，而方剂之多，数不胜数，因此必须关注常用方剂的主药，主药的有效成分、含量，以及剂量与疗效、毒副作用的相关性，炮制方法的筛选等，这些都是限制当前中医药疗效发挥的瓶颈，有待组织力量加以研究。

（8）拓展"四诊"的广度与深度，使之为中医诊察、认识、纠治人体的生命异常现象提供信息，诸如尿象、血象、影像、超声、内镜、组织病理等所显示的各种状况，该如何思维,以发展的中医理论,促使"望诊更穷高极远,闻诊更精密细微,问诊更全面彻底,切诊更正确迅速"。作为医师,不能对这些"象"视而不见,听而不闻,泰然处之,被它束缚了我们的手脚和思路!

以上是个人在日常诊疗中遇到的"限制",可能有认识上的错误,但既然是学术讨论,权当抛砖引玉,诚请同道指正。

再论"读经典，做临床"的实践

一、"读经典，做临床"的重要性

"读经典，做临床"是关系中医学传承、创新和发展的大事。我在多年前的学术交流中以"学经典，做临床的实践和思考"为题，有过一次发言。时隔 10 年，学会要我联系这段时间的经历思路，进一步谈谈个人见解。何谓"经典"呢？经是经书，典是典籍，凡是"可以作为标准的书籍"和"被尊奉为典范的著作"才能被人尊称为经典。亦有人认为，经典是"经久不衰的万世之作，受后世尊敬者可称谓经典"。当然，从科学技术层面而言，发展日新月异，"经久不衰的万世之作"几乎是难以实现的，譬如现在的指南、共识，几乎 1～2 年就会更新，但其却可为日后的创新发展提供基础。此外，经典的含义已渐渐被扩大作为形容词来应用，如"经典的服饰"等。

中医药经典，多数人认为是指《黄帝内经》《难经》《伤寒杂病论》《神农本草经》这四大经典，其中《黄帝内经》和《难经》主要阐发医理，是我国现存的两部权威性的中医药理论著作；《伤寒杂病论》是记载当时外感、内伤等多种疾病辨证论治及组方用药的著作，现在则把论治外感的部分称为《伤寒论》，内伤的部分称为《金匮要略》；《神农本草经》是论述中药性味功能的著作，它被后世奉为中药本草的祖书。

此外，还有历代名著，亦是中医药学的典籍，如东晋葛洪的《肘后备急方》，隋唐的《诸病源候论》《备急千金要方》《外台秘要》，金元时期刘、张、李、朱四大家著述，明代李时珍的《本草纲目》，以及清代叶、薛、吴、王的温热病论著等，这些典籍都值得中医业者认真阅读，因为它们都是中医药学传统理论的灵魂和骨架，其中含有许多深奥的精义和实践经验。李时珍就是"长耽典籍，若啖蔗饴"，才写出《本草纲目》这部对中医药学贡献巨大的著作。我国第一位诺贝尔奖（生理学或医学奖）得主屠呦呦经历 2000 多个方药，整理出 640 个处方，再从中对 100 多个样本进行筛选，最后选出胡椒（84%）和青蒿（68%）的疟原虫抑制率最高，但抑杀作用不明显；后从东晋葛洪《肘后备急方》"青蒿绞汁治疟"中获得灵感，进而和研究团队一起通过艰辛工作，才从青蒿中提取出青蒿素，救治了百万生灵，这些都说明不认真研读经典，是难臻上乘的。

对初学者来说，一开始就读经典，自然会有一定困难，因此需要一些入门书，帮助他们记诵和理解。一般认为可读《汤头歌诀》《药性赋》《医学三字经》和《濒湖脉学》，故有人称之为中医入门的"四小经典"。

二、"读经典，做临床"的实践

1. 读经典，应知要

明代李中梓在《素问·至真要大论》"知其要者一言而中，不知其要，流散无穷"的启迪下写了《内经知要》。近代秦伯未继而写就《内经知要浅解》，并在《中医杂志》上逐期刊出。以上说明这两位中医药大师都十分重视学经典必须知其要。这方面的实例很多，如明代吴又可的《瘟疫论》中就有一篇称为"知一"，他以醉酒为例，认为酒醉后脉洪数，气高身热，面目俱赤，是其常。但人体有气血虚实之不同，脏腑禀赋之各异，更兼过饮、少尿之别，考其情状各自不同，是其变。但一旦酒醒，则各种症状皆随之消除，若诊为酒醉，就是"知一"。而疫疠为病亦如是，受某一疫疠邪气发病则一，考其证候则各自不同，一旦邪尽，则诸症皆失，所以吴氏提出了"知其一，万事毕"的论点，其理论溯源便是《内经》的"知要"。对于本专科最常见的原发性慢性肾脏病，我们依据中医传统理法，带着问题重温《黄帝内经》《伤寒杂病论》《华氏中藏经》《诸病源候论》《太平圣惠方》和《证治要诀》等典籍，确定其中医病名是"肾风"，其病机之要在于"风湿犯肾"，并由此派生出肾虚、瘀痹、肝风、溺毒等证候和关格、癃闭、水肿、血尿、泡沫尿等症状，因此其病乃是以风湿为主导的网络病因导致的。若早期应用中药防己黄芪汤加雷公藤祛风湿治疗，或按"治风先治血，血行风自灭"的理论与四物汤合用，或酌情选用西药糖皮质激素或（及）环磷酰胺、硫唑嘌呤、吗替麦考酚酯、环孢素 A、他克莫司、来氟米特等慢作用抗风湿药（slow acting antirheumatic drugs，SAARDs），则往往能获得治愈、逆转、阻抑或延缓病情进展的效果，为此先后在《中国中西医结合肾病杂志》的"著名专家论坛"发表《论肾风病的现代观》《慢性原发性肾小球疾病的风湿证候》等论著。

2. 读经典应静下心来，勤于思维，才能举一反三，触类旁通，并从无字处着眼，以提高发现问题和解决问题的能力

《素问·解精微论篇》提出："哭泣而泪不出者，若出而少涕，其故何也？"继而阐释："是以悲哀则泣下，泣下水所由生。水宗者，积水也；积水者，至阴也；至阴者，肾之精也。宗精之水所以不出者，是精持之也，辅之，裹之，故水不利也。"这段经文粗略看来，令人摸不着头脑，若你能从无字处着眼，并举一反三，便会豁然开朗。因为用中医学理论来解读，肾的藏象并非单指现代的肾、膀胱、尿道这些与泌尿、排尿相关的器官与功能，而是与现代的内分泌、外分泌、生殖、免疫、代谢、血液、骨矿营养等都有关联。何况中医藏象中的肾还是"先天之本"和"水火之宅"呢。由此可知，肾、精、水，自然与"哭泣而泪不出"和"出而少涕"这些症状相关了。继后隋唐时期的杨上善在《黄帝内经太素》的"尺寸轮"中讲到："颈脉动，喘疾咳，曰水，目裹微肿，如卧蚕起之状，曰水。"又在"水论"中阐释《素问·解精微论篇》的"水宗"一词，认为

"宗，本也，水之本是肾之精"。明代张介宾亦在《景岳全书》中提出："水肿，精血皆化为水。"这就从机制上把尿少、水肿与口眼干燥两者不同的现象（症状）均归纳为水病，都是在病因的作用下，使肾藏精（精微、精血）的功能失常所致。这个病因其实就是风湿。尿少、水肿是肾风的常见症状；无泪、少涕是燥痹的常见症状（哭泣无泪和少涕是干燥综合征的常见症状，我国首届国医大师、曾被誉为"杂病圣手"的路志正教授则称之为燥痹，对此我极为赞同）。肾风是肾所藏的精血从尿泄漏而致尿少、水肿，燥痹则是肾所藏的精血亏乏，精不上承而致哭泣无泪而少涕，若对症治疗，则前者宜固肾涩精，后者宜益肾填精。若从病因治疗，则其要在于"知一"，一者祛风湿也。何况燥痹除口眼干燥、欲哭无泪外，严重者尚可发生关节痛、肌肉痛、肾损伤、血管病变等（多种风湿所引起的表现）。

　　2002年，我曾治一例47岁的女性患者，病起8个月，口干、目涩、纳呆、泛恶、腹胀、畏寒、疲乏、下肢水肿，就诊于某医科大学附属医院，诊断为"IgA肾病，慢性间质性肾炎，干燥综合征？"经泼尼松片（30mg/次，每日1次）、雷公藤多苷片（60mg/次，每日1次）治疗1个月，效不显著，转来我处。查面色欠华，困乏状，唇干舌淡，苔薄，脉弦细，下肢轻中度水肿。检验：尿蛋白（Pro）－，尿糖（GLU）＋，尿比重（SG）1.010，血肌酐（Scr）205μmol/L，血白蛋白（ALB）34.8g/L，血钾（K$^+$）3.2mmol/L，免疫球蛋白G（IgG）2530mg/dl，抗核抗体（ANA）1∶40，抗SS-A抗体＋，抗SS-B抗体＋。尿微量蛋白水平增高，血气分析呈失代偿性代酸，唇腺活检有较多淋巴细胞浸润（＞1个/4mm^2）。发射计算机断层成像（emission computed tomography，ECT）：双侧腮腺及颌下腺分泌率均降低。肾病理片复阅同前。故诊断：燥痹犯肾致肾气阴两伤（干燥综合征，继发IgA肾病，肾小管性酸中毒，急性肾损伤）。治予祛风湿、益肾元、调气阴、和胃气。处方：生黄芪、豨莶草、杭白芍、女贞子、山茱萸、菟丝子、石斛、焦山楂、茯苓、陈皮，14剂。并逐步减少激素用量，予碳酸氢钠片、脂必妥片（红曲制剂）和优质低蛋白饮食＋复方α-酮酸制剂。2周后复诊，口干改善，纳谷渐香，水肿略减，尿检阴性，血气分析酸中毒纠正，但低钾与高胆固醇血症仍存，故继用原方案。三诊病情续有改善，水肿渐消，复查Scr 126μmol/L，尿素氮（BUN）9.92mmol/L，血钾3.32mmol/L，苔脉同前，再减泼尼松及碳酸氢钠剂量。四诊时已无自觉不适，查Scr 107μmol/L，血钾4.5mmol/L，泼尼松再减至30mg/2d，中药处方予生黄芪、白术、茯苓、汉防己、防风、豨莶草、鸡血藤、当归、赤芍、白芍、桑枝、杜仲、牛膝。至七诊时，泼尼松仅5mg/2d，Scr渐次下降至正常水平（106μmol/L→104μmol/L→78μmol/L→69μmol/L），中药减为每日1汁（1剂分2天口服），以后每年复诊随访一次。2002年9月复诊，除未复查肾病理及唇腺活检外，其余检查均恢复正常。之后，我又从肾风、燥痹而及消渴水疾（糖尿病肾病水肿）。《千金方》有泽漆汤（泽漆、鲤鱼、赤小豆、生姜、茯苓、人参、麦冬、炙甘草），此方主治"水气通身洪肿，四肢无力，或从消渴，或从黄疸支饮，内虚不足，荣卫不通，气不运化，实皮肤中，喘息不安，腹响胀满，眼不得视"。《贵州民间方药集》则谓泽漆"内服可除风湿、止疼痛"。我想可治肾风、黄疸、支饮的水肿，又能治消渴水疾，单凭通利大小便能行吗？是否与其祛风湿作用有关？雷公藤及其制剂不是亦能除风湿、消水肿，是否亦对消渴水疾（糖尿病肾病水肿）有效？糖尿病肾病（diabetic nephropathy，DN）水肿往往在糖尿病肾病 4 期才发生，对 3 期糖尿病肾病微量蛋白尿是否亦有效？据我所知，祛风湿中药的作用及其机制与现代抑制免疫介导性炎症（或称微炎症）的西药，在很多方面是互通的。如前所述，有的西医书籍甚至还称这类西药为慢作用抗风湿药，其中中药雷公藤和西药来氟米特是最典型的例子。由于糖尿病是一种代谢性疾病，所以禁用激素治疗，但糖尿病肾病的发展过程中是否存在风湿病邪（免疫损伤），我从泽漆汤和泽漆的主治作用给此观点带来了一线希望。

我应用泽漆的经验不多，而对雷公藤的应用当时已积累近 30 年经验，于是在 20 世纪 90 年代向浙江省中医药管理局申报了复方雷公藤胶囊（又称糖肾安胶囊，由雷公藤提取物、虫草菌粉、生晒参、女贞子、丹参组成）治疗糖尿病肾病的临床及实验研究课题，结果取得了满意的疗效，尤其对 DN 3 期的疗效最好。研究论文分别发表于 2000 年的《中国中医药科技》和《中华肾脏病杂志》。以后遇到 1 例 33 岁的男性患者，诊断有临床、实验室检验及肾病理[多处 K-W 结节（结节性肾小球硬化症）形成]的支持（DN 4 期，CKD 2 期），应用胰岛素、降压药（包括 ACEI）治疗，血糖、血压均获得控制，但尿蛋白反趋增多，定性＋＋＋，定量 3674mg/24h，Scr 80.9μmol/L，Ccr 78.6ml/min，明显水肿且血 HBsAg＋、HBcAb＋、HBeAb＋，我在此治疗基础上加用防己黄芪汤、四物汤及复方雷公藤胶囊，竟使病情明显改善，尿蛋白减至定性－～±，定量0.3～0.5g/24h，至今已观察 5 年。之后发现糖尿病肾病患者与免疫炎症介导的相关性报道，而雷公藤与其他免疫抑制剂治疗的报道亦日益多见。

3. 读经典，做临床，就必须学以致用，敢于承担"救死扶伤"的职责

《灵枢·玉版》曰："人者，天地之镇也。"所以，作为医生，首先应"博极医源，精勤不倦"，在面对病者时"不得瞻前顾后，自虑吉凶"，"亦不得持己之长，专心经略财物"，应有吴又可《瘟疫论》记述陶氏黄龙汤证所言"此证下亦死，不下亦死，与其坐以待毙，莫若含药而死，或可回生于万一"的胆略。在 20 世纪 70 年代末，杭州市尚无血液净化治疗的条件下，我曾按《内经》"小大不利治其标，小大利治其本"和"大毒治病，十去其六……无使过之，伤其正也"的指导，并参考清代魏玉璜《续名医类案》所载"治水蛊法：用老丝瓜一枚，去皮及子，剪碎，与巴豆二七粒同炒，视巴豆褐色为度，去巴豆存丝瓜，又同黄米如丝瓜之数同炒，视米褐色，去丝瓜，存米研末，清水和为丸，梧桐子大，每服百丸，白汤下，蛊水尽从大便中出，而疾除矣"案例，结合我们之前应用生巴豆胶囊治胆道蛔虫病以止痛驱虫的经验,予巴黄逐水饮加减,成功救治关格、溺毒急危重症2例(详见"验案举例篇"之病案1与病案2)。治肾病用巴豆,仅此2例,但用于胆道蛔虫则不下50例,而病案2应用巴豆达4天,是时间最长的一例。这2例病案的成功治疗,自以为是我学经典,做临床的经典之作,其底气来源于记载的典籍和临床经验的积累,以及患者的配合。

4.读经典,做临床,应通常达变,与时俱进,并在此基础上,不断"求创新,谋发展"

司马迁就是"究天地之际,通古今之变,成一家之言",才完成了《史记》这部伟大的著作,在《史记·扁鹊仓公列传》中更谓"人之所病病疾多,医之所病病道少"。为医而道少,可概括为两个方面,即医德和医术。医德,在《备急千金要方》"大医精诚"篇中已言之甚详;医术,从内、难两经及《伤寒杂病论》等典籍成书的时代背景看,我们可以自信地说,处于当时世界领先水平。而《内经》"素问·阴阳离合论"篇亦认为"阴阳者,数之可十,推之可百。数之可千,推之可万。万之大,不可胜数,然其要一也……阴阳之变,其在人者,亦数之可数",提示医术是需要不断创新发展的。从司马迁的"通古今之变"到《黄帝内经》的"十、百、千、万,万之,大不可胜数",然其要就在于"变"。至金代易水学派的创始人张元素(易水学派除创始人外,还有五位代表性医家,即李东垣、李中梓、张景岳、薛己、赵献可,而李东垣则是张元素的学生)在他所著的《医学启源》中更谓"运气不齐,古今异轨,古方今病,不相能也"("能"通"耐",意为经得起)。至清末民初,则有张锡纯的《医学衷中参西录》、陆渊雷的《伤寒论今释》等著作。但近半个世纪,现代医药学发展突飞猛进,无论是医疗诊断设备的创新、疾病认识的深入、治疗手段的拓展,还是对病情及疗效评估的规范,都使中医药界刮目相看,因此现代中医人不仅需要传承好,更应实行变革,使中医药创新发展,才能认识和逐步破解"道少"这一难题。

在探索中医学创新之路上,针对"道少",如何应对?我认为,首先在诊断上应尽快深化对病、证、症的认识,提倡和建立识病—辨证—治病/证的临床思维体系。病是指现代国际统一认可的病名,然后在病的基础上辨证,使辨病与辨证切实结合起来。其次,应用现代科学技术研究中医方药,提高对中药药效、量效、时效及毒副作用等的认识。最后,确立规范化的疗效评估,使之更为客观,经得起重复验证……例如《金匮》防己黄芪汤、防己茯苓汤治风湿与风水,确有疗效,是否水肿消除就是病愈?水肿之外是否还有某些内在(内景)和外显(外景)的病理现象?该用哪些宏观和微观的方法处理?风湿或风水,是病还是证、症?如何使病、证、症有机联系?两方皆把汉防己放在处方药名的首位,是主药吗?此味主药在组方中起何作用,辅助佐使的配伍在哪些节点(靶点)起了作用?组方的汉防己已知既能祛外风(风湿),又能治内风(肝风),且能阻抑癥积(纤维化)的形成,但有效量、疗程、药效、量效、时效如何?什么剂量会发生毒副作用?其提取物汉防己甲素与汉防己原药材的作用有无异同？汉防己甲素以外的成分有何作用？等等，这些问题可能都值得我们现代中医药工作者和有关医药研究人员思索。

5.读经典，做临床，还须重视"祝由"，学习心理学、社会学、人学等知识

《素问·移精变气论》曰："古之治病，唯其移精变气，可祝由而已。"清代吴瑭在《医医病书》中写道"祝，告也；由，病之所以出也"，他认为"凡治内伤者，必先祝由。盖详告以病所由来，使患者知之而不敢犯。又必细体变风变雅，察劳人思妇之隐情，婉言以开导之，庄言以惊觉之，危言以悚惧之，使之心悦诚服，而后可以奏效，余一生治病，得力于此者不少"。所以，他极力反对"以巫家为祝由科"，并引证《内经》"信巫不信医不治"的警句批驳之。《灵枢·师传》提到："入国问俗，入家问讳，上堂问礼，临患者问所便。""人之情，莫不恶死而乐生，告之以其败，语之以其善，导之以其所便，开之以其所苦，虽有无道之人，恶有不听者乎？"所以做一个合格的医生，需有礼貌，懂忌讳，知道各地的风俗和病者的生活习惯，如起居、工作、喜恶、心情等，始能剖解患者的思想、感情，既治人之病，又医病之人，以朋友谈心式的方法，获取临床所需的资料，这不仅有利于识病辨证，亦易于获得患者对医者的信任，使之接受和配合治疗，这对改善医患关系是十分有益的。此外，《素问·移精变气论》还要求诊病时宜"闭户塞牖，系之病者，数问其情，以从其意"，这对深入了解患者内心深处的思想动态，使患者毫无顾虑尽情倾诉身体的不适和"七情"变化，并保护其隐私是很有必要的；同样，宁静的环境对医生专心致志地思考，亦是必不可少的。

樊代明院士近时在《医学科学报》上发表的文章中提出："医学不是纯粹的科学，也不是单纯的哲学，医学充满了科学和哲学，但还涵盖有社会学、人学、艺术、心理学等。"这一观点我是很赞同的，若根据《素问·气交变大论》"道者，上知天文，下知地理，中知人事，可以长久"和《素问·举痛论》"善言天者，必有验于人，善言古者，必有合于今，善察人者，必有厌（合）于己"的要求，中国的传统医学——中医学，除科学、哲学等外，还与天文学、地理学相关。因此，若欲"可以长久"，绝非"读经典，做临床"所能完成的，因为现在看来，"读经典，做临床"虽然重要，但它目前还不是一个粗壮、结实、强悍、聪慧的汉子，它还需培育、扶持、自强、奋进，还需法古融今，不断创新，才能发展壮大。所以现代中医人，尤其是年青一代任重道远！但我认为，中华文化源远流长，只要我们热爱专业又虚怀若谷，就能像蜜蜂那样尽情地吸纳天、地、人，以及中、外的营养和知识，中医药学作为中华文化的一个重要组成部分，一定会再创辉煌。

医理感悟篇

对原发性肾脏病中医辨证的再认识

传统中医无"原发性肾小球疾病"这一称呼,当然更无急慢性肾炎、急进性肾炎、肾病综合征,以及近代所称的微小病变肾病、IgA肾病、系膜增生性肾炎、膜性肾病、局灶节段性肾小球硬化等名称。但鉴于这些疾病在其经过的某一阶段往往可出现不同程度的水肿,而水肿又是最易被医者或患者所察觉的,所以在缺乏现代检测手段的古代,水肿成为当时讨论、研究的一个重要议题。

一、认识水肿

《内经》称为水,如风水、水胀、石水、涌水等,《金匮要略》则称水气。《诸病源候论》提出水肿病的病名,有十水候(青、赤、黄、白、黑、悬、风、石、暴、气),并在此基础上对病机做了扼要的概括"水肿皆由营卫痞涩,三焦不调,腑脏虚弱所生"。由此可见,古代对发生水肿的原委,认识十分广泛,病因、病机、病位亦涉很多方面,肾虚只是其内涵之一。元代朱丹溪则根据当时的认识,执简御繁,将水肿的症状,按八纲辨证为阴水、阳水,此法几乎一直沿用至今。他认为"若遍身肿,烦渴,小便赤涩,大便闭,此为阳水;若遍身肿,不烦渴,大便溏,小便少,不涩赤,此为阴水"。严用和在《济生方》中还补充"年少,气血俱热,遂生疮疖,变为肿满,或烦,或渴,小便不利"的阳水。

对水肿的治疗,《内经》有"平治于权衡,去菀陈莝……开鬼门,洁净府"的治则,《金匮要略》更细分为麻黄连翘赤小豆汤证、越婢汤证、五苓散证、防己黄芪汤证、己椒苈黄丸证、真武汤证和金匮肾气丸证等,其着眼点亦从发汗、利尿、攻下,发展至从风湿、从脾肾证治等措施,但所针对的仍是水肿或水气。

其实,《诸病源候论》把水肿称作病是欠妥的,因为水肿症状的发生还有:黄疸、水癥、鼓胀(其色苍黄,腹筋起,腹内有结块坚强,在两肋间膨膨胀满,遍身肿);消渴水肿(遍身洪肿,渴饮,善饥,小便至甜)、支饮(咳逆倚息,短气不得卧,其形如肿),以及肾脏风毒流注、燥痹,等等。

在新中国成立初期,西医药治肾,其诊断手段亦不多,尤其治疗措施十分匮乏,所以当时中医药治疗仍是肾病患者的首选。1959年,我在杭州市第一医院中医科工作,当时医院刊发的第一辑论文辑要汇编,我写的第一篇论文就以肾炎水肿为题,现在看来是十分粗糙的。

— 17 —

二、实践"共识"

1977年10月11—18日,对我们肾病医疗工作者而言,应该是个重要的日子,因为我国首次有60余位中西内、儿老一辈肾科专家,包括王叔咸、李士梅、邱传禄、周柱亮等在北戴河召开了首届肾炎座谈会,并拟定了《肾炎中医分型初步方案》(简称北戴河方案)。1986年,在南京召开全国中医肾病学术交流会议,经修改制定了《慢性原发性肾小球疾病中医辨证分型试行方案》(简称南京方案)。这两个方案的内容见表1-3-1、表1-3-2。

表 1-3-1　北戴河方案(1977年)

	证型
正虚	气虚型 阴虚型 阳虚型
病邪	水湿 湿热 瘀阻

表 1-3-2　南京方案(1986年)

	证型
本证	肺肾气虚 脾肾阳虚 肝肾阴虚 气阴两虚
标证	风寒 风热 水湿 湿热 血瘀 湿浊

两次会议的试行方案应该说都是以虚为本,以邪为标。在北戴河会议后,我在实践中对比产生了不同见解,于是我写了《慢性肾炎虚证的研究》;南京会议后,又进一步研究并发表了《慢性原发性肾小球疾病辨证分型的研究——附505例临床分析》(见表1-3-3)。

表 1-3-3　三种分型方案比较

北戴河方案			南京方案			我们当时的初步实践		
	证型	病例数		证型	病例数		证型	病例数
正虚	气虚型	248	本证	肺肾气虚	231	肾失封藏证	无症状型	31
	阴虚型	76		脾肾阳虚	150		肾虚	248
	阳虚型	150		肝肾阴虚	76		肝肾阴虚	76
				气阴两虚	18		脾肾阳虚	150
病邪	水湿	87	标证	风寒	0	伴发证候	风寒	0
	湿热	150		风热	34		风热	31
	瘀阻	41		水湿	87		湿热	115
				湿热	115	继发证候	瘀阻	41
				血瘀	41		溺毒	89
				湿浊	89			

与"共识"的不同之处在于：

（1）存在确有肾病但无自觉症状者，发现无症状的肾炎肾虚证。

（2）肺肾气虚的依据仅仅在于"易感冒"一症，其实出现这一症状的可能性几乎存在于所有本虚证患者。而且南京方案的 231 例肺肾气虚证中却有 219 例缺乏有关肺的症状，提示此证不应列入本方案中。

（3）肾失封藏证几乎贯穿于所有肾病患者的病程（但在应用 ACEI/ARB 后，有肾病而无此证者有所增加，详细叙述可参见《王永钧治肾经验集》71 页及 77 页），这说明"共识"经过反复实践是可变的，而"变"在一定意义上反映了发展。

（4）风寒、风热、湿热只是肾病经过中的伴发病证，瘀阻与溺毒则是肾风发展过程中某一阶段的证候，不宜作为病邪或标证去认识。

三、接触肾风

章次公先生（师从丁甘仁、曹颖甫及国学大师章太炎，国医大师朱良春是其学生）在验方歌括（选录）的"镇坎散"一方按语中曾谓"肾风"一词，顾名思义，似乎古人也知道这些水肿的症状与肾脏有关联。这使我想起《内经·风论》的相关记载"以冬壬癸中于邪者为肾风，肾风之状，多汗恶风，面庞然浮肿，脊痛不能正立，其色焰，隐曲不利，诊在肌上，其色黑"，又说"天地之间，唯风无所不入，人受之者，轻则感冒，重则为伤，直入则为中，夹寒则寒，夹热则热，夹暑则为暑风，兼湿则为风湿"。肾风的常见症状是"水湿肿满"，所以这当然是由风湿扰肾所引发的。这极大地增强了我对"肾风"的认识。以后在搜集相关文献时,我发现《内经》的"奇病论"和"评热病论"都提到此病,如"有病庞然如有水状,切其脉大紧,身无痛,形不瘦,不能食,食少……病生在肾,名为肾风,肾风而不能食,善惊,惊已,心气痿者死","有病肾风者,面胕庞然壅,害于言,可刺否,岐伯曰:虚不当刺,不当刺而刺,后五日其气必至,至必少气时热,时热从胸背上至头,汗出、手热、口干苦渴,小便黄,目下肿,腹中鸣,身重难以行,月事不来,烦而不能食,不能正偃,正偃则咳,病名曰风水"。《诸病源候论》更增添了"风邪入于少阴则尿血"。继而《华氏中藏经》《诸病源候论》《太平圣惠方》都提到水肿与"风湿"或"风湿毒气"的相关性。明代戴思恭(朱丹溪的得意弟子,朱元璋的御医,《明史》谓其"学纯粹而识深远")在《证治要诀》中指出:"有一身之间,唯面与双脚浮肿,早起则面甚,晚则脚甚,经云:面肿为风,脚肿为水,乃风湿所致。"何况《金匮要略》在"痉湿暍病"和"水气病"的脉证并治中设防己黄芪汤证,都是"脉浮身重,汗出恶风",前者称风湿,后者称风水,其实水和湿是同一属性的。下面我们再看三则医案。

(1)《静香楼医案》(尤在泾):风湿相搏,面浮,腹满,足肿,大小便不利。杏仁、苏子、厚朴、陈皮、猪苓、大腹皮、姜皮、木通。

(2)《环溪草堂医案》(王旭高):风湿相搏,一身悉肿,咽痛,发热,咳而脉浮,拟越婢法,麻黄、石膏、赤苓、甘草、杏仁、大腹皮、通草。

(3)《爱庐医案》(张仲华):旬日内遍体俱肿,肤色鲜明。始也原有身热,不慎风而,即止,亦无汗泄,诊脉浮紧,气喘促,小便闭,舌白不思饮,证系水湿之邪,借风气而鼓行经隧,是以最捷。倘喘甚气塞,亦属至危之道。治当开鬼门,洁净府为要旨,麻黄、杏仁、赤苓、苏子、桂木、苡仁、紫菀、椒目、浮萍、大腹皮,外用麻黄、紫苏、羌活、浮萍、生姜、防风,闭户煎汤,遍体揩熨,不可冒风。

四、研究肾风

1. 因、机

根据《内经》"风论""奇病论""评热病论"记述,从肾风病的好发季节、主症、主脉,不同病期的变证、次症及终点事件,均反映出这是风湿病邪侵袭了主水、司开阖、泄浊毒、藏精微和主骨生髓,位于腰府的肾脏发生了疾病,所以风湿扰肾既是病因,又是肾风的主要证候。

尿少、水肿在古代是最易被医患所察觉的症状,发展至一定程度,尚可伴随腰酸、倦怠、懒于言及活动等肾气阴(血)虚的现象。肾虚加重时则可火不生土,影响脾的气化;或水不涵木,引发肝风。若久病成瘀,或风湿致痹,则成肾络瘀痹。若病邪缠绵不愈,则必然导致肾的形气两伤,终致溺毒,甚至波及心、肺、脑等多脏腑损伤,危及生命。

2. 病、证、症

病是机体在致病因素作用下,受到一系列损伤和破坏,使阴阳、气血、脏腑、经络失去平衡和常态的全过程。证是机体在致病因素作用下所产生的综合临床表现,是疾病连续全过程中所一个环节或横断面,具有严格的阶段性。症是带病或证的机体,在一定环境和阶段中所反映出来的一个个具体的不适表现,是组成证候的单元。也就是说,病和证带有本质的性质,症则带有现象的性质。但是由于历史原因,在传统的中医学文献中,多数却以主要的症状作为病名,如咳嗽、心悸、健忘、水肿、黄疸……而肾风却较特殊,既含病因——风湿,又明确病位——肾,其证候及症状又涵盖了该病的全过程,与现代的慢性原发性肾小球疾病对照,只是缺乏检测数据及"内景"的微观形态学改变,所以在中医学病名中是罕见的。

3. 从 IgA 肾病入手,研究肾风病的证候分布

在我国,慢性原发性肾小球疾病目前以 IgA 肾病最为多见,我院资料显示 IgA 肾病占 30%~50%,且呈不断增高趋势,预后亦不乐观,文献报道约 40% 的患者在确诊后 5~25 年便会发展成终末期肾病。同时,IgA 肾病的临床及病理变化几乎涵盖所有慢性原发性肾小球疾病的表现,所以我们选择 IgA 肾病患者进行临床研究,以期拓展肾风病(原发性慢性肾病)在不同阶段的证治。

(1)我们从 20 世纪末开始,从文献和临床着手,至 2009 年完成了《1148 例 IgA 肾病患者的中医证候学研究》一文,内容如下。

1)肾虚证

主症:尿有微量泡沫(尿蛋白定量<1.0g/24h,或兼有多形性红细胞尿)。

次症:①腰酸乏力;②气短懒言;③易感冒;④自汗/盗汗;⑤夜尿增多。

舌脉:脉细或带数,舌红或淡红,舌体胖或边有齿痕,苔薄。

病机:肾气亏乏,下元不固,封藏失职,精微下泄。

2)瘀痹证

主症:持续性血尿(镜下多形性红细胞尿),或含少许尿蛋白。

次症:①腰痛固定;②病久(病程≥3 个月);③舌下脉络瘀滞;④皮肤瘀斑、瘀点;⑤肢体麻木;⑥肌肤甲错。

舌脉:脉细或涩,舌质紫暗或有瘀点瘀斑。

病机:风湿之邪伤及肾络,或久病成瘀,或离经之血致瘀或风湿之邪致痹。

3)风湿证

主症:尿多泡沫(尿蛋白定量≥1.0g/24h,或兼有多形性红细胞尿)。

次症:①水肿;②腰困、重、痛;③头身/肌肉/肢节酸楚;④皮肤瘙痒;⑤恶风。

舌脉:脉细滑或弦,舌苔薄腻。

病机:风湿病邪,干预生于腰府,主水、司开阖、藏精微、主骨生髓的肾脏气化。

4）肝风证

主症：头晕，脉弦（血压＞140/90mmHg，在非同日静息状态下测量，且测量不少于2次），伴泡沫尿增多，或伴肾功能波动。

次症：①头痛；②视物模糊，甚则黑蒙；③急躁易怒；④震颤，搐搦。

舌脉：脉弦细或弦滑、弦数，舌红，苔薄或腻。

病机：肾虚，水不涵木，使肝阴匮乏，肝阳虚动，肝风内生。

5）溺毒证

主症：口气或呼气时有尿臭，肾脏固缩，肾功能重度下降［GFR≤29ml/（min・1.73m²)]。

次症：①纳呆，泛恶；②面色不华（贫血）；③畏寒怕冷；④形神疲惫。

舌脉：脉细弱或弦细弱，舌淡，苔腻。

病机：病损由肾体而及肾用，肾的气化功能进一步减损，致尿毒素潴留。

本证候根据临床实际，可二三个证候联合出现，如虚、瘀、风湿三联证，风湿、肝风（内、外风）二联证等。

（2）IgA肾病肾病理的微观辨证

《素问・天元纪大论》谓"善言始者，必会于终；善言近者，必知其远，善言古者，必验于今，善言气者，必彰于物"，说明为医者，应该把握全局，由近及远，由表及里，博古通今，才是认识和分析事物的科学方法。所以我们认真分析脉、舌、主诉—检测尿蛋白、异形红细胞（由肾病变而泄漏的精微物质）—查肾功能（肾的气化）—肾病理（验于今，彰于物，了解肾实质改变），开始了对IgA肾病肾病理的微观辨证。在研究中，我们发现IgA肾病的微观证据如下。

肾虚证：功能健全的肾单位减少，肾小球滤过屏障（由内皮细胞窗口、肾小球基底膜和足细胞足突间的裂孔隔膜组成，它是尿蛋白滤过的主要屏障）受损。

瘀痹证：肾病理表现主要是肾血管，尤其是肾小管毛细血管网和管周毛细血管网发生瘀滞、闭塞，还与血过度浓、黏、聚、凝有关，此等改变的形成大多系风湿之邪与痰瘀相互胶结所致。以中医视角和思路去认识，肾络瘀痹可分为三个层次，即脉络不和、死血凝着和肾内微癥积形成，后者相当于现代所称的肾纤维化。

风湿证：风湿属于六淫邪气范围，其中风为阳邪，其性开泄，善行数变；而湿为阴邪，其性凝滞，缠绵难愈，所以风湿证往往提示在慢性病过程中隐伏着活动的变数。

我们从重复肾活检的过程获得启迪，风湿证候的肾病理表现往往呈炎症的活动性指标，如系膜细胞增生活跃，毛细血管内增生，足细胞肥大，脱落，融合，新月体形成，祥坏死及间质炎症细胞浸润等活动性炎症。不论动物实验和临床诊治，此时应用祛风湿中药，往往能获得不同程度的药效。所以可以认为，古代所称的风湿活动,基本等同于现代的免疫介导性炎症,它既是肾风的始作俑者,亦是疾病加重的独立危险因素,但若能适时治疗,亦有转危为安的机会。

肝风证:肾风病出现肝风时,以水不涵木,肝阳上亢者多见,其常见症状是脉大紧(脉弦),头晕,头胀,头痛,甚则视物模糊,严重时可导致抽搐、痉厥,亦有因肝气疏泄太过,出现肾不闭藏,精微下泄者,这在《素问》的"奇病论""至真要大论"以及清代李文荣的《肝气论》中都有记述,若以血压计测量,可见血压增高,眼底检查亦有明显变化。观察肾病理,往往可见肾细动脉硬化,玻璃样变,肾小动脉内膜增厚,管腔狭窄,肾间质弹力层增厚、分层等,这些也是肾脏病预后的独立危险因素,若与风湿证重叠,内外风相合,则风险明显增高。临床所见,IgA 肾病患儿血压增高少见,成人患者的发生率约 20%,且随着病情进展,发生率逐步增高,但轻度增高者,或缓慢增高者,往往会缺乏临床症状,多数急骤增高者可出现中医肝风的症状。资料表明,IgA 肾病高血压型的肾小球球性硬化发生率为 40.4%±23.6%,节段硬化达 55%,中重度间质纤维化为 46.3%,明显高于 IgA 肾病的其他类型。

溺毒证:是 IgA 肾病各种证候反复发生、逐步进展的最终结果,此时的中医病机已由肾体而及肾用,病理的具体表现为系膜基质重度增生,肾小球基本结构破坏,呈球性硬化,相应的小管等萎缩或消失,间质纤维化,病变较轻的小球及小管则代偿肥大,电镜下仅见系膜基质大量增生。若发现肾病理呈硬化性肾炎而与临床表现相差甚远,应考虑是否是病变分布不均匀所致。若为缺血性硬化,则仅见肾小球基底膜缺血皱缩,但系膜基质增生不明显。

一切人体生命的异常现象,中医都会看成是疾病的表现,IgA 肾病的肾病理改变是发生在 IgA 肾病患者体内的生命异常状况,它为我们提供了诸多客观、真实、清晰和十分珍贵的信息与现象,应用自然整体观的"象思维"来探讨其证候,观察在证治过程中演变的规律性,进而阐述其机制,提炼出中医对这些病理"象"的认知,据此提出治疗的新理念,必将有利于患者的康复。

试论古今对甘草药效认识的异同

一、古代中医药学对甘草药效的论述

1. 王好古(1200—1264 年)著《汤液本草》,谓甘草"能补上、中、下焦之气,和诸药,相协而不争,性缓,善解诸急,故名国老","寒热皆用,调和药性,使不相悖"。并谓"国老"一词,似乎道出"甘草无所不伍之性,也隐含无足轻重之意","故理中汤用之恐其上,承气汤用之恐其下,毒药得之解其毒,刚药得之和其性"。

2. 张介宾(1563—1640 年)著《景岳全书》,在 48、49 卷的"本草正"中写道:"甘草,味至甘,得中和之性,有调补之功,故毒药得之解其毒,刚药得之和其性,表药得之助其外,下药得之缓其速,助参、芪成气虚之功,助熟地疗阴虚之危……随气药入气,随血药入血,无往不可,故称国老,唯中满者不加,恐其作胀,速下者勿入,恐其缓功,不可不知也"。

3. 李时珍(1518—1593 年)著《本草纲目》,谓"甘草能入十二经,非也。稼穑作甘,土之正味,故甘草为中宫补剂"。而李中梓(1588—1655 年)亦在《本草通玄》中记载"甘草,甘平之品,独入脾胃"。

4. 汪昂(1615—1695 年)著《本草备要》,认为"益气、补中、泻火、解毒诸剂,皆倚甘草为君,必须重用,方能见效,此古法也。奈何时师每用甘草不过二三分而止,不知始自何人,相习成风,牢不可破,附记于此,以正其失"。

5. 倪朱谟在 1624 年撰成《本草汇言》,谓"甘草和中益气,补虚解毒之药也","凡用纯热、纯寒之药,必用甘草以缓其势,寒热相杂之药,必用甘草以和其性",并认为"实满忌甘草固矣,若中虚五阳不布,以致气逆不下,滞而为满,服甘草七剂即通"。

6. 张志聪(1644—1722 年)为"钱塘三张"之一(张卿子,张志聪,张锡驹),一生著述甚丰,自述乃仲景后裔,其医案记"治一水肿患者,已久服八正散、五子五皮饮之类,水不能消,欲用麻黄,恐阳脱而汗漏,止以苏叶、防风、杏仁三味,等量煮沸温服,覆取微汗,而水即利矣,以为腹胀悉除。但未也,此急则治标耳。病由火土伤败,以致水泛,乃久虚之症,必待脾元复故,乃保万全,予六君子,去甘草,加苍、朴、姜、附,令每日温服后,即此方为丸,半载后来谢,已愈矣。张曰:如此症,水虽行而正气不复,后仍肿胀而死者多矣"。

7. 魏玉璜(1719—1772 年)亦钱塘人,著《续名医类案》,记"吴浮先治一人,悉肿胀,皮绷急,脉之,系脾肾虚,用二陈去甘草,加人参、干姜、肉桂、木香、茯苓、大腹皮、姜皮、车前子,十帖,腹有皱纹。复与《金匮》肾气丸,一料痊愈"。

8. 邹澍(1790—1844 年)著《本经疏证》,为清代著名药用植物学家。他研究仲景学说,统计《伤寒杂病论》凡为方 250,用甘草者 120,认为"非甘草之主病多,乃诸方必合甘草,始能曲当病情也。……大率除邪气、治金疮、解毒,皆宜生用,缓中、补虚、止渴,宜炙用"。

9. 张山雷著《本草正义》,认为:"中满者忌甘,呕家忌甘,酒家亦忌甘,此诸证之不宜甘草,夫人而知之矣;然外感未清,以及湿热痰饮诸证,皆不能进甘腻,误得甘草,便成满闷,甚且入咽即呕,惟其浊腻太甚故耳。又按甘草治疮疡……皆从解毒一义而申言之。然疮疡之发,多由湿热内炽,即阴寒之证,亦必寒湿凝滞为患,甘草甘腻皆在所忌。若泥古而投之,多致中满不食,则未见其利,先见其害。"

10. 张仲景(150—219 年)著《伤寒杂病论》,其中治阴虚厥逆的四逆汤,甘草重用三两,干姜一两半,生附子一枚。重用甘草,意在吐,下,利,大汗出后(原书应用指征 10 条,其中 7 条有此等症状),急宜救水增液,以佐姜附之回阳救逆(此是《伤寒论》注疏三大家之一,清代柯琴所言,柯曾著《伤寒来苏集》和《订正伤寒论注》)。张仲景又在《伤寒论》少阴病有水气时用真武汤(茯苓、芍药、生姜各三两,白术二两,附子一枚,炮,去皮,破八片),不用甘草。柯琴注:"为有水气是立真武汤本意,实由坎中无阳,火用不宣,肾家水体失职,乃下焦虚寒不能制水故也。"综合仲景四逆、真武二方,均列于少阴病篇,其阴虚厥逆有水液不足因素者,应"救水增液,重用甘草,若有水气者则不用甘草",可见仲景对药性的取舍是何等清晰。

二、近现代对甘草及其相关成分的研究

1. 盐皮质激素样作用

早在 1946 年人们就发现甘草流浸膏具有盐皮质激素样作用,能减少 Na^+、Cl^- 的尿排量,并增加 K^+ 的尿排量,临床可出现水肿、高血压及低钾等类似醛固酮的作用,当时被称为甘草诱发的假醛固酮增多症。进一步研究显示,其机制是甘草中的甘草甜素或甘草次酸抑制了皮质甾体激素在肝脏中的代谢,从而增强了盐皮质激素的作用,所以甘草及其浸膏能治疗轻症艾迪生病(原发性慢性肾上腺皮质功能减退症),但对重症无效,亦即在醛固酮和氢化可的松存在的情况下,甘草便能产生皮质激素样作用。且目前研究已证实醛固酮还存在于肾上腺外的合成途径(如肾脏、脑等),通过旁分泌和自分泌在局部发挥作用,与组织器官纤维化有关。

2. 糖皮质激素作用

由于甘草甜素的苷元甘草次酸在结构上与皮质激素相似,因而竞争性抑制皮质激素在肝脏内代谢失活,间接提高了皮质激素的血药浓度,所以对于完全丧失肾

上腺功能的重症艾迪生病或两侧肾上腺摘除的患者,即使甘草剂量增大也无效。至于甘草本身有无肾上腺皮质激素样作用,目前认识尚未统一。甘草制剂虽然与糖皮质激素在受体水平上的拮抗作用使甘草甜素能抑制糖皮质激素在肝脏内失活,提高血药浓度,但在靶器官方面,却在某些方面起拮抗作用。有人研究了甘草甜素与可的松合用时,甘草甜素会对可的松各种作用产生影响,结果见表1-5-1。

表1-5-1　甘草甜素对可的松各种作用的影响

可的松的作用	甘草甜素的影响	最低有效量比(甘草甜素/可的松)
抑制肉芽形成	拮抗	2
抗炎(浸出)作用	不变	4
肝糖原蓄积作用	拮抗	1/10
增强肝色氨酸吡咯酶活性作用	拮抗	1/10
增强肝胆固醇合成作用	拮抗	1
胸腺萎缩作用	拮抗	1
抑制抗体产生作用	增强	1
抑制ACTH生物合成作用	拮抗	1/10
抑制ACTH分泌作用	拮抗	10
抑制应激反应作用	增强	4

注:ACTH为促肾上腺皮质激素(adrenocorticotropic hormone)。

由此可见,甘草对糖皮质激素产生抑制性影响的部分,大多是糖皮质激素的生理作用,如对糖、蛋白质和脂肪代谢的影响,以及对脑下垂体合成和分泌ACTH的影响。但值得注意的是,皮质激素在用于抗炎或抗变态反应时,这些生理效应正是需要避免的副作用,因此甘草甜素与皮质激素合用,可减少外源性肾上腺皮质激素类药物的副作用。

3. 抗溃疡作用

有关甘草有效部位及有效成分抗溃疡作用的报道较多,包括甘草浸膏、甘草甜素、甘草次酸衍生物、甘草提取物(FM100)及甘草锌等,第一个提出抗溃疡作用的人是第二次世界大战时期的Revefs。后来很多实验证明,甘草浸膏对幽门结扎造成的溃疡显示出有意义的抑制,并且在一定实验条件下,幽门结扎4h内的胃液容量、游离酸度、总酸度都有明显减少或降低。根据报道,犬的辛可芬溃疡与人的消化性溃疡有比较接近的病理表现,给予这种溃疡犬6～8g甘草,有60%的动物溃疡症状减轻,也有的已完全瘢痕化。

甘草次酸的半琥珀酸酯二钠盐,亦称甘珀酸钠,用于治疗消化性溃疡,如十二指肠溃疡的近期愈合率为60%～70%,胃溃疡为30%～67%,也用于治疗轻症肾上腺皮质功能不全。但因甘珀酸钠亦存在盐皮质激素样作用,成为其不良反应,限制了该药的药用价值和推广。

4. 解痉作用

10％甘草浸膏 4ml/kg 给兔灌胃后,胃运动逐渐减弱,30min 后胃运动几乎完全停止。而 FM100 在 2×10^4 浓度时,对离体豚鼠肠管起到解痉作用,且能解除乙酰胆碱、氯化钡、组胺所致的肠痉挛。在 20 世纪 60 年代,我老师俞尚德先生与浙江医科大学(现浙江大学医学院)药理教研组共同开展实验研究,证实甘草与芍药配伍,解痉作用明显增强,这也证实了芍药甘草汤配伍的合理性。

5. 护肝作用

甘草浸膏口服对四氯化碳(CCl_4)所致的大鼠肝损伤有明显保护作用,可使肝脏的变性、坏死显著减轻。而甘草酸制剂强力宁对慢性活动性肝炎谷丙转氨酶(GPT)增高者效果显著,但对乙肝病毒尚未见有肯定的杀灭作用,因此对乙肝病毒携带者无效。

6. 解毒作用

小鼠实验发现,甘草浸膏及甘草甜素对士的宁、乌拉坦、可卡因、苯砷、升汞的毒性有较明显的解毒作用,对印防己毒素、咖啡因、乙酰胆碱、毛果芸香碱、烟碱、巴比妥类的解毒作用次之。甘草甜素对河豚毒、蛇毒有解毒作用;将其与蛇毒混合注射于小鼠,可预防蛇毒的致死作用与局部坏死作用,其效力高于蛇毒血清;此外,甘草甜素还能解除白喉病毒、破伤风毒素的致死作用;甘草制剂配合抗癌药喜树碱、农吉利碱等,具有解毒增效作用;甘草酸、单铵盐能显著对抗喜树碱毒性并增强其疗效。有关甘草的解毒机制,有人认为可能是通过甘草甜素的吸附作用、甘草次酸的肾上腺皮质激素样作用、类似葡萄糖醛酸的结合解毒作用,以及改善垂体-肾上腺系统的调节作用等。

7. 镇咳、平喘、祛痰作用

研究人员让豚鼠吸入氨的气溶胶使之咳嗽,然后使用 18β-甘草次酸及其乙醇胺盐、N-甲基葡萄糖胺盐、胆碱盐等,这些都有明确的镇咳作用,且有剂量依赖关系,其中作用最强的是甘草次酸胆碱盐,皮下注射 1mg/kg 就能抑制 80％的咳嗽发作。它与可待因的效力差不多,而且药效的持续性超过可待因,由电刺激上喉神经引起的咳嗽有效这一状况提示:其药效是作用于咳嗽反射的中枢结构而发挥的,但氢化考的松对该实验却无效,说明其机制与激素的消炎作用无关。

在组胺对豚鼠的引喘实验和以放射性配基结合分析后证实,腹腔注射甘草水煎剂或甘草提取物 Lx66 可以防止上述变化,而腹腔注射甘草次酸或甘草水煎剂灌胃则无此保护作用。

此外,不少学者还对甘草及其相关成分进行抗炎、调节免疫、心血管(降脂、抑制血小板聚集、抗心律失常)、抗氧化、性激素、听觉功能,以及甘草的炮制学、制剂学等多方面的研究,具体可参阅阴健、郭力弓主编的《中药现代研究与临床应用》。

三、我对甘草的认识

1. 充当"国老"

"国老",一般是指那些有一定威望,且处事公正、可亲,又善于调解纠纷的退休官员或老人,含"无所不伍"又"无足轻重"的意思。甘草以"国老"身份出现时,用量宜轻,正如汪昂所言"每用不过二三分止",而对那些无需"国老"调解的组方,则无需加用。

2. 中宫补剂

甘草主要用于治疗脾虚型胃脘痛。脾虚型胃脘痛的特点是上腹痛,空腹为甚,喜按,进少量香甜食物可使疼痛暂时缓解,常伴有嘈杂和泛酸,结合胃镜检查被诊断为消化性溃疡,予甘草治疗,尤其以十二指肠溃疡疗效更好,炙甘草剂量成人15~30g/d,疗程4~6周,合理配伍便能增效减毒。服用时应配合低钠饮食,必要时补钾,并定时检测血钾、血钠及有无水肿发生,若有心、肝、肾功能损伤及脏器纤维化倾向,则应慎用或禁用。

3. 有助于肾阳虚衰的证治

此证可见肌肉无力、神倦体衰、身重减轻、色素沉着、脉细微弱、血压下降,或厌食、恶心、呕吐、腹泻,甚或虚脱或休克,现代称之为肾上腺皮质功能减退,此时检测往往尿钠、水、氢化物排出增多,而钾排出减少,甚者出现危象。此证往往多由自身免疫性肾上腺皮质功能减退,或感染,或肿瘤所致,亦有继发于产后大出血;外源性可由长期应用大剂量糖皮质激素抑制下丘脑、垂体而呈现萎缩所致。若骤然停药,或遇各种应激状态,如感冒、过劳、大汗、创伤、手术、分娩、呕吐、腹泻、变态反应,或骤停皮质激素类药物等,均可在原慢性肾上腺皮质功能减退的状态下诱发急性肾上腺皮质功能不全/衰竭。此时可用甘草流浸膏5ml(或1/4稀释液10~20ml),每天3次,以增强皮质醇治疗效果。若肾上腺双侧切除,或一侧全切,另一侧90%以上全切除,或单侧肿瘤而对侧已萎缩,则甘草制剂无效。

4. 护肝降酶

甘草主要用于慢性活动性肝炎肝酶水平增高者。

5. 解毒

目前我们用甘草仅治疗过一例乌头中毒。在应用抗心律失常药物(阿托品、利多卡因)的同时,加用甘草30~60g,以水1500ml煎服,结果成功救治。该例患者的症状开始为口唇和手足发麻,心慌,手足痉挛,咽、喉及胃、食管烧灼感,吐、泻,脉缓慢不齐,言语障碍,所以应用乌、附类药物必须重视煎煮方法及配伍。张景岳用附子主张用甘草制,与姜同煮。

6. 炮制与配伍

若需救水生液以配姜、附治厥逆者,甘草宜生用,且用量宜大。目前补液往往通过静脉输入,故已少用。但在缺乏输液条件下,仍不失为一项可取的急救措施。如用以缓中、补虚,则多灸用。配伍上,历来医家有"甘草资满,得茯苓则不资满而泄满"的记载。我老师俞尚德先生善用甘草,当时有"俞甘草"之称,他治疗溃疡病引起的脾胃虚寒型胃脘痛,常用参、芪、术、苓、吴茱萸、炮姜等,同时服用芍甘流浸膏与茋乌散,至少在 20 世纪 50 年代,取得了很好的效果,且溃疡愈合率很高(钡餐检查结果),副作用很少。

7. 应用禁忌

历代记载有中满忌甘,呕家忌甘,酒家(可能高盐亦是因素之一)忌甘,外感未清、湿热痰饮忌甘,湿热内炽之疮疡忌甘,寒湿凝滞的阴寒证亦忌甘,水肿、肿胀忌用甘草,心、肝、肾病有水肿者禁用甘草,即便水肿消退亦不宜用甘草。内脏有纤维化倾向者,忌用甘草。高血压及低钾者亦忌用甘草。并且应重视其激活肾素-血管紧张素-醛固酮系统(renin-angiotensin-aldosterone system,RAAS)相关的不良反应。

试述甘草在四逆、真武、小柴胡、防己黄芪汤中的作用

仲景方由于其辨证正确,组方严谨,用药确当,疗效优异,所以被称为"经方之祖",临床应用极为广泛,个人在学习和临床应用上获益匪浅。今仅就甘草在四逆汤、真武汤、小柴胡汤和防己黄芪汤中的作用,谈些体会和认识,与同道交流。

一、四逆汤

【原书的药物组成】 甘草二两(炙),干姜一两半,附子一枚(生用,去皮,破八片)。

【调剂用法】 以水三升,煮取一升二合,去滓,分温再服。

【应用指征】 少阴病主证、主脉:少阴之为病,脉微细,但欲寐也。

伤寒,若重发汗,复加烧针者,四逆汤主之。

伤寒,医下之,续得下利,清谷不止,身疼痛者,急当救里,后身疼痛,清便自调者,急当救表。救里宜四逆汤,救表宜桂枝汤。

病发热头痛,脉反沉,若不瘥,身体疼痛,当救其里,宜四逆汤。

脉浮而迟,表热里寒,下利清谷者,四逆汤主之。

少阴病,脉沉者,急温之,宜四逆汤。

少阴病,饮食入口则吐,心中温温欲吐,复不能吐,始得之,手足寒,脉弦迟者,此胸中实,不可下也,当吐之。若膈上有寒饮,干呕者,不可吐也,当温之,宜四逆汤。

大汗出,热不去,内拘急,四肢疼,又下利厥逆而恶寒者,四逆汤主之。

大汗,若大下利,而厥冷者,四逆汤主之。

吐利汗出,发热恶寒,四肢拘急,手足厥冷者,四逆汤主之。

既吐且利,小便复利,而大汗出,下利清谷,内寒外热,脉微欲绝者,四逆汤主之。

因此,多数医家认为四逆汤是一张回阳救逆的重要组方,因其方剂组成中用附子回阳,乃为体温低降、厥逆汗出、唇指发绀、脉象沉微而设;干姜温中,是为胃肠虚寒、上吐下利、口鼻气冷、舌苔滑白者设;甘草"通经络,利血气,在回阳剂中能发生相当的辅助作用"(见《伤寒论方解》),或谓"炙甘草之甘温以养阳气,起到逐寒回阳,温运脾肾的作用"(见《伤寒论》教学参考资料),亦有认为"炙甘草甘温,益气温阳,并能缓和姜附燥烈之性,为佐使药"(见《历代名方精编》)。但个人认为,若仔细推敲,就不难发现存在下述问题。

（1）甘草二两，剂量重于姜附。

（2）《伤寒论》10 条四逆汤证，其中 8 条有"重发汗""医下之，续得下利，清谷不止""下利清谷""饮食入口则吐，心中温温欲吐""大汗出，又下利厥逆""大汗，若大下利，而厥冷者""吐利汗出，手足厥冷""既吐且利，小便复利，而大汗出，下利清谷"的叙述，提示在厥冷或厥逆的同时或之前，有大汗、吐、利的失水、伤津液等重要因素。

（3）甘草是众所周知的"国老"，所以王好古在《汤液本草》中形容甘草为"无所不伍之性，隐含无足轻重之意"，张景岳则说"得中和之性，有调补之功"。但用在四逆汤中却非无足轻重，因为它有显著的"救水增液"作用，这一作用却为姜附"回阳救逆"奠定了"转危为安"的重要物质基础；甘草的"中和"之性主要体现在其"既盐亦甜""水火既济"，促使阴阳、体用互根的内涵上，这在近现代多项实验研究中都发现甘草（甘草甜素或甘草次酸）通过在肝脏竞争性抑制皮质甾体激素的代谢，从而间接提高盐皮质激素和糖皮质激素的血药浓度，因此用以"救水增液"和"少火生气"，自然就有助于姜附的回阳救逆。这正如《周易·系辞传》"天尊地卑，乾坤定矣"，《太极图说》"一动一静，互为其根，分阴分阳，两仪立焉"那样，甘草因此在该处方中发挥了"定乾坤，立两仪"的效果。

二、真武汤

【原书的药物组成】　茯苓、芍药、生姜各三两（切），白术二两，附子一枚（炮，去皮，破八片）。

【调剂用法】　以水八升，煮取三升，去滓，温服七合，日三服。

【应用指征】　太阳病发汗，汗出不解，其人仍发热，心下悸，头眩，身𣊓动，振振欲擗地者，真武汤主之。

少阴病，二三日不已，至四五日，腹痛，小便不利，四肢沉重疼痛，自下利者，此为有水气，其人或咳，或小便利，或下利，或呕者，真武汤主之。

可知本方主治"小便不利，四肢沉重疼痛，心下悸，身𣊓动，振振欲擗地"等，还有或咳，或小便利，或下利，或呕等或然症，可见真武汤是一张"壮肾中之阳""以治内有水气"的处方。柯琴（《伤寒来苏集》作者，是著名的《伤寒论》注疏三大家之一）亦认为，有水气是立真武汤本意，他说水气为患，实由坎中火用不宣，肾家水体失职所致，当壮元阳以消阴翳，逐留垢以清水源。从真武汤的或然症看，若有水气、小便不利可用，小便利亦可用，关键在"水气"的有无。

综观仲景将四逆、真武二方，都用于少阴寒化证，前者为"救水增液"，而短疗程重用甘草；后者因有"水气"，虽用姜、附、术、芍、苓以温肾阳，清水源，但却不用甘草。

为说明甘草与水液的相关性,我们再看两位钱塘学派著名医者的案例。

一位是"钱塘三张"之一的张志聪(1644—1722 年),曾"治一水肿患者,已久服八正散、五子五皮饮之类,水不能消,欲用麻黄,恐脱而汗漏,止以苏叶、防风、杏仁三味,等量煮沸温服,覆取微汗,而水即利矣,以为腹胀悉除。但未也,此急则治其标耳。病由火土伤败,以致水泛,乃久虚之症,必待脾元复故,乃保万全,予六君子,去甘草,加苍、朴、姜、附,令每日温服后,即以此方为丸,半载后来谢,已愈矣"。张曰"如此症,水虽行而正气不复,后仍肿胀而死者多矣"。

另一位是魏玉璜(1719—1772 年),著有《续名医类案》,内记一案"吴浮先治一人,悉肿胀,皮绷急,脉之,系脾肾虚,用二陈,去甘草,加人参、干姜、肉桂、木香、茯苓、大腹皮、姜皮、车前子,十帖,腹有皱纹,复与金匮肾气丸,一料痊愈"。

1975 年出版的《中药大辞典》亦明文指出:甘草制剂可使"血钠潴留,血钾降低,引起血压增高及水肿,部分病例呈低血钾心电图改变",并指出"鉴于甘草有潴钠排钾的副作用,故应禁用于肾脏病、高血压患者。长期应用所致的心肌损害亦应予重视"。

三、小柴胡汤

【原书的药物组成】 柴胡半斤,黄芩、人参、甘草^(炙)、生姜各三两^(炙),大枣十二枚^(剖),半夏半斤^(洗)。

【调剂用法】 以水一斗二升,煮取六升,去滓,再煎取三升,温服一升,日三服。

【应用指征】 少阳病主证:少阳之为病,口苦,咽干,目眩也。

伤寒五六日中风,往来寒热,胸胁苦满,嘿嘿不欲饮食,心烦喜呕,或胸中烦而不呕,或渴,或腹中痛,或胁下痞硬,或心下悸,小便不利,或不渴,身有微热,或咳者,小柴胡汤主之。

血弱气尽,腠理开,邪气因入,与正气相搏,结于胁下,正邪分争,往来寒热,休作有时,嘿嘿不欲饮食,藏府相连,其痛必下,邪高痛下,故使呕也。小柴胡汤主之。服柴胡汤已,渴者属阳明,以法治之。

得病六七日,脉迟浮弱,恶风寒,手足温,医二三下之,不能食,而胁下满痛,面目及身黄,颈项强,小便难者,与柴胡汤,后必下重。本渴饮水而呕者,柴胡不中与也。食谷者哕。

伤寒四五日,身热恶风,颈项强,胁下满,手足温而渴者,小柴胡汤主之。

伤寒阳脉涩,阴脉弦,法当腹中急痛,先与小建中汤,不差者,小柴胡汤主之。

伤寒中风,有柴胡汤证,但见一证便是,不必悉具。凡柴胡汤病证而下之,若柴胡证不罢者,复与柴胡汤,必蒸蒸而振,却复发汗出而解。

妇人中风,七八日续得寒热,发作有时,经水适断者,此为热入血室,其血必结,故使如疟状,发作有时,小柴胡汤主之。

阳明病,发潮热,大便溏,小便自可,胸胁满不去者,与小柴胡汤。

阳明病,胁下硬满,不大便而呕,舌上白苔者,可与小柴胡汤。上焦得通,津液得下,胃气因和,身濈然汗出而解。

本太阳病不解,转入少阳者,胁下硬满,干呕不能食,往来寒热,尚未吐下,脉沉紧者,与小柴胡汤。

阳明中风,脉弦浮大,而短气,腹部满,胁下及心痛,久按之气不通,鼻干不得汗,嗜卧,一身及目悉黄,小便难,有潮热,时时哕,耳前后肿,刺之小差,外不解,病过十日,脉续浮者,与小柴胡汤。

呕而发热者,以小柴胡汤主之。

伤寒差以后,更发热者,小柴胡汤主之。

太阳病,十日以去,脉浮细而嗜卧,外已解也。设胸满胁痛者,与小柴胡汤。

伤寒五六日,头汗出,微恶寒,手足冷,心下满,口不欲食,大便硬,脉细者,此为阳微结,必有表复有里也。脉沉亦在里也。汗出为阳微,假令纯阴结,不得复有外证,悉入在里。此为半在里半在表也。脉虽沉紧,不得为少阴病。所以然者,阴不得有汗。今头汗出,故知非少阴也,可与小柴胡汤。设不了了者,得屎而解。

《伤寒论》记述本方适应证候共15项,主治伤寒中风,半在表,半在里,或表里之间的少阳证,其实它既治"伤寒",亦治"杂病"。所以除少阳之为病口苦、咽干、目眩外,主症状还有"往来寒热,胸胁苦闷,嘿嘿不欲饮食,心烦喜呕",继而又提出"伤寒中风,有柴胡汤证,但见一证便是,不必悉具",这里所讲的"证",是"证""症"不分的"证",还是"证候"的证,虽有待医史学家考证,然本方适应范围之广泛是肯定的。其中重要的是,我们必须对古今有关病、证、症的概念有一清晰的认识。日本(津村顺天堂等)在20世纪70年代就因一位教授发布了《津村小柴胡汤颗粒对慢性肝炎有治疗效果》的报告,1990年厚生省将其收入药典,以致出现了百万肝病患者同服"小柴胡汤颗粒"的盛况,短短几年,该堂便成为日本乃至世界注目的制药企业,但在1994—1999年却发生了188例间质性肺炎,有的因此死亡,出现了震惊世界的"小柴胡"风波。其实,病、证、症的概念不清,就是这起事件发生的主要因素。

那么,为何长期服用小柴胡汤颗粒会导致间质性肺炎,甚而致人于死呢?其实,"国老"甘草是难逃其咎的。间质性肺炎是一类肺间质病变的总称,不完全由病毒、细菌等微生物感染所引发。其病理是以弥漫性肺间质、肺泡炎和肺间质纤维化为主要改变的一类疾病。临床上以活动性呼吸困难,胸片示弥漫性阴影,以及限制性通气障碍、弥散功能降低及低氧血症为主要表现,可呈急性、亚急性及慢性经过。急性期以损伤、炎症为主,慢性期以纤维化为主。而脏器纤维化则与醛固酮活化密切相关,长期服用甘草(主要成分为甘草酸)能激活醛固酮的此类作用,若与高盐摄入重叠,则更趋显著。这是另一值得重视的关键因素。

四、防己黄芪汤(《金匮要略》痉湿暍病脉证并治篇及水气病脉证并治篇)

【原书的药物组成】 汉防己一两，甘草(炒)半两，白术七钱半，黄芪(去芦)一两一分。

【调剂用法】 锉麻豆大，每炒五钱七，生姜四片，大枣一枚，水半盏，煎八分，去滓温服，良久再服。

【应用指征】 风湿，脉浮，身重，汗出，恶风者，防己黄芪汤主之(水气病篇：风湿改风水，仅一字之差，余皆同)。

本方在《伤寒杂病论》中是治“杂病”的，所以纳入《金匮要略》，既见于该书的“痉湿暍病脉证并治第二”，又见于“水气病脉证并治第十四”，两条适应症状仅“湿”与“水”一字之差。该方由汉防己与芪、术、甘草、姜、枣组成。结合四逆、真武、小柴胡三方，对照防己黄芪汤，会发现四逆汤重用甘草能“救水增液”，治疗因大汗、吐、下后“阳随阴脱”的厥逆证；真武汤因有“水气”，故但用姜、附、术、芍、苓，而避用甘草，意在温补脾肾阳气，以化水湿；小柴胡汤风波中出现的慢性间质性肺炎(病)，与“病”“证”混淆不清，加之长期服用甘草，激活醛固酮有关。醛固酮是体内重要的盐皮质激素(mineralocorticoid，MC)。除经典的肾上腺合成途径外，近年还发现肾组织及培养的肾小管上皮细胞、血管内皮细胞、血管平滑肌细胞、心肌细胞、肝贮脂细胞、Ⅱ型肺泡上皮细胞、脑等亦能通过旁分泌、自分泌合成醛固酮。醛固酮若与其特异性的受体结合，便能发挥潴钠、排钾作用，引发血压增高、蛋白尿及水肿，近时更发现它能促使组织器官纤维化。甘草能激活醛固酮的这类作用，那么，治疗风湿和风水的防己黄芪汤用甘草该如何解释呢？个人思考这是否与配伍汉防己的利水湿、降血压、拮抗风湿性炎症(免疫性炎症)和抗纤维化有关。有关汉防己的这些作用，近代已有众多文献报道。我们知道西药螺内酯(安体舒通)有非选择性的醛固酮受体拮抗作用，而依普利酮则为选择性的醛固酮受体拮抗剂，可以拮抗醛固酮的作用。至于汉防己的上述作用是否与拮抗醛固酮有关，尚不得而知，若是，则汉防己拮抗甘草的盐皮质激素样作用，却无碍于发挥甘草的糖皮质激素样作用，这对治疗风湿和风水，必将发挥出更为优异的药效。以上这些，正期待着我辈进一步研究去释疑。

前面讲的四个仲景方均与甘草有关，第四张方中更有汉防己，其学术层面涉及古今中外，说明早在二千多年前，我们的祖先，虽然缺乏近现代的科技设备，但单凭临床经验的积累和传承，以及思辨的认真和精细，就对上述处方及甘草的药用价值和利弊得失，揣摩得如此清晰和深刻，实在令人钦佩。但在临床上，我亦遇到个别同道，惑于“十方九草”的误区，将甘草近乎长期应用，导致潴(高)钠、排(低)钾，肌肉无力，早搏(期前收缩)加重，血压增高，水肿，甚至影响脏器(心、肾、肝、肺、血管……)，纤维化加重而不自知，这是我们作为最早发现甘草药用价值的中医师必须警惕的。

试论风水、肾风、肾痹和玄府的内涵、外延及相关性

《内经·素问》在"评热病论""奇病论""风论""痹论"等篇中提出了风水、肾风、肾痹及玄府等病证或机制,我在临床实践中体会其内涵、外延及相关性,很值得深入思考,并加以拓展和创新。

一、风水和玄府

《素问·水热穴论》曰:"帝曰:诸水皆生于肾乎? 岐伯曰:勇而劳甚则肾汗出,肾汗出逢于风,内不得入于脏腑,外不得越于皮肤,客于玄府,行于皮里,传为跗肿,本之于肾,名曰风水。所谓玄府者,汗孔也。"这段经文提出了病名为风水;病位在肾;病因是"勇而劳甚"和"逢于风";病机缘由肾汗出逢于风,使肾的气液升降出入受碍,致病邪"客于玄府,水行皮里",然后出现了跗肿的症状。并指出"玄府"很似皮肤上的"汗孔",但这是肾的"汗孔",肾的气液升降出入的门户受碍才引致了风水病。可见,我们前辈对风水病病机的推导分析,是建立在当时对跗肿与肾、玄府、尿液的生理病理改变基础之上的。

张仲景著《金匮要略》,在"水气病脉证并治"中亦多次述及风水,归纳其体征及症状有:脉浮,脉伏,寸口脉沉滑(此指脉象可以不同),目窠上微肿,跗肿,面目肿大,身体洪肿,按手足陷而不起,小便不利(此指水肿、尿少),以及骨节疼痛,或不疼,身体反重而酸,有热、恶风、汗出等[此指风(湿)病邪相关的症状],并具体提出了防己黄芪汤(汉防己、黄芪、白术、甘草)和越婢汤(麻黄、石膏、甘草、姜、枣)等治疗方药。

《内经》《金匮要略》以及后世医学著作对"风水"都有比较一致的认识,但对风水病相关的"玄府"一词却有争议。查阅《内经》记述,"玄府"至少有两处,另一处是"调经论篇",其原文是"帝曰:阳盛生外热奈何? 岐伯曰:上焦不通利,则皮肤致密,腠理闭塞,玄府不通,卫气不得泄越,故外热",与前一条对照,一是肾汗出逢于风,一是上焦不通利,一是病跗肿,一是病外热,前者"本之于肾",后者因于"皮肤致密,腠理闭塞",似说明"玄府"不仅仅专指皮肤"汗孔"。

进一步了解后世对"玄府"的认识,经查阅《说文解字》和《说文·玄部》,两者都认为"玄者,幽远也","玄者,幽微之极,目亦不能见之谓也"。而"府"在人体,则与脏相对应且联系密切,因"五藏,藏精气而不泄,六府,传化物而不藏",所以"玄府"乃"幽玄细微之府",是"气液升降出入之门户"。金代刘完素独具慧心,拓展了"玄

府"学说,他在《素问玄机原病式》中记载"然玄府者,无物不有,人之脏腑、皮毛、肌肉、筋膜、骨髓、爪牙,至于世之万物,尽皆有之,此乃气出入升降之门户也……","人之眼、耳、鼻、舌、身、意、神识、能为用者,皆由升降出入之通利也。有所闭塞者,不能为用也。若目无所见,耳无所闻,鼻不闻臭,舌不知味,筋痿骨痹,爪退齿腐,毛发堕落,皮肤不仁,肠不能渗泄者,悉由热气怫郁,玄府闭塞而致气液、血脉、荣卫、精神不能升降出入故也。各随郁结微甚,而察病之轻重也"。此外,刘氏还将"玄府气液宣通"与"神机出入"密切关联,他引证《素问·六微旨大论》"出入废,则神机化灭,升降息,则气立孤危。故非出入则无以生长壮老已,非升降则无以生长化收藏,是以升降出入,无器不有",提示升降出入之重要性。

"玄府"既然无物不有,为什么《内经》在五脏中独以肾为例加以阐述呢?我想这与肾的结构、功能的特殊性有关,因为玄府是气液升降出入的重要组织(这里不称气血,而称气液,此液应该包含血液、津液、精液、汗液、尿液,当然,也包含胃液、肠液、胆液、胰液、脑脊液、骨髓、关节液,以及泪液、唾液、涕液……),联系风水这一疾病,当然只有肾最为合适。

古代对肾的认识,限于当时尚无现代的科学仪器和相关设备,但已知道肾有两枚,位于腰府,左右各一,下接输尿管、膀胱、尿道,具有通调水道、封藏精微、主骨生髓等功能,可见我们先辈思维之清晰。现代研究表明,双肾有170万~240万个肾单位,每个肾单位由肾小球、近曲肾小管、髓袢、远曲肾小管组成;根据部位及血液循环的特点,又可分为皮质肾单位和髓旁肾单位,其中肾小球毛细血管袢的细胞和毛细血管壁,包括脏层上皮细胞、基底膜、内皮细胞和系膜细胞为一完整的半透膜,组成了肾小球滤过屏障与电荷屏障,因此具有选择性滤过功能。而肾小管则有重吸收、离子转运以及逆流倍增系统形成的浓缩稀释功能和对水、电解质的调节功能,且与血液循环、钙磷代谢、促红细胞生成素生成密切相关。这说明由于时代的进步,现代医学对古代中医的"玄府气液"等学说的认识更为具体、细化和深入了。

二、肾 风

有关肾风病的记载最早见于《内经》,继后在《中藏经》《针灸甲乙经》《诸病源候论》《黄帝内经太素》等重要的中医文献中均有记述。例如,《素问·风论》曰:"以冬壬癸中于邪者为肾风,肾风之状,多汗恶风,面庞然浮肿,脊痛不能正立,其色炲,隐曲不利,诊在肌上,其色黑。"《素问·奇病论》曰:"有病庞然如有水状,切其脉大紧,身无痛,形不瘦,不能食,食少……病生在肾,名为肾风,肾风而不能食,善惊,惊已,心气痿者死。"《素问·评热病论》曰:"帝曰:有病肾风者,面胕庞然壅,害于言,可刺否?岐伯曰:虚不当刺,不当刺而刺,后五日其气必至。至必少气时热,时热从胸背上至头,汗出,手热,口干,苦渴,小便黄,目下肿,腹中鸣,身重难以行,月事不来,烦而不能食,不能正偃,正偃则咳,病名曰风水。"《诸病源候论》更补充了"风邪入于少阴,则尿血"的记载,可知肾风病的特征是:病位在肾,病邪为风(湿),好发于冬季,最易被察觉到的临床现象是水肿和尿血;此外,在其病程的不同阶段尚可见多汗恶风(卫气弱),不能食(呕恶),食少(纳呆),害于言(懒言、言而无声),脊痛不能正立(腰脊酸痛,不耐久立),隐曲不利(隐曲,难言的事和物,为多义词,此指小便),脉大紧(王冰:大紧谓如弓弦也),其色炲,其色黑(面色灰暗无华),不能正偃,正偃则咳(咳喘,难以平卧,水气凌心射肺象),不能食,善惊,惊已,心气痿者死(与心、脑、胃相关的症状与终点现象),不当刺而刺,后五日其气必至……至必少气时热……(肾风病水肿,不当刺而刺,引发感染,使肾风伴发风水)。

应用中医学传统理论解读上述特征和症状,当是风湿伤肾导致肾玄府的气液升降出入发生障碍,肾虚、络瘀,进而波及藏象学说中的肝、脾、胃、心、肺、脑等处,以及合并感染导致肾病慢+急的病象。联系现代医学进行解读,自然会想到原发性慢性或慢+急的肾小球病。故近贤章次公先生说:"肾风一词,顾名思义,似乎古人也知道这些水肿的症状是和肾脏有关联的。"国医大师任继学认为,慢性肾小球肾炎的中医病名应为"肾风"。王永炎院士主编的《临床中医内科学》更设有肾风病的章节,认为西医临床分类中的慢性肾炎,均可按肾风病辨证论治。国家中医药管理局发布的《中医临床路径》和《中医诊疗方案》也提及肾风病(IgA 肾病)和肾风病(局灶节段性肾小球硬化症)。我们团队在研究肾风方面有几点体会,今与同道共享。

1. 肾风病的病因

肾风病由以风湿病邪为主的网络病因所致,这在《内经》《华氏中藏经》《诸病源候论》《太平圣惠方》中都有明确的记述。朱丹溪的得意弟子戴思恭著《证治要诀》,更明确指出:"有一身之间,唯面与双脚浮肿,早起则面甚,晚则脚甚。经云:面肿为风,脚肿为水,乃风湿所致。何况《金匮要略》在"痉湿暍病"和"水气病"的脉证并治中设防己黄芪汤证,前者风湿,后者风水,症状都是"脉浮身重,汗出恶风",一字不差,而水和湿又是同一属性的。这些都明白无误地指出,肾风病的病因,主要是风湿之邪侵袭为主,在风湿致肾病的过程中,可兼见肾虚、络瘀、内风和内湿,并与风湿病邪互为影响,推波助澜,致使疾病进展,若得不到有效防治,最终可导致溺毒。

2. 肾风病的诊断

中医学典籍对肾风病的诊断,以水肿症状的描述最为突出,但从上述《内经》各篇记述发现,肾风病不全有水肿,水肿亦不全是肾风(如黄疸、消渴、臌胀、支饮……)。我们研究发现,被诊断为慢性肾小球肾炎(IgAN)的 1148 例患者,水肿占34.4%,尿泡沫增多(尿检蛋白阳性)占 93.3%,血尿(包括镜下多形性红细胞尿)占 91%,腰酸困乏者占82.2%,可见肾风是病,而水肿只是肾风病程中一个易被觉察的症状,所以肾风病水肿消退,并不代表疾病的治愈。因此,必须应用现代诊断和治疗技术,以提高诊治水平。

3. 肾风病在病程中的证候

存在风湿扰肾、肾气阴两虚、肾络瘀痹、肝风内动、溺毒内留五型,其中以虚、瘀、风湿三联证居多。此外,我们还发现在肾气阴两虚证中,凡阴虚偏重者易于水不涵木,肝阳偏亢,肝风内动,致内外风相兼;肾气虚偏甚者易于火不生土,致脾湿困扰,内外湿相合,都应警惕病情的发展变化。

4. 肾风与肾水

《素问·评热病论》记述的"肾风不当刺而刺,又引发风水",当是现代医学所说的慢性肾炎发生慢+急的状况,虽然病情危急且重,但若及时正确诊治,则仍有望缓解或改善病情。

三、肾　痹

《素问·痹论》曰:"黄帝问曰:痹之安生? 岐伯对曰:风寒湿三气杂至,合而为痹也。"《素问·五脏生成篇》曰:"卧出风而吹之,血凝于肤者为痹。"清代高士宗著《素问直解》称:"痹,闭也,血气凝滞不行也。"此外,《素问·痹论》还提及五脏痹及五脏的外痹(皮、肌、筋、脉、骨),并认为外痹"病久而不去者,内舍其合也",所以有"骨痹不已,内舍于肾"的肾痹,其症是"善胀,尻以代踵,脊以代头"。预后是"其入藏者死,其留连筋骨者疼久,其留皮肤间者易已"。当然,这只是指骨痹病久,内舍其合的肾痹。至于肾络及肾的玄府痹闭,包括前述的风水与肾风,当时限于缺乏现代科学的技术和设备仪器,所以无法知晓。今天我试以肾之玄府及其内丰富的血络等肾病理所见,结合有关的致痹机制,做如下讨论。

1. 致病之邪

肾痹由肾风发展而来,其病乃以风寒湿三气的风湿为主,因风寒湿三气杂至,合而为痹,其中风寒或寒湿相合为痹的可能性极低,自然以风湿二气相合更有可能。何况风水、肾风的发病,皆以风湿为主。张廷模教授在他主编的《临床中药学讲稿》祛风湿药概述中言:寒是风湿痹病初始的病因之一,到了后来可能有寒,可能没有寒,甚至可能化热,但是风和湿不管什么证候都有,而且风湿是相连而难以分离的,所以痹病又称风湿痹病。

2. 发病机制

痹者闭也,除《素问·痹论》"风寒湿三气杂至,合而为痹"外,《素问·五脏生成篇》又谓"卧出而风吹之,血凝于肤者为痹"。清代高士宗在《素问直解》中亦谓:"痹,闭也,血气凝滞不行也。"而富含血络及玄府的肾藏,因风水或肾风"病久而不去"发生肾痹,其可能性更大,所以肾的络脉及玄府因风湿之邪而闭塞是其病机,这点很重要。

3. 内景返观

《素问·气交变大论》谓:"善言天者,必应于人,善言古者,必验于今,善言气者,必彰于物。"这是古代医圣对我们思维方法的教导,现风水,尤其是肾风病久不愈,肾病理可见小球硬化、小管萎缩、间质纤维化,以及发生在这些变化之前的炎症(炎字从火)、血液高凝、微血栓形成等,这些都符合痹者闭也的病机,尤其是肾风病在风湿扰肾,肾络瘀痹,肝风内动等证型,已提示存在不同数量的肾单位发生局部痹闭的状况(内景)时,该如何思维。我认为溺毒内留的基础就是风湿导致肾络与玄府瘀痹逐步加重和不断发展的过程,所以祛风湿,行瘀痹,促使肾的玄府升降出入宣通,就是扶肾、治肾、补肾、固肾"治未病"的过程,这一时机必须把握好。

验案举例篇

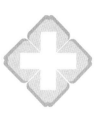

急性肾损伤及慢性肾脏病伴急性肾损伤病案

▶▶▶ **病案 1**

肾风病,伴关格、溺毒、水气凌心射肺急症

(慢性肾炎、破伤风抗毒素过敏,急性肾衰竭,肺水肿,高钾血症)

王某,男,62岁。1979年9月1日入院。

病史:有慢性肾炎病史5年,7天前因手臂外伤,肌内注射破伤风抗毒素,当即头昏不适,继而尿少尿闭(尿量＜30ml/24h),伴恶心呕吐。

检查:血压150/90mmHg,烦躁,面色萎黄,气促,两肺有湿啰音,下肢水肿,舌淡质胖,苔厚腻,口有尿臭,脉沉细数。血红蛋白(HB)40g/L,血肌酐(Scr)702.78μmol/L,尿素氮(BUN)22.72mmol/L,血钾(K$^+$)6.14mmol/L;尿比重(SG)1.003,尿蛋白(Pro)＋＋,尿红细胞(RBC)少,白细胞(WBC)＋,尿颗粒管型＋,蜡样管型0～2;心电图提示高尖T波;眼底检查示肾性视网膜病变伴动脉硬化Ⅱ—Ⅲ度。

诊断:肾风病伴关格、溺毒、水气凌心射肺急症(慢性肾炎、破伤风抗毒素过敏,急性肾衰竭,肺水肿,高钾血症)。

辨证:夙有肾风,体虚可知。1周前因手臂受伤,肌内注射破伤风抗毒素,骤致尿少、尿闭,24h尿量少于30ml,伴头昏、恶心、呕吐、下肢水肿、气促、烦躁、面色萎黄、舌淡质胖、苔厚腻、口有尿臭,显系脏腑气化失常,浊邪壅塞三焦,水液运行不循常道,浸淫肌肤,发为水肿,正气不得升降,则溺毒潴留而下关上格,凌心射肺,虚实夹杂,乃病情危笃之急症。

治疗:入院初始3天,曾先后应用糖皮质激素、利尿合剂、东莨菪碱,以及大剂量呋塞米注射液静脉滴注,仍无尿,且呕吐不止、腹胀、喘肿、两肺湿啰音增多,血肌酐浓度增高至954.72μmol/L,尿素氮35.7mmol/L,血钾6.52mmol/L。乃改中医药治疗。

初诊:肾风病5年,近因肌内注射破伤风抗毒素,骤发溺毒、关格急症,虽经激素及祥利尿剂等治疗,仍尿闭、呕逆、喘肿、烦躁,血钾水平增高,两肺闻及湿啰音,脉沉细数,苔厚腻,舌淡胖,乃水毒凌心射肺之兆,宜"急则治标",予通腑泄浊、通大便以利小便,仿"欲得南风,需开北牖"之法。

处方:(1)生巴豆^(去外壳及衣,装入胶囊)100mg,生大黄^(后下)30g,附子^(先煎)10g,以大黄、附子煎汁,吞服巴豆胶囊,1剂。

（2）暂停激素等西药应用。

二诊：昨予生巴豆及大黄附子汤，从肠道攻逐水湿，先后排出水样便4000ml。泻后，呕吐、喘肿、烦躁明显减轻，两肺湿啰音减少，高钾血症亦获改善，但感乏力，脉转细滑，苔仍腻，此湿浊之邪虽获下泄之机，但脾肾气血不足之象显现，宜益脾肾，调气血，行瘀痹。

处方：（1）生黄芪30g，红参6g，附子（先煎）10g，薏苡仁30g，水煎服；另吞服三七粉3g，3剂。

（2）并加用泼尼松片30mg/次，每日1次，晨8:00顿服。

三诊：近二日大便未解，但尿量逐日增加，精神续有改善。脉滑，苔薄、微腻。

处方：（1）生黄芪30g，红参3g，附子（先煎）6g，薏苡仁30g，当归6g，水煎服；另吞服三七粉3g，3剂。

（2）泼尼松片服法及用量同前。

结果：患者经通腑泄浊、攻逐水湿后，又以参附、芪附、芪米合方，并加三七粉，后又增当归，养营血而行瘀痹，从而遏制病邪，伸展正气，使病情迅速改善。其中糖皮质激素在抗炎、抗过敏方面亦发挥了有利的作用。于入院25天后，复查血肌酐114.92μmol/L，尿素氮7mmol/L。肾图检查示肾脏指数右肾73%，左肾53%（正常值在45%以上），予以出院。

按：急性肾衰竭患者在第二次世界大战前的病死率为91%，以后在防止高钾血症和高血容量综合征基础上应用血液透析及腹膜透析，病死率降到51%～69%。本病案是在慢性肾脏病（CKD）基础上的急性肾衰竭（acute renal failure，ARF）（ARF on CKD，A/C），且为高龄。有证据显示，A/C是CKD患者发生终末期肾衰竭的重要原因，CKD患者若发生ARF，则其病死率可明显增高。因此，临床上及时发现A/C，早期诊断，早期干预，对延缓CKD患者肾功能的恶化至关重要。

但是，急性肾衰竭在很长一段时间内缺乏统一的诊断标准，不同国家、地区，其诊断标准有数十个。诊断标准不统一，导致其流行病学研究结果不具可比性。何况多数急性肾衰竭的诊断标准涉及临床已较晚期的特点，这就使得确诊时往往需要肾替代治疗，故不利于早期防治。

2002年急性透析质量倡议组织（acute dialysis quality initiative，ADQI）针对急性肾衰竭的早期防治，提出了急性肾损伤（acute kindey injury，AKI）的概念，其分级为危险（risk）、损伤（injury）、衰竭（failure）、肾功能丧失（loss）和终末期肾病（end-stage kidney disease），首字母缩写为RIFLE。2005年急性肾损伤网络组织（acute kidney injury network，AKIN）又对此进行了改进，仅保留前三项（1—3期），标准见表2-1-1。

表 2-1-1　AKIN 的急性肾衰竭分期标准

Scr 标准(48h 内)	尿量标准
1 期(危险):Scr 升高超过 26.5μmol/L(0.3mg/dl)或增加到基线的 1.5～2.0 倍	尿量<0.5ml/(kg·h)超过 6h
2 期(损伤):Scr 增高到基线的 2～3 倍	尿量<0.5ml/(kg·h)超过 12h
3 期(衰竭):Scr 增高到超过基线的 3 倍或超过 353.6μmol/L(4mg/dl),且急性上升超过44.4 μmol/L(0.5mg/dl)	尿量<0.3ml/(kg·h)超过 24h,或无尿超过 12h

注:非少尿性肾损伤则不用尿量标准。

鉴于 AKI 的发病率和病死率一直居高不下,且有上升趋势,Hoste 对 AKI 进行了流行病学研究,结果显示 AKI 的发病率与急性肺损伤和严重感染相当,每年百万人口中有 2000～3000 人发病,200～300 人需要肾替代治疗,尤其是在重症监护室(ICU)中的患者,需要肾替代治疗的占 4%～5%。有学者对 43 名在 ICU 中的患者进行了回顾性分析,风险、损伤和衰竭的患者病死率分别为 20.9%、45.5%、56.8%,由此说明早期诊治的重要性。但在本病案发病的 1979 年,还没有上述研究和认识。

祖国医学无"急性肾衰竭"或"急性肾损伤"的病名,但其临床表现符合中医有关风水、关格、溺毒的诊断。如《内经》中的肾风病就有"有病庞然,如有水状,切其脉大紧……身重难以行,烦而不能食",当肾风伴发风水时,尚有"不能正偃,正偃则咳……善惊,惊已,心气痿者死"的记述。《证治汇补》曰:"关格者……必小便不通,且夕之间,陡增呕恶,此因浊邪壅塞三焦,正气不得升降……最为危候。"《重订广温热论》云:"溺毒入血,血毒攻心,甚则血毒上脑,头痛而晕,视力朦胧,耳鸣耳聋,恶心呕吐,呼气带有溺臭,间或猝发癫痫状,甚或神昏痉厥,不省人事,循衣摸床、撮空,舌苔起腐,间有黑点……其症极危。"以上均指出本病是以尿闭为始,致湿浊溺毒停聚留蓄的一个危重急症。八纲辨证,虚实兼具,以实为主,急宜"实则下之",《重订广温热论》认为本病"急宜通窍开闭,利溺逐毒"。这里的通、开、利、逐都是为了祛邪外出。虽然途径有多种,但在邪气壅塞三焦、入血攻心上脑的紧急情况下,临床体会最简便、有效的方法是借途肠道,通腑泄浊。本病案治疗的 A/C 患者是在 1979 年尚无透析条件的状况下进行的,以中医药为主,先用攻逐,后进补益,并辅以西药,成功抢救了该例患者。

后阅《西游记》,曾记述孙悟空揭朱紫国皇榜为国王治"宿食留饮",亦以大黄、巴豆为主药。谓大黄利痰顺气,荡肚中凝滞之寒热;巴豆破结宣肠,能理心膨水胀。服后,不多时,腹中作响,排出沉积多年的污秽之物,使心胸宽泰,气血调和,精神抖擞,脚力强健。为此,书中赞悟空"药到真方病即除,妙手回春祛沉疴"。与本病案初诊用药似有类似之处。用巴豆，乃毒药治病，唯药证对应，制剂得当最为要紧。《西游记》描述悟空用巴豆，是碾末，去壳去膜，捶去油毒，并与锅灰、马尿搅合一起，搓成丸子服用。本病案则以生巴豆去壳、去膜，以 1/4 粒(100mg)左右装入胶囊，以生大黄(30g)水煎吞服巴豆胶囊。在中华文学作品中，描述中医药知识的并不少见，足见中医药在我国长期的医学实践中，已深深融入国人的文化与生活之中。

▶▶ 病案 ②

风水病，关格、溺毒证

(肾炎性肾病综合征，急性肾衰竭；扁桃体肿大Ⅱ度)

汪某，女，17 岁。1983 年 6 月 14 日入院。

病史：12 天前开始眼睑浮肿，继而波及全身，尿量减少。经肌内注射青霉素、口服氢氯噻嗪，浮肿不减而收住入院。水肿发生前 8 天，有咽痛，无发热。

现症：畏寒，肢节酸重，全身水肿，纳呆，呕吐频甚。尿量每日仅 100ml 左右。

检查：面色晄白，眼睑浮肿，苔薄，舌淡胖。咽不充血，两侧扁桃体肿大Ⅱ度，两肺呼吸音清，心率 88 次/min，律齐，心尖区有Ⅱ级收缩期吹风样杂音，心界不大，血压 160/100mmHg，脉沉，腹软，肝脾肋下未及，移动性浊音可疑，双肾区叩痛±，背臀部及双下肢均有凹陷性浮肿。尿蛋白(Pro)＋＋＋＋，尿红细胞(RBC)＋＋＋，尿蛋白定量 16.8g/24h，血红蛋白(HB)118g/L，红细胞沉降率(ESR)85mm/h，血白蛋白(ALB)21.9g/L，血总胆固醇(TCH)7.06mmol/L，血肌酐(Scr)411.06μmol/L。

诊断：风水、乳蛾致关格、溺毒证(肾炎性肾病综合征，急性肾衰竭；扁桃体肿大Ⅱ度)。

初诊：人体水液之输布、运行有赖于肺、脾、肾、三焦，以及膀胱之气化。今风湿挟热毒，始从上受，由咽喉而及脏腑，致浊邪壅塞三焦，发为风水，继而呈现关格及溺毒证候，且脉为水格而反沉，舌为湿渍而淡胖，状若正虚，实为邪盛。故先拟攻逐水湿浊毒，务使通腑以护脏，祛邪以安正。

处方：(1)生大黄^(后下)30g，厚朴 10g，枳壳 10g，姜半夏 10g，陈皮 3g，生巴豆^(去外壳及衣，装入胶囊吞)100mg，1 剂。

(2)并嘱低盐饮食，限制水分摄入。

二诊：昨日进巴、黄、小承气、二陈合方，得水样便约 1200ml，呕吐略减，舌脉如前，再拟前法合益气行瘀祛风湿之品加减。

处方：(1)生黄芪 10g，汉防己 10g，椒目 10g，车前子 15g，车前草 15g，生大黄^(后下)30g，巴豆^(装入胶囊吞服)100mg，3 剂。

(2)另予川芎嗪注射液 80mg 溶于 10% 葡萄糖溶液 500ml 中，缓慢静脉滴注，每日 1 次。

三诊：近 3 天来，大便仍稀水样，日行 4～6 次，且尿量增加。昨日小便 1000ml，呕吐仅有 1 次。脉由沉转滑，舌仍淡，苔薄，血压 130/70mmHg。示风水、关格重症已获转机，停用攻逐药，以益气健脾、行瘀渗湿为主。

处方：(1)生黄芪 30g，党参 12g，白术 12g，汉防己 10g，泽泻 10g，半边莲 30g，半枝莲 30g，益母草 30g，丹参 30g，大蓟 10g，小蓟 10g，3 剂。

(2)仍予川芎嗪注射液，静脉滴注，每日 1 次。

四诊：尿量逐日增加，每日 1200～2000ml，呕吐消失，全身浮肿消退。舌淡红，苔薄黄，脉细弦滑。复查血肌酐，降至 212.16μmol/L。再拟原法出入。

处方：(1)生黄芪 30g，党参 12g，白术 12g，泽泻 10g，半边莲 30g，半枝莲 30g，益母草 30g，丹参 30g，大蓟 10g，小蓟 10g，三七粉^(吞)1.5g。

(2)停止静脉滴注川芎嗪注射液。以后继予原方出入调理，共住院 57 天。

出院时症状消失，精神状态好，血压 110/70mmHg，两侧同位素肾图正常。复查血肌酐 132.6μmol/L，尿素氮 3.46mmol/L；尿常规：蛋白＋＋，红细胞＋＋，白细胞＋。

随访观察：出院后继续至肾病门诊治疗，以口服益肾冲剂为主(主要成分：生黄芪、丹参、半边莲、半枝莲、益母草等)，连续服半年后停药，尿常规转阴，以后持续尿检均阴性。3 年后复查：血肌酐 95.47μmol/L，24h 内生肌酐清除率(Ccr)75ml/min，尿常规正常。先后随访近 20 年，病情稳定。

按：关于风水病，最早记载于《黄帝内经》，如《素问·水热穴论》"勇而劳甚则肾汗出，肾汗出逢于风……传为胕肿，本之于肾，名曰风水"，《素问·评热病论》则记载了肾风病不当刺而刺，亦可并发风水病，此时除水肿外，还可出现"汗出手热，口干苦渴，小便黄，目下肿，腹中鸣，身重难以行，月事不来，烦而不能食，不能正偃，正偃则咳"等症状，《素问·汤液醪醴论》更对肾风和风水的水肿证治提出"去菀陈莝……开鬼门，洁净府"的对症治则。《金匮要略·水气病脉证并治》亦多处述及风水病，归纳其体征及症状有：脉浮、脉伏、寸口脉沉滑；目窠上微肿，胕肿，面目肿大，身体洪肿，按手足陷而不起等有关水肿的描述，以及小便不利，骨节疼痛，或不疼，身体反重而酸，有热，恶风，汗出；具体治疗方药则仅记述了防己黄芪汤和越婢汤。近时王永炎在主编的《临床中医内科学》中对风水提出了西医诊断的"急性肾炎，慢性肾炎急性发作，急进性肾炎早期阶段，多具有风水的临床表现"，"风水病一般发病急骤，尤以风湿热毒较甚者，病情可变化多端"和"早期以邪实为主"等。我们从《金匮要略》用防己黄芪汤治风湿和风水，结合多年的临床经验悟出，风水病系风湿为主的网络病因所导致，其中风湿兼夹热毒，侵袭肺、皮肤、肠道及咽喉等处，继而由表及里，或循经络而袭肾最为多见。其病象每因感邪的轻重、夹邪的性质，以及病者的体质强弱而迥异。联系本例病案,始则由风湿夹热毒侵袭,由咽喉而及脏腑,使肾的气化失衡,水湿浸淫,溺毒潴留,湿邪壅塞三焦,正气不得升降,使风水病呈现出关格、溺毒的危重急症;又有外风引动内风之虞,且脉为水格而反沉,舌为湿渍而淡胖,极易误判为虚证。好在患者正当青年,能任猛药重剂,故予攻下逐水法,先攻其邪气,以伸展正气。

初诊处方予巴、黄、小承气及二陈,其中大黄生用,量大、后下,并伍以生巴豆去壳衣,装入胶囊吞服。大黄和巴豆是该方攻下逐水的主药,而枳、朴、二陈调理气机以辅佐之,此峻逐水毒,以期速效,是急症急治之法,但必须遵循"大毒治病,十去其六"和"中病即止"的原则。1剂后,便加用黄芪,去枳、朴、二陈,并仿己椒苈黄丸意,以车前子换葶苈子,仍用巴豆。3天内使患者二便通利,呕吐消除,解除了关格证;继予益气培土、祛除风湿、养血行瘀方药,出院后持续服益肾冲剂半年,直至尿常规正常、肾功能恢复。先后随访近20年,病情稳定。

▶▶ 病案 ③

药毒伤肾致溺毒内留

（庆大霉素致急性肾衰竭）

廖某,男,36岁。1984年2月6日入院。

病史:3天前进食油腻厚味,当晚右上腹痛,阵发性,向右肩放射,伴呕吐黄色苦水,体温40℃,由内科收治,诊断为胆道感染。给予庆大霉素注射液,24万单位/日,溶于5%葡萄糖氯化钠注射液500ml中,静脉滴注。用药3天后,右上腹胀痛减而未解,但呕吐不止,精神软弱,呈轻度失水貌,增加补液量并补钾。2天后体温退至正常,唯呕吐更甚,尿量800ml/d,腹胀明显,叩诊腹部有移动性浊音,B超报告胆石症、肝内胆管/胆总管扩张,遂以胆石症、胆囊炎转入外科。术前查尿蛋白（Pro）＋、白细胞（WBC）＋、红细胞（RBC）0～2/HP,血红蛋白（HB）78g/L,血肌酐（Scr）654.16μmol/L,尿素氮（BUN）23.56mmol/L,二氧化碳结合力26.5容积%,血钾（K^+）6mmol/L。补充诊断:慢性肾炎,肾功能衰竭,尿毒症期,酸中毒,高钾血症,及胆石症、胆囊炎。乃停用庆大霉素注射液,并转入中医内科病房。查尿浓缩试验,比重（SG）均在1.010。酚红排泄试验15min低于15%,肾图呈水平延长线,B超示双肾增大,修正诊断为庆大霉素致急性肾衰竭。

现症:头晕,腹胀,纳呆,恶心,呕吐,尿少,肾区有叩痛。舌淡红,苔黄腻,脉弦滑,血压120/60mmHg。

诊断:药毒伤肾致溺毒内留（庆大霉素致急性肾衰竭）。

初诊:始为发热、右上腹痛等肝胆湿热证,经庆大霉素治疗,症状改善,但头晕、疲乏、腰痛、腹胀且呕吐频甚，脉弦滑，苔黄腻，结合病史及血、尿、肾 B 超、肾图等多项检查提供的微观征象，实属"庆大霉素"所致的药毒伤肾，使肾气转输失宜，致水湿、瘀浊、溺毒停蓄为患，更需防范疾病进展，发生关格等危急证候。现"庆大霉素"已停用，急宜和胃导浊、行瘀通络治之。

处方：(1)炒白术 10g，姜半夏 10g，木香 10g，陈皮 6g，川芎 10g，益母草 30g，桑寄生 30g，土茯苓 10g，熟大黄 3g，5 剂。

(2)川芎嗪注射液 80mg 溶于 10% 葡萄糖溶液 500ml 中，缓慢静脉滴注，每日 1 次。

5 天后症状改善，又续前方 5 剂。

二诊：前方服后，呕吐已止，头晕、腹胀等诸症改善。复查血肌酐 132.6μmol/L，尿素氮 4.28mmol/L，尿浓缩试验 1.012～1.014，酚红排泄试验 15min 20%、2h 总排泄 43%，尿常规阴性，血红蛋白 100g/L。舌淡红，苔薄，脉滑。拟继予六味地黄丸加黄芪、丹参等调理之。

处方：(1)生黄芪 15g，山药 10g，生、熟地黄各 10g，茯苓 10g，泽泻 10g，牡丹皮 10g，丹参 10g，川芎 10g，川牛膝 30g，车前子 10g，益母草 30g，10 剂。

(2)继用川芎嗪注射液静脉滴注，每日 1 次，10 天。

以后诸症消失，精神好转而出院。

随访观察：出院 3 个月后，门诊复查血肌酐 89μmol/L，内生肌酐清除率 78ml/min，自觉无任何不适。

按：庆大霉素等氨基糖苷类抗生素的肾毒性在早期往往缺乏临床特异性症状，此时多数情况是可逆的，而当临床出现肾毒性症状时，常以头晕、乏力、纳呆、恶心呕吐等胃气上逆为其前兆，严重时可呕吐不止，舌苔腻，或黄或薄，呈湿浊中阻、格拒不通的证候。这类药物所致肾毒症状，有的仅有上格而无下关，或先格于上而后关于下，与一般常见的关格证先关于下而尿少、尿闭，然后频繁呕吐、呈现上格者不同，西医称之为非少尿性肾功能衰竭，在辨证时应予注意。

对于这类药毒所致的肾损害，首先应立即停用有关肾毒性药物，然后辨证论治。我们临证体会：黄芪、川芎嗪对之有较好的防治作用，曾立项进行"黄芪川芎嗪防治庆大霉素致急性肾损伤的实验研究"，发现能减轻肾损害，主要表现为用药组的大鼠病死率降低，尿钠排泄增加程度及血肌酐、尿素氮增加程度均减低，肾组织学检查示肾小管坏死指数明显降低，与庆大霉素模型组比较，差异有统计学意义($P<0.01$ 或 $P<0.05$)[该文发表于《中华肾脏病杂志》，1988，4(4)：217]。

▶▶▶ 病案 **4**

肾风病,妊娠,长期诊治及随访 34 年
（慢性肾小球肾炎,妊娠,伴急性肾损伤）

金某,女,26 岁。1984 年 2 月 14 日入院。

病史:腰酸,乏力,畏寒,泡沫尿 8 年,尿检有蛋白及红细胞。近因尿蛋白(Pro)＋＋,红细胞(RBC)＋＋,白细胞(WBC)少许,此次月经逾期二月未行,而以"肾炎"收住入院。

检查:血压 110/90mmHg,巩膜清,甲状腺及扁桃体均无异常,颌下可扪及绿豆大小的淋巴结,无触痛,心肺听诊无殊,腹平软,肝肋下刚及,质软,脾未及,立位时可扪及右肾下缘,无触痛,输尿管沿程无压痛,两肾区均无叩击痛,下肢不肿,脉细滑,苔薄。尿 Pro＋～＋＋,RBC＋＋,Scr 162μmol/L,Ccr 39.7ml/min,尿酚红排泄试验 15min 10％,2h 排泄总量 42％(正常参考值 15min 20％～50％,2h 总排出量 55％～80％),尿妊娠试验阳性。

诊断:①肾风病;②妊娠 2 个月(慢性肾小球肾炎,急性肾损伤,妊娠 2 个月)。

处理:诊断明确后出院,配药带回。

(1)益肾泄浊方:生黄芪 30g,山药 15g,生地黄 15g,杭白芍 15g,杜仲 10g,女贞子 10g,半边莲、半枝莲各 15g,白花蛇舌草 15g,陈皮 6g,熟大黄 3g(嘱将熟大黄剪成颗粒状,与前药同煮,久煎,至少 30min 以上),5 剂。每剂水煎 2 汁,上下午分服。

(2)复方芦丁片 2 片/次,每日 3 次。

嘱低盐饮食,重视休息,并继续门诊治疗。

初次门诊(1984 年 5 月 19 日):出院后症状有改善,遂未再续诊,现妊娠 5 个月,下肢轻度浮肿,查 Scr 102μmol/L,尿 Pro＋,RBC＋＋,WBC 2～3/HP。血压 110/70mmHg。脉细弦而滑,苔薄。治宜固益肾气,健脾化湿,调理血络,养胎安胎。

处方:生黄芪 30g,山药 15g,炒白术 10g,茯苓 15g,芡实 10g,当归 6g,杭白芍 10g,菟丝子 10g,金樱子 10g,女贞子 10g,旱莲草 15g,杜仲 10g,白花蛇舌草 30g,14 剂。每剂水煎 2 汁,上下午分服。

二诊(1984 年 6 月 28 日):妊娠 6 个月,下肢浮肿较前明显,按之有轻度凹陷,但一般情况好,无其他不适。脉细弦,苔薄。予黄芪归芍二至汤加减。

处方:(1)生黄芪 30g,当归 6g,杭白芍 15g,生地黄 20g,女贞子 10g,旱莲草 30g,茯苓 30g,杜仲 10g,14 剂。每剂水煎 2 汁,上下午分服。

(2)妊娠期如无其他不适,可继服此方;如有血压波动,应即诊治。

（3）低盐饮食，每日钠摄入量不宜超过3.0g。

三诊（1992年1月25日）：1984年治疗后水肿消除，足月顺产一子。此后因无不适感，亦无水肿，且未行定期体检，遂自行停服中药，饮食宜忌亦渐放松，加之家务及工作操劳，致近月来头晕胀痛，血压增高，波动于170/105mmHg上下，且腰酸，乏力，纳谷不香，下肢浮肿。今测血压135/90mmHg（近月已服硝苯地平片10mg/次，每日3次），尿Pro＋，RBC＋＋＋，尿蛋白定量0.88g/24h，Scr 79.56μmol/L，ALB 41g/L，Ccr 98.4ml/min，尿渗透压865mOsm/(kg·H_2O)。B超示左肾9.3cm×5.9cm×4.5cm，右肾8.8cm×6.7cm×4.4cm，在左肾中极有2.7cm×2.3cm×2.1cm大小的无回声区。B超诊断：左肾中极囊肿。脉弦，舌红，苔薄腻。此因肾风病日久，又因操劳及饮食失宜引发肾气阴两虚及肝风内动，治宜益肾，养血，柔肝，熄风。

处方：（1）生黄芪30g，生地黄20g，杜仲10g，枸杞子10g，杭白芍30g，菊花6g，丹参15g，女贞子10g，牛膝30g，地龙10g，石决明（先入）30g，14剂。每剂水煎2汁，上下午分服。

（2）继服硝苯地平片，10mg/次，每日3次；双嘧达莫片，50mg/次，每日3次。

（3）低盐饮食，每日钠摄入量≤3.0g。

四诊（1996年2月15日）：慢性肾炎病延近20年，血压增高4年，无法定期门诊，致医无定处，虽是实际困难，亦是医疗之大忌。近年来，尿蛋白＋＋且持续不减。血压时高时低，在171～100/102～85mmHg上下波动，极不稳定。尿渗透压622mOsm/(kg·H_2O)，Ccr 75.9ml/min，较4年前有所下降。B超检查与前相似，自觉仍有头晕，腰痛，乏力，在劳累时偶见下肢浮肿，脉弦细滑，苔薄，拟健脾肾、理气血、祛风湿兼治。至于肾性血压增高，则予适当调整降压药。

处方：（1）汉防己15g，生黄芪30g，炒白术10g，茯苓30g，丹参30g，川芎30g，杭白芍30g，杜仲10g，牛膝30g，地龙15g，生龙骨、牡蛎（各、先入）30g，14剂。每剂水煎2汁，上下午分服。

（2）卡托普利片6.25mg/次，每8h 1次。藻酸双酯钠片100mg/次，每日3次。维生素E胶丸，0.1g/次，每晚1次。维生素C片200mg/次，每日3次。

（3）重视低盐饮食。

五诊（1996年3月21日）：患者2月29日查尿常规及血乙肝三系均阴性。3月7日起咳嗽、咽痛，但无发热，血压140/90mmHg，惜未查尿，经自服清解风热中成药后症状改善，但现仍觉咽部不适，查尿Pro＋，RBC 1～2/HP，WBC 0～1/HP，血压130/90mmHg，脉弦细滑，苔薄，中药先予养阴清咽方。

处方：（1）玄参15g，生地黄20g，杭白芍15g，知母10g，鱼腥草（后下）30g，白茅根30g，金银花10g，连翘15g，桔梗6g，生甘草3g，5剂。每剂水煎2汁，上下午分服。

待咽际不适消除,仍继服 2 月 15 日处方。

(2)西药同前。并嘱监测动态血压。

六诊(1996 年 5 月 6 日):血压 150/100mmHg,尿 Pro+,RBC 0～1/HP,他无明显不适,仅在工作劳累时有腰酸感觉,但随休息便很快消除。自诉在家及去附近卫生所测血压都基本正常,脉细滑,苔薄。

处方:(1)仍以 2 月 15 日之中药处方,减量服用(每剂水煎 2 汁,日服 1 汁,亦即每剂中药可服 2 天,服药时间宜定在上午 10:00 左右)。

(2)停用卡托普利片,改依那普利片 10mg/次,每日 1 次,其余西药同前。

(3)仍嘱低盐饮食。

七诊(1996 年 5 月 13 日):诸症安和,动态血压监测仅在刚上机检测时偏高,随即平稳,日夜均波动在正常范围。现今测血压反偏低(血压 90/65mmHg),查尿 Pro-,RBC 0～1/HP,SG 1.020,脉细滑,苔薄,拟调补肝肾气阴,兼养血行瘀法。

处方:(1)生黄芪 30g,生地黄 20g,杭白芍 30g,杜仲 10g,女贞子 10g,当归 6g,川芎 30g,旱莲草 30g,积雪草 30g。仍每剂水煎 2 汁,日服 1 汁。

(2)依那普利片,5mg/次,每日 1 次。

(3)嘱饮食宜清淡为主,并应预防感冒,避免过劳。

随访:患者肾病病史先后达 40 年,自初诊至今已随访 34 年(1984—2017 年),自 1996 年尿检转阴至今亦 20 年。尿检转阴及血压正常后,几乎每周会测血压,每月查尿常规,每 3 个月、6 个月、12 个月查肾功能及尿微量蛋白 1 次,每年查双肾 B 超 1 次。最近一次在 2017 年 5 月,示尿 Pro-,RBC 0～1/HP,SG 1.021,Scr 73μmol/L,BUN 4.59mmol/L,尿酸(UA)314μmol/L。双肾 B 超示轮廓清晰,形态正常;左肾 9.0cm×4.1cm×4.1cm,实质厚 1.2cm;右肾 9.2cm×4.3cm×3.8cm,实质厚 1.2cm;实质回声偏粗,分布均匀,皮髓质分界清楚;左肾见一囊性回声区,囊内见长径约 0.5cm 的强回声光斑,输尿管及膀胱未见异常。B 超诊断:左肾囊肿伴囊内结石。

按:本例 1984 年初诊,随访至 2017 年,先后达 34 年。在初诊时因肾病理检查在我国尚未普及,因此从病史、临床表现及有限的检测手段诊断为慢性肾小球肾炎。根据 Scr 162μmol/L,Ccr 39.7ml/min,提示当时已有肾功能不全(现代称慢性肾炎伴急性肾损伤),但结合门诊初诊时 Scr 102μmol/L 及 7 年后(1992 年 1 月)三诊时的 Scr 79.56μmol/L,Ccr 98.4ml/min 及尿渗透压正常进行分析,则初诊(1984 年)Scr 升高和 Ccr 下降当是在慢性肾小球肾炎基础上,与妊娠使肾负荷加重相关。

慢性肾小球肾炎患者的病情进展往往因为缺乏明显症状,而导致大意和疏漏,有的甚至因此而失去及时治疗的最佳时机。本例初诊前的 8 年以及产后的 10～11

年,亦自觉无明显不适,仅偶有腰酸疲乏等非特异性症状,但尿蛋白及异形红细胞尿却始终存在,提示宣传肾脏疾病科普知识确实重要。

1996年2月四诊时尿检仍持续异常,另增加了肾性高血压,虽经应用硝苯地平片治疗1个月,但血压波动仍大,Ccr亦较4年前有所下降,这才促使患者充分重视,并促成近20余年(1996－2017年)的正规治疗与定期检测。

四诊的中药处方主要以祛风湿的防己黄芪汤为主,结合益气养血、调补肝肾、活血行瘀等药。根据现代药理学研究,处方中的汉防己、白芍、川芎、丹参、地龙等中药具拮抗和调节免疫性炎症、降压、抗血小板聚集、保护血管内皮等作用,这对延缓慢性肾脏病进展无疑是有益的。并且,这些中药现已分别提取制成不同的制剂,如汉防己甲素片、白芍总苷胶囊、阿魏酸哌嗪片、丹参滴丸、川芎嗪和蚓激酶等药,已供应临床应用。西药则改用小剂量ACEI/ARB(1996年2月开始应用卡托普利6.25mg/次,每8h 1次;同年5月改用依那普利片10～5mg/次,每日1次,至2000年1月改用盐酸贝那普利片5～2.5mg/次,每日1次;2006年12月至今,基本上冬季氯沙坦钾片50mg/d,夏季25mg/d维持),因为此类药物既能降压,又有不依赖于降低血压的多重肾保护机制,配合低盐饮食,效果更为显著,所以自调整中西药诊治方案后,在五诊(1996年3月21日)时病情已有改善,七诊(1996年5月13日)开始,血压、尿常规及肾功能已获持续稳定。近年来,仅服浓缩型六味地黄丸(4粒/次,每日2次)、阿魏酸哌嗪片(100mg/次,每日2次)及氯沙坦钾片(25～50mg/次,每日1次),以维持治疗,仅在自觉疲乏时,临时加服黄芪、四物、二至汤(生黄芪、四物汤、二至丸合方)数剂。

从本例诊治经过可见,慢性肾脏病若能认真治疗、护理、养生,重视饮食和劳逸的合理调控,是可望长期保持肾功能稳定的。

▶▶▶ 病案 5

肾风病,溺毒证

(原发性局灶节段性肾小球硬化,肾病综合征,急性肾衰竭)

郭某,男,53岁。1996年8月10日入院。

病史:4个月前,在感冒后出现下肢浮肿,至当地医院检查,尿蛋白(Pro)＋＋＋＋,尿蛋白定量8.4g/24h,尿红细胞(RBC)＋,血白蛋白(ALB)21g/L,血红蛋白(HB)86g/L,诊断为肾病综合征,予泼尼松龙片60mg/d[1.2mg/(kg·d),8周]、环磷酰胺注射液1.0g(后因ALT水平增高,故未续用)疗效不著;转省外某医科大学附属医院,行肾活检术,诊断为原发性局灶节段性肾小球硬化伴严重小管间质病变,乃减泼尼松龙为30mg/d,但浮肿反趋加重,且血肌酐升高,遂转来我院求诊。

现症:全身水肿,头晕,乏力,纳差,泛恶,尿量偏少。舌淡红,苔薄腻,脉弦滑。

检查:血压150/95mmHg,HB 89g/L,血肌酐(Scr)568μmol/L,肌酐清除率(Ccr)16.53ml/min。B超示双肾未缩小。予重复肾活检,光镜下可见7个小球,2个小球球性硬化,1个小球节段硬化伴球囊粘连,其余小球系膜细胞轻度增生,系膜基质轻度增多,部分小管上皮空泡变性,灶性炎症细胞浸润,个别入球小动脉透明变性。免疫荧光示IgM++、C3+。电镜示足突部分融合、足细胞空泡变性、微绒毛形成,部分毛细血管腔狭窄,间质纤维化。病理诊断:局灶节段性肾小球硬化症(focal segmental glomurular sclerosis,FSGS)。

诊断:肾风病,溺毒内留证(原发性局灶节段性肾小球硬化,肾病综合征,急性肾衰竭)。

初诊:风湿内扰,使肾主封藏、司开阖等气化功能失常,继而肾络瘀痹,肾病理微观辨证亦示有微癥积形成,致尿少、水肿、尿多泡沫,内含蛋白、红细胞等精微物质随尿泄漏,而湿浊、溺毒反留蓄为患。脉弦滑,舌淡红,苔薄腻。拟祛风湿,行瘀浊,兼护肾气。

处方:(1)汉防己15g,生黄芪30g,党参10g,苍术15g,仙灵脾10g,杜仲10g,猪苓30g,茯苓30g,薏苡仁30g,当归10g,生地黄20g,川芎30g,杭白芍10g,积雪草30g,桃仁10g,熟大黄6g,7剂。

(2)泼尼松龙片增量至50mg/d[1mg/(kg·d)]。环磷酰胺注射液0.8g加入生理盐水200ml中,静脉缓慢滴注,每3周1次脉冲治疗(环磷酰胺注射液有致肝酶水平增高的既往史,故宜谨慎观察其不良反应)。盐酸贝那普利片10mg/次,每日1次。钙尔奇D片600mg/次,每日1次。

二诊:用药后浮肿渐趋消退,头晕、乏力、恶心等症状明显好转,复查肝酶正常,脉滑,苔转薄。

处方:生黄芪30g,党参10g,当归10g,生地黄20g,川芎30g,杭白芍10g,杜仲10g,女贞子10g,旱莲草30g,积雪草30g,桃仁10g,熟大黄6g,7剂。

三诊:病情显著改善,仍予原方加减,以益肾活血消癥为主。出院后继续专科门诊治疗,其中泼尼松龙片50mg/次,每日1次,共用24周,然后以36个月时间逐渐减量至10mg/2d维持;环磷酰胺注射液0.8g/3周×11次静脉滴注,总量达8.8g。治疗后多次检查尿常规,示蛋白阴性,红细胞阴性至7~8/HP。血压正常,Ccr逐步恢复(16.53ml/min→18.1ml/min→39.4ml/min→43.4ml/min→58.5ml/min),Scr缓慢下降(568μmol/L→389μmol/L→134μmol/L→97μmol/L→92.89μmol/L),血红蛋白升至119g/L。随访观察20年,患者病情持续稳定。

按:原发性局灶节段性肾小球硬化(pFSGS)是一个病理诊断,临床可表现为肾病综合征、慢性肾炎。根据临床实践,综合宏观及微观辨证所见,一般认为 pFSGS

的中心证候应是肾虚和血瘀,本例则兼有溺毒。肾虚的确定主要依据传统的中医辨证方法,血瘀与肾微癥积的诊断确立则源于中西医结合的微观辨证,诸如pFSGS病理的细胞外基质积聚、肾小球与包曼囊粘连、小球节段硬化、间质纤维化等。本例则呈肾病综合征,尿蛋白定量达 8.4g/24h,故除肾虚、血瘀外,更有风湿致病因素的参与,大量尿蛋白、短期内肾功能恶化以及肾病理改变都是风湿内扰的微观辨证依据。

患者来我院前单纯激素治疗效果差,且有病情恶化,转我院后介入以益肾消癥祛风湿为主的中药,使之中西医综合治疗,增加激素用量至 1mg/(kg·d),持续 6个月,终获临床缓解,可见激素仍是 pFSGS 综合治疗方案中的有效药物之一,而中医药发挥了增效减毒效果,且增强体质、调节免疫在巩固疗效方面起到了重要作用。

早期资料显示,激素对 pFSGS 的缓解率仅在 20%以下;20 世纪 80 年代后,发现延长激素疗程至 6 个月左右,可使缓解率提高至 30%~40%。Mendoza 等对泼尼松 2 个月常规方案无效的患者,给予甲泼尼龙注射液冲击,继而口服 12 个月,可使缓解率达 50%以上,但副作用增加,如白内障(22%)、高血压(17%)、生长迟缓(17%)及并发感染(17%)等,故宜慎用。我们发挥中西医药各自优势,采用个体化的联合用药,如本例中药应用了祛风湿、消癥积、泄浊毒和益肾、行瘀组方;西药联用了激素、环磷酰胺注射液、血管紧张素转换酶抑制剂(ACEI)等多靶点综合治疗,获显著疗效。直至 2017 年 7 月,还介绍同乡来我科就诊,并告知他自己身体安康。

此后,我们开展了 pFSGS 的临床研究,中西医结合个体化治疗组 30 例,结果示临床缓解 16 例(53.33%),显效 8 例(26.6%);对照组(未按中西医结合规范化治疗)15 例,竟无临床缓解者,有效亦仅 7 例(46.66%)。治疗组中有 10 例肾功能损害者,其中 8 例血肌酐由原来的(309.94±165.63)$\mu mol/L$,降至治疗后的(106.38±13.64)$\mu mol/L$,亦较对照组疗效为佳($P<0.05$)[该文发表于《中国中西医结合肾病杂志》,2001,2(6):330-334]。

同时,我们对本例患者的常用药复方积雪草Ⅰ号方(积雪草、桃仁、熟大黄)、Ⅱ号方(生黄芪、当归、积雪草、桃仁、熟大黄)和Ⅲ号方(Ⅱ号方加雷公藤多苷片)进行了多项实验研究,亦证实该系列方具有多靶点抑制致炎症因子和致纤维化因子的作用。

原发性肾小球疾病病案

▶▶▶ **病案 6**

肾风水疾,糖皮质激素依赖

（系膜增生性肾炎,肾病综合征,激素依赖型）

邱某,女,16 岁。2002 年 1 月 24 日初诊。

病史:2000 年 8 月中旬,晨起发现眼睑浮肿,午后下肢明显水肿,尿蛋白(Pro)＋＋＋～＋＋＋＋,红细胞(RBC)4～6/HP,白蛋白(ALB)14.3g/L,血肌酐(Scr)65.25μmol/L,尿素氮(BUN)8mmol/L,总胆固醇(TCH)9.21mmol/L(↑),甘油三酯(TG)2.05mmol/L(↑),在某医科大学附属医院诊断为"肾病综合征",肾病理为"轻度系膜增生性肾炎",经口服泼尼松片(60～50mg/d,共 38 天)和小剂量盐酸贝那普利片、钙制剂,其间予环磷酰胺注射液(0.6g,静脉滴注 1 次,后因脱发明显而停用)。约 1 个月后,尿检转阴,水肿消退,泼尼松逐渐减量,但每当泼尼松减至20mg/2d 左右时,即出现尿蛋白反弹。近查血肌酐 93μmol/L,当即增加泼尼松用量(20mg/d),2 个月后又加用硫唑嘌呤 50mg/d,但尿检蛋白至今仍波动在＋＋上下,血肌酐亦升高至104.5μmol/L。患者自感疲惫无力,情绪低落,乃转我院诊治。

检查:血压 110/70mmHg,体重 45kg,脉细,苔薄,咽不红,扁桃体不肿,心、肺、肝、脾均未发现阳性体征,肾区无叩痛,仅在晨间可见眼睑轻度浮肿,下肢无凹陷性水肿。尿 Pro＋＋,RBC－,血 ALB 39g/L,谷丙转氨酶(ALT)13U/L,谷草转氨酶(AST)7U/L,Scr 104.6μmol/L,血 WBC 8.7×10^9/L,血红蛋白(HB)126g/L,血小板计数(PLT)250×10^9/L。

借阅肾病理片:共见肾小球 11 个,呈轻度系膜增生性改变,伴见球囊腔内少量蛋白渗液,小管间质无殊。免疫荧光:IgA＋,IgG＋,IgM＋,HBsAg－,C4－。病理诊断:轻度系膜增生性肾炎。

诊断:肾风水疾,糖皮质激素依赖(轻度系膜增生性肾炎,呈肾病综合征,激素依赖型)。

初诊(2002 年 1 月 24 日):肾风水疾(轻度系膜增生性肾炎,肾病综合征表现),经糖皮质激素等药物治疗,初则病情缓解,水肿消退,尿蛋白及血白蛋白恢复正常,但每当激素撤减至 20mg/间日时,病情即多次反弹,晨间眼睑水肿又现。今查尿Pro＋＋,Scr 104.6μmol/L,虽增大激素用量至 20mg/d,共 5 个月,并联用硫唑嘌吟 50mg/d,3 个月,仍疗效不显,且感腰酸肢凉,形神羸弱,情绪低落。糖皮质激素虽为西药,但若以中医视角观其药效,实与祛风湿、温肾阳之药理相通,故能治肾风水疾,而当剂量撤减至一定阈值,若患者真阳有所匮乏,往往会再现阳虚水停之象,然深入思考,则此肾虚之源实与风湿侵扰相关,况病已逾年,肾络恐亦受累,脉细苔薄,治宜中西医药结合,祛风湿,兼调脾肾阴阳气血为要。

处方:(1)生黄芪 30g,炒党参 10g,炒白术 10g,仙灵脾 10g,杜仲 10g,鸡血藤 15g,当归 10g,丹参 12g,积雪草 30g,熟大黄 6g,14 剂。每剂水煎 2 汁,上下午分服。

(2)泼尼松龙片,30mg/次,每日 1 次,晨 8:00 顿服。钙尔奇 D 片,600mg/次,每晚 1 次。盐酸贝那普利片,5mg/次,每日 1 次。环磷酰胺注射液 0.6g 溶于生理盐水 200ml 中,缓滴 2h。

二诊(2002 年 2 月 7 日):前诊加大泼尼松龙用量,并予环磷酰胺注射液 0.6g 静脉缓慢滴注,意在增强祛风湿药效,幸药后无严重脱发反应,仅上腹部轻度不适,与病初发生严重脱发后拒用环磷酰胺迥然不同,此种现象与中药内服有无关联,实难确认其是或否,然对治疗则有益。查尿 Pro-,RBC-,SG 1.020,血 WBC 9.4×10^9/L,中性粒细胞百分比(N)70.8%,HB 125g/L,PLT 213×10^9/L,ALT 19U/L。脉细滑,苔薄。拟宗前方,并增入和胃之品。

处方:(1)生黄芪 30g,炒党参 10g,炒白术 10g,仙灵脾 10g,杜仲 10g,当归 10g,姜半夏 10g,陈皮 6g,焦山楂 15g,茯苓 30g,木香 10g,8 剂。每剂水煎 2 汁,上下午分服。

(2)泼尼松龙片、钙尔奇 D 片、盐酸贝那普利片的用量、用法同前;环磷酰胺注射液 0.6g 溶于生理盐水 200ml 中,缓慢滴注 2h,若无特殊反应,每 3 周静脉给药 1 次。每次处方前均宜查阅当时的血、尿常规,肝功能,及询问月经相关状况。

三诊(2002 年 3 月 25 日):加用环磷酰胺注射液,静脉滴注 3 次(累计用量 1.8g),结合中药调补脾肾阴阳气血。现尿检持续阴性,血常规及生化均正常,无不良反应,但月经逾期未行,脉滑,苔薄净。拟稍减激素剂量,并在中药中加入四物汤以养血调经。

处方:(1)生黄芪 30g,当归 10g,川芎 20g,白芍 15g,生地黄 20g,仙灵脾 10g,杜仲 10g,枸杞子 10g,金樱子 10g,地龙 10g,马鞭草 15g,14 剂。每剂水煎 2 汁,上下午分服。

(2)泼尼松龙片,30mg/双日,20mg/单日,交替口服,均于晨 8:00 顿服;环磷酰胺注射液 0.6g 加入生理盐水 200ml 中,缓慢静脉滴注 2h,累计用量已 2.4g;钙尔奇 D 片及盐酸贝那普利片用法同前。

四至六诊(2002 年 4 月 15 日—5 月 27 日):症状续有改善,血压 105/70mmHg,

4月21日月经来潮,历4天经净。环磷酰胺注射液至5月9日累计用量3.6g,当日静脉滴注后有纳呆、泛恶等不适,3天后消除。近时多次尿常规持续阴性,尿蛋白定量80mg/24h,血WBC $5.5×10^9/L$,N 64%,PLT $370×10^9/L$,血ALT 11U/L,Scr $84μmol/L$。泼尼松龙已逐步减量,脉滑,苔薄,但仍需防范外邪侵扰,以保病情稳步向愈,拟加强固卫调营之剂。

处方:(1)生黄芪60g,鸡血藤15g,当归10g,川芎30g,赤、白芍各10g,生地黄20g,仙灵脾10g,杜仲10g,炒苍术15g,淡海藻15g,白花蛇舌草30g,10剂。每剂水煎2汁,上下午分服。

(2)泼尼松龙片,30mg/双日,5mg/单日,交替口服;环磷酰胺注射液0.6g加入生理盐水200ml中,静脉缓滴2h(累计用量已达4.2g);胸腺肽注射液,20mg/次,肌内注射,每2周2次;余药同前。

七至九诊(2002年6月20日—8月25日):无自觉不适,唯月经又逾期未至,尿常规持续阴性,尿蛋白定量93～82mg/24h,血ALT 21U/L,AST 35U/L,ALB 46g/L,Scr $57.8μmol/L$,血WBC $6.8×10^9/L$,N 85.8%,HB 126g/L,PLT $462×10^9/L$。其中血小板计数日趋增高,宜加重视。环磷酰胺注射液用量至8月初已6g,故拟停用。脉弦滑偏数,苔薄,治宜益肾气,养营血,行瘀调经兼治。

处方:(1)生黄芪30g,仙灵脾15g,鸡血藤15g,当归10g,川芎30g,丹参15g,桃仁10g,赤芍10g,积雪草30g,薏苡仁30g,白花蛇舌草30g,熟大黄6g。

(2)泼尼松龙片,25mg/次,隔日1次。钙尔奇D片,600mg/次,每晚1次。双嘧达莫片,50mg/次,每日3次。肠溶阿司匹林片,50mg/次,每日1次。盐酸贝那普利片,2.5mg/次,每日1次。

十至十四诊(2002年9月30日—2003年1月23日):近日夜寐欠安,余无不适。肾病相关检测均已趋持续稳定状态,2002年11月初泼尼松龙已开始减量至20mg/2d。但据既往观察,此剂量正是对糖皮质激素的依赖阈值,故需重视,若遇应激状态,可稍增量以防范其反弹。环磷酰胺注射液停药至今已5个月余,今宜加强0.6g。脉细滑,苔薄、质偏淡。

处方:(1)生黄芪30g,炒党参10g,炒白术10g,仙灵脾15g,菟丝子10g,茯苓30g,当归10g,杭白芍10g,川芎30g,姜半夏10g,薏苡仁30g,夜交藤30g,桃仁10g,炒苍术15g,生龙齿^(先入)30g,11剂。每剂水煎2汁,日服1汁。

(2)泼尼松龙片,20mg/次,隔日1次。钙尔奇D片,600mg/次,每2晚1次。肠溶阿司匹林片,50mg/次,每日1次。双嘧达莫片,50mg/次,每日3次。环磷酰胺注射液0.6g加于生理盐水250ml中,静脉缓滴2h。

续诊与随访:自初诊至2003年1月,始将泼尼松龙由30mg/d逐渐减量至20mg/2d;同时环磷酰胺注射液每3周静脉滴注0.6g,共10次,累计用量6.0g,5

个月后又加强 1 次(0.6g)。中药则针对肾虚络瘀的病机,始终以调补脾肾阴阳气血为主。至 2005 年年底,历时 4 年,始完全停用激素,中药则改服六味地黄丸(有时用肾气丸)及阿魏酸哌嗪片。

在完全停用激素前 5 个月,便将泼尼松龙片(5mg/3d)改成甲泼尼龙片(2mg/4d,即每隔 3 天服半片)。在这长达 4 年的时间里,尿蛋白从未反弹,尿蛋白定量一直稳定在 $51\sim83$ mg/24h,血肌酐由 104.6μmol/L 逐渐下降至 $43.5\sim57.8\mu$mol/L。停用中西药后,随访观察至 2017 年年初,尿检一直阴性,患者至今平安无恙。

按: 难治性肾病综合征可见频繁复发型、激素依赖型、激素抵抗型三类。本例肾病理为轻度系膜增生性肾小球肾炎,临床上具有大量尿蛋白、高脂血症、高度水肿和低白蛋白血症的"三高一低"特征,糖皮质激素治疗敏感,服后 1 个月左右,便水肿尽退,尿蛋白转阴,但每当激素撤减至 20mg/2d 左右,尿蛋白又反弹,后虽联合硫唑嘌呤治疗达 3 个月,但尿检仍不转阴,血肌酐浓度反从 65.25μmol/L 逐步增高至 93μmol/L 和 104.6μmol/L,且感疲惫乏力,情绪低落。我们将泼尼松龙增至 30mg/d,并再次联用环磷酰胺注射液(0.6g/次,静脉滴注),2 周后尿蛋白便转阴性,反映出对激素治疗的依赖。

我科接诊前,患者环磷酰胺注射液 0.6g 静脉滴注 1 次,但因脱发明显而停用。接诊后亦加用环磷酰胺注射液(0.6g/次,静脉滴注),总量达 6.6g,却无脱发反应,其因何在?中医一直有"肾藏精""精生于血""发为血之余""其华在发"的记述。本例应用环磷酰胺注射液后脱发与否的变异与处方中的益肾养血药相关吗?这值得进一步实践和研究。

本例激素依赖型肾病综合征的治疗,在摸清患者激素依赖的剂量阈值后,将剂量调整至依赖阈值之上,当尿蛋白定性及定量恢复正常值,并确认其稳定后,再缓慢减量。当激素撤减至最小维持量时,又改用相似剂量的甲泼尼龙,因为甲泼尼龙在小剂量时,其量效关系仍相对稳定。

应用糖皮质激素治疗肾病综合征,其疗效如何?有效后对激素是否依赖?除与肾病理相关外,与激素应用的剂量、疗程及应用技巧存在相关性。一般认为总的原则是:初量足,减药慢,维持长,并力求防止和减轻激素可能引发的不良反应。对于初发儿童患者,一般给予泼尼松或泼尼松龙片 $1.5\sim2.0$ mg/(kg·d),但不宜超过 80mg/d,4 周后改服 35mg/(m²·d),隔日晨顿服,再治疗 $4\sim12$ 周。成人应用与儿童有所不同,诱导缓解的初始用量为 1mg/(kg·d),维持 $8\sim12$ 周,有效者逐渐撤减,每 $2\sim3$ 减少原用量的 $5\%\sim10\%$,减至 $10\sim15$ mg/d 时,改为隔日顿服,继续减量至最低有效量,维持 $6\sim12$ 个月。

有学者观察发现:经上述治疗,95% 的儿童患者初治有效,且 90% 的患儿在治疗后 4 周内尿蛋白转阴;经随访 10 个月,38% 为无复发者,19% 为偶复发者,42%

为经常复发者。全组中5％为初治无效者,其中的70％为延迟显效者,另30％为持续无效者。成人的情况与此相似,但随年龄增大,治疗8周时取得完全缓解者较少,发病时年龄在40岁以上者,可能需治疗16～20周才能取得完全缓解。所以对肾病综合征的治疗,应力争初治便获临床完全缓解,缓解后激素撤减不宜过快,既要防止病情因减量而反弹,也要考虑到激素过量可能引发不良反应。因此,我们认为,当激素治疗获效后,其减药的具体间隔时间及剂量仍需个体化,不宜一刀切。

糖皮质激素是维持人体生命的必需激素之一,作用非常广泛,主要参与机体糖、蛋白、脂肪三大物质代谢的调节。此外,糖皮质激素还具有调节免疫、循环、水电解质平衡、生长发育、骨骼代谢和中枢神经系统活性等方面的功能,且参与机体的应激反应。所以,糖皮质激素具抗炎、抗毒、抗过敏、抗休克等药理作用。但糖皮质激素有较多副作用,它可诱发医源性库欣综合征,使血糖、血压增高,血钾降低,机体免疫功能下降,诱发和加重致病性微生物感染,以及导致骨质疏松,胃、十二指肠溃疡,肌无力,肌萎缩,白内障,眼压增高,或影响儿童生长发育,或可引发一些精神症状(如欣快、激动、不安、谵妄、定向力障碍)等,临床必须严密观察,及时处理。

在"八五"期间,我们在科技部立项"益肾宁治疗肾病综合征激素撤退肾阳(气)虚证的临床研究",结果证实长疗程糖皮质激素治疗肾病综合征,当激素减量至小剂量维持期,其实临床表现的中医证候往往类似肾阳(气)虚证,此时血皮质醇下降,易致尿蛋白反弹和肾病综合征复发。若在糖皮质激素治疗量降至诱导量的二分之一时加用益肾中药,则血皮质醇回升速度加快,幅度增高,较对照组的缓慢回升,差异显著,说明益肾中药能明显保护自身肾上腺皮质功能,拮抗外源性糖皮质激素的反馈抑制作用,从而使激素依赖型难治性肾病综合征的临床缓解率由46.67％提高至68.52％,并使原先激素依赖乃至复发病例的临床再缓解率亦达到58.3％,显示对激素依赖的难治性肾病综合征,在撤减激素剂量的过程中,联合益肾中药,具有治疗优势。该文曾发表于《中国中西医结合杂志》1992年12卷6期。

另外,文献报道还显示:对于儿童及成人患者,在激素依赖或反复发作时,加用环磷酰胺注射液所取得的缓解期往往会更持久,但应注意血白细胞计数下降、肝酶水平增高、性腺抑制及膀胱出血等不良反应。

▶▶ 病案 7

肾风病,风湿、肾虚、络瘀三联证(一)

(膜增生性肾小球肾炎Ⅰ型,CKD 3期,伴高血脂症、高尿酸血症)

任某,女,38岁。2002年6月29日初诊。

病史:2001年11月初,自觉腰酸胀重,乏力,眼睑浮肿,夜尿2次,在上海某医院等处检查,发现尿蛋白(Pro)＋＋,异形红细胞＋＋,尿蛋白定量 693mg/24h。血红蛋白(HB)仅 49～78g/L,血补体 C3 及补体 C4 均降低,血白蛋白(ALB)31.64g/L,血肌酐(Scr)95μmol/L,血抗中性粒细胞胞质抗体(ANCA)、抗核抗体、抗 ds-DNA 抗体、抗 SS-A 抗体、抗 SS-B 抗体等均为阴性,肾病理为膜增生性肾小球肾炎Ⅰ型,当时应用泼尼松片 60mg/d(6 天)、45mg/d(2 天)、10mg/d(27 天),联合应用阿司匹林片及双嘧达莫片,但疗效不著,且因血肌酐水平较前有所增高而转来我院治疗。

检查:血压 130/80mmHg,脉弦细滑,苔薄净。满月脸形,眼睑浮肿,眼结膜呈贫血状,心肺无阳性体征发现,腹软,肝脾未能触及,肾区无叩击痛,下肢胫前及踝部有可凹性水肿,尿 Pro＋,血 ALB 36.5g/L,Scr 133.4μmol/L(参考值 44～110μmol/L),BUN 15mmol/L(参考值 3.2～7.1mmol/L),UA 450μmol/L($\uparrow$),肝酶正常,TCH 8.92mmol/L($\uparrow$),LDL-C 4.0mmol/L($\uparrow$),TG 2.93mmol/L,血 WBC 6.9×10^9/L,HB 100g/L,血 C3 73mg/dl($\downarrow$)。

借阅肾病理片:可见 13 个肾小球,小球体积增大,呈分叶状病变,系膜细胞弥漫性重度增生,系膜基质中重度增多,系膜区增宽,可见系膜细胞、系膜基质沿毛细血管内皮下插入,部分毛细血管壁增厚,伴毛细血管腔狭窄,PASM 染色毛细血管呈双轨状。肾间质小灶性纤维化,个别小球周围及间质中少许淋巴细胞、单核细胞浸润,个别肾小管萎缩,小血管未见病变。免疫荧光:5 个小球,IgA＋,系、毛(颗粒状),弥;IgG＋＋～＋＋＋,系,毛(颗粒状),弥;IgM＋～＋＋,系(颗粒状),弥;C3＋＋＋,系,毛(颗粒状),弥;C4＋,系,毛(颗粒状);C1q＋,系,毛(颗粒状),弥。

病理诊断:膜增生性肾小球肾炎(Ⅰ型)。

临床诊断:肾风病,风湿、肾虚、络瘀三联证(膜增生性肾小球肾炎Ⅰ型,CKD 3期,伴高脂血症、高尿酸血症)。

初诊(2002 年 6 月 29 日):病延七月,以腰酸胀重、肢倦乏力、眼睑浮肿、夜尿增多为主,脉弦细滑,苔薄净。结合检测,可见尿中蛋白、红细胞增多,而血中白蛋白、血红蛋白降低,存在肾失封藏,精血下泄的病机,然其原委实与"开泄、善行、数变"的风邪和"凝滞、缠绵、难愈"的湿邪相合,干扰肾藏的体用,此在《内经》称为肾风,《证治要诀》则直指"乃风湿所致"。治宜祛风湿以澄源,固肾以塞流,益气血宁脉络以复本,中西药联合治之。

处方:(1)汉防己 15g,生黄芪 30g,豨莶草 30g,炒苍、白术各 10g,茯苓 30g,仙灵脾 15g,金樱子 15g,菟丝子 10g,当归 10g,杭白芍 30g,川芎 15g,积雪草 30g,7剂。每剂浓煎 2 汁,上下午分服。

(2)继服前医处方:泼尼松片 10mg/次,每日 1 次,晨 8:00 顿服;双嘧达莫片,75mg/次,每日 3 次;钙尔奇 D 片,600mg/次,每晚 1 次。

(3)嘱低盐、低脂、低嘌呤、优质低蛋白饮食,暂不用降脂及降尿酸药观察。

二诊(2002年7月6日):血压130/80mmHg,体重65kg,前药服后除仍感疲乏及夜尿增多外,他无自觉不适。查ALT 16U/L,AST 22U/L,ALB 40g/L,TCH 8.92mmol/L(↑),LDL-C 4.0mmol/L(↑),TG 2.93mmol/L(↑),UA 450μmol/L,Scr 104μmol/L,BUN 12.5mmol/L。尿Pro++,RBC 0~1/HP。脉细滑,苔薄,舌淡红。拟宗原法,加降脂药,并增加泼尼松用量,以增强祛风湿药效。

处方:(1)生黄芪45g,汉防己15g,豨莶草30g,炒苍术15g,茯苓30g,仙灵脾15g,金樱子10g,当归10g,川芎30g,白芍30g,桃仁10g,积雪草30g,熟大黄3g,14剂。每剂水煎2汁,上下午各服1汁。

(2)泼尼松片,30mg/次,每日1次;钙尔奇D片,600mg/次,每晚1次;肠溶阿司匹林片,50mg/次,每日1次;双嘧达莫片,75mg/次,每日3次;辛伐他汀片,20mg/次,每晚1次。

(3)进一步强调节制饮食的重要性。

三至四诊(2002年7月29日—8月19日):前方共服3周,药后无不适感。今测血压110/80mmHg,Scr 98μmol/L,BUN 11.9mmol/L(↑),UA 437μmol/L(↑),ALB 42.8g/L,TG 2.03mmol/L,TCH 4.61mmol/L及LDL-C 1.8mmol/L。审察病势,从初诊至今,Scr由133.4μmol/L→104μmol/L→98μmol/L,BUN 15mmol/L→12.5mmol/L→11.9mmol/L,逐步下降,ALB则由36.5g/L→40g/L→42.8g/L,渐趋增高,提示病情在改善中。但尿Pro+,RBC 4~5/HP,仍未阴转,血尿酸亦偏高。脉细滑,苔薄。拟再增用小剂量吗替麦考酚酯胶囊等以强化祛风湿药效,中药则宗"治风先治血,血行风自灭"意,予益肾养血、行瘀消癥法,联合西药多靶点治之。

处方:(1)生黄芪45g,当归10g,川芎30g,白芍30g,生地黄20g,菟丝子10g,女贞子10g,旱莲草30g,肿节风30g,汉防己20g,积雪草30g,炒三棱、莪术各15g,14剂。每剂水煎2汁,上下午分服。

(2)西药均同前。并增入吗替麦考酚酯胶囊,0.5g/次,每日2次;氯沙坦钾片25mg/次,每日1次。

五诊(2002年9月2日):血压120/85mmHg,经中西药、多靶点、联合治疗,今日尿常规首次转阴,血肌酐进一步下降,血脂已趋正常。尿Pro-,RBC 0~3/HP,SG 1.025,血WBC 7.2×10⁹/L,N 54%,HB 107g/L,PLT 159×10⁹/L,血ALT 37U/L,AST 26U/L,Scr 77μmol/L。但近4天来有鼻塞、流涕、咽痛、微咳,幸未发热。脉滑、苔薄。西药治疗不予更动,中药予固卫气以御邪,兼清肺利咽止咳。

处方:(1)生黄芪30g,炒白术10g,防风10g,汉防己15g,当归10g,鱼腥草后下30g,黄芩15g,辛夷(包)10g,炒牛蒡子10g,桔梗6g,冬凌草30g,3剂。每剂水煎2

汁,上下午分服。鼓励多饮水,待外感症状消除,可继服 8 月 19 日处方。

(2)西药续服 8 月 19 日处方。

(3)若遇发热,咳嗽增剧,嘱应立即来院诊治。

六至十诊(2002 年 9 月 19 日,10 月 4 日,10 月 29 日,11 月 26 日,12 月 24 日):近 5 次诊治,主诉均无自觉不适,但满月脸更趋明显,并伴有痤疮。回顾激素应用,自 2001 年 11 月开始,直至来我科二诊(2002 年 7 月 6 日)改用 30mg/d,以后在 9 月 26 日减量为 30mg/双日和 20mg/单日;10 月 29 日又减为 15mg/单日;11 月 26 日再减为 10mg/单日,12 月 4 日单日停服,仅为 30mg/间日晨服。每次尿检均为阴性,血 ALB 45g/L,示病情渐趋稳定。唯 12 月 24 日血压 160/95mmHg,宜予注意。脉细滑,苔薄。

处方:(1)生黄芪 30g,地龙 15g,豨莶草 30g,汉防己 20g,杜仲 10g,牛膝 30g,生地黄 20g,杭白芍 30g,女贞子 10g,旱莲草 30g,积雪草 30g,14 剂。每剂水煎 2 汁,上下午分服。

(2)泼尼松片,30mg/次,隔日 1 次,晨 8:00 顿服;钙尔奇 D 片,600mg/次,每晚 1 次;肠溶阿司匹林片,50mg/次,每日 1 次;双嘧达莫片,75mg/次,每日 3 次;辛伐他汀片,20mg/次,每晚 1 次;氯沙坦钾片,50mg/次,每日 1 次。余药同前。

(3)强调低盐饮食(钠摄入量≤3.0g/d)。

十一至十三诊(2003 年 1 月 15 日,2 月 21 日,3 月 7 日):血压 130/85mmHg,无自觉不适,尿检一直阴性。近日肾图检查示:右肾指数 36.8%,左肾指数 47.5%;有效肾血浆流量(ERPF):右肾 244ml/mim,左肾 366ml/min。脉滑,苔净。经患者知情同意,于 2 月 25 日行重复肾活检,结果如下。

光镜:可见 17 个小球,其中 3 个球性硬化,其余肾小球体积增大,呈分叶状,病变为弥漫性系膜细胞重度增生,系膜基质重度增多,伴节段性系膜细胞、系膜基质插入,PASM 染色部分基底膜呈双轨状,肾间质灶性纤维化,硬化小球周围及间质中灶性淋巴细胞、单核细胞浸润,个别肾小管萎缩,小血管未见明显病变。

免疫荧光:IgA、IgG、IgM、C3、C4、C1q 均阴性,F+,节。

电镜:基底膜内疏松层增厚,系膜区有小块电子致密物沉积,副系膜区有块状电子致密物沉积,足突部分融合,系膜基质部分插入,病变符合膜增生性肾小球肾炎(Ⅰ型)。

对照 2 年前的肾脏病理检查,目前增加了 3/17 个肾小球硬化,但免疫荧光示 IgA、IgM、IgG、C3、C4、C1q 均由阳转阴,这可能提示,虽然部分(17.6%)小球已呈废弃,但病变的活动和进展已开始趋缓。所以根据微观辨证,仍坚持予益肾、养血、行瘀、消癥中药,结合西药治之。

处方:(1)生黄芪 45g,山药 20g,仙灵脾 30g,菟丝子 10g,女贞子 10g,当归

10g,赤、白芍各 20g,生、熟地各 15g,川芎 30g,积雪草 30g,汉防己 20g,桃仁 10g,炒三棱、莪术各 15g,14 剂。每剂水煎 2 汁,日服 1 汁。

(2)泼尼松片,25mg/次,隔日 1 次,晨 8:00 顿服;氯沙坦钾片,50mg/次,每日 2 次。余药同前。

(3)仍强调低盐饮食。

续诊与随访:患者此后大致每 1~2 个月复诊一次,一直无自觉不适,查乙肝、丙肝病毒及血冷球蛋白等均为阴性。激素及吗替麦考酚酯则缓慢减量,至 2006 年先后停药。激素停药前最小维持量为甲泼尼龙片(在泼尼松每日 1 粒时改为甲泼尼龙片)2mg/间日,吗替麦考酯胶囊停药前为 0.25g/d,但仍继服中药调补脾肾阴阳气血(每日 1 汁),以及氯沙坦钾片(50mg/d)。以后患者曾多次外出旅游,期间因感冒发热、皮肤化脓感染、及(或)饮食不节、盐辣厚味不忌、过度疲劳,三次发生血肌酐略高于正常值(91.4~105.9 μmol/L),但经休息,调整饮食结构及中药处方,或加服小剂量甲泼尼龙片(4~8mg/间日)后,均较快恢复正常。以后续诊及随访约半年至 1 年 1 次。最后一次随访为 2017 年 3 月中旬。脉细滑,苔薄,血压 120/70mmHg,HB 122g/L,ALB 43g/L,Scr 78μmol/L,BUN 5.8mmol/L,UA 264μmol/L,尿 Pro—,RBC 2~3/HP,SG 1.020,唯血 C3 水平仍低(75mg/dl)。

按:国外报道,膜增生性肾小球肾炎(MPGN)的发病率仅占原发性肾小球肾炎的 6.45%~7.30%。我国南京军区总医院肾病研究所曾对 13519 例肾活检资料进行统计,结果显示 MPGN 仅占原发性肾小球疾病的 3.38%。本例有蛋白尿及红细胞尿、水肿、低补体血症,伴严重贫血及肾功能减退,以及肾病理的支持,所以诊断为 MPGN Ⅰ型。

MPGN 以往分为三型,以后研究发现,Ⅰ型和Ⅲ型为免疫复合物病,肾损伤主要由沉积于肾小球毛细血管壁的免疫复合物介导,并有补体参与。而以往所称的 MPGNⅡ型,主要为致密物沉积病,系以补体代谢障碍为其中心环节,病理生理基础为全身补体旁路途径异常活化所致。

MPGN Ⅰ型有原发性和继发性的区别。多数学者认为儿童多为原发性,成人多为继发性,如继发于系统性红斑狼疮、乙型和丙型病毒性肝炎、冷球蛋白血症、感染性心内膜炎等多种疾病。且有证据显示,以前诊断原发性 MPGN Ⅰ型和原发性混合型冷球蛋白血症的成人患者大多是因丙肝病毒所致的继发性肾损害。因此,诊断 MPGN 不能止步于形态学观察,还应全面掌握患者资料,结合临床病因分析,排除各种继发因素,以明确疾病性质。本例初诊时因检测技术所限,未查血冷球蛋白,以后重复检测乙肝、丙肝病毒,血冷球蛋白及肿瘤相关指标,均为阴性,故可诊断为原发性 MPGN Ⅰ型。

关于本例的中医药治疗,鉴于古代没有相关的检测设备和技术,自然不可能有

"膜增生性肾小球肾炎"这一病名。但在《内经》的"风论""奇病论""评热病论"中有关于肾风病的记述,基本涵盖现代原发性肾小球肾炎的各种临床现象及其演变,只是缺乏血、尿相关检测数据和肾病理资料,而原发性 MPGN Ⅰ型即是原发性肾小球肾炎的一种类型,所以自然可以参考肾风病的临床诊治加以研究和拓展。

我科以往曾对 1148 例原发性肾小球肾炎最常见的类型——IgA 肾病患者进行证候学研究,发现其临床现象及其演变有风湿扰肾(风湿证)、肾气阴(血)虚(肾虚证)、肾络瘀痹(络瘀证)、肝风内动(肝风证)和溺毒内留(溺毒证)五个证型,其中以风湿、肾虚、络瘀(瘀痹)三联证最为多见。而本例 MPGN Ⅰ型患者的辨证亦具备此三联证的证候特点,其中风湿病邪是致病的始作俑者,因此处方选用了《金匮要略》中既治风湿又治风水的防己黄芪汤;又根据"治风先治血,血行风自灭"和"气行血行"的中医传统理论,重用生黄芪伍以四物汤,并加入仙灵脾等强肾固肾诸药;同时,鉴于 MPGN Ⅰ型病情进展的严重性和既往应用中医药治疗 MPGN Ⅰ型的临床报道极为罕见,而激素及免疫抑制剂亦具有抗风湿之药效,所以从患者的安全出发,选用了中西药多靶点联合治疗的方案,结果取得优异疗效。自 2002 年初诊至 2017 年最后一次随访,历时 15 年,目前患者的自我感觉以及尿、血常规,肝肾功能,血白蛋白,血压均处于正常状态,仅低补体血症未获纠正。至少从这一个案,提示中西医结合有其优越性。

病案 8

肾风水疾反复发作

(IgM 肾病,难治性肾病综合征,激素依赖及常复发型)

高某,女,18 岁。2005 年 8 月 15 日初诊。

病史:水肿,尿泡沫增多 11 个月,诊断为肾病综合征。应用糖皮质激素有效,但在减量过程中 11 个月内反复发作 4 次。当时激素的应用:初始泼尼松片 50mg/d(体重 52kg),2 周后尿检转阴,10 周后开始减量,以后每 3 周减 5mg,但撤减至 10mg/d 复发,又增量至 60mg/d;2 周后尿检又转阴,减量又发,乃加用环磷酰胺注射液,每间隔 2 周静脉滴注一次,剂量为 0.8g/次、0.6g/次、0.6g/次;继后又用雷公藤多苷片 20～30mg/次,分 2～3 次吞服,共 6 个月,后因闭经停药。自 2005 年 5 月初开始,用泼尼松片 45～60mg/d,10 天前尿蛋白＋＋＋,8 天前又加用来氟米特片、盐酸贝那普利片、厄贝沙坦片等联合治疗至今。

体检及实验室检查:血压 110/60mmHg。满月脸,面背部有痤疮,下肢轻度可凹性水肿,其他未查出阳性体征。脉细滑带数、苔薄。查阅既往检验报告:尿蛋白＋＋＋＋,尿蛋白定量 9.59g/24h,血白蛋白 18g/L。但今日尿检蛋白已转阴性。

肾病理:共获 19 个肾小球,仅个别小球呈节段性系膜细胞轻度增生,肾小管及间质无殊,小叶间动脉未见明显异常。IF:10 个肾小球,IgA 弥漫节段性系膜区颗粒状沉积±,IgM 弥漫系膜区颗粒状沉积＋～＋＋,IgG、C3、C1q 均阴性,HBsAg－,HBcAg－。病理诊断:IgM 肾病,轻微病变型。

诊断:肾风水疾反复发作(IgM 肾病,难治性肾病综合征,激素依赖及常复发型)。

初诊(2005 年 8 月 15 日):肾风水疾,反复发作已 11 个月,曾应用泼尼松片、环磷酰胺注射液、雷公藤多苷片等治疗,此次自 3 个月前泼尼松减量至 10mg/d 复发。10 天前尿 Pro＋＋＋,8 天前泼尼松又加量至 50mg/d,且与来氟米特片、盐酸贝那普利片、厄贝沙坦片及钙尔奇 D 片联合治疗,尿常规已转阴。但因对长期应用激素,以及肾病反复发作、闭经等不良反应产生诸多疑虑,乃转诊于我科,要求中西医结合治疗。现脸如满月,面部及项背发有多量痤疮,下肢轻度可凹性水肿,月经量少且每延期而至,心情郁闷。脉细滑带数,苔薄。拟暂予西药原方案,结合中药益肾健脾、养血行瘀治之。

处方:(1)生黄芪 45g,山药 15g,炒白术 10g,茯苓 30 g,仙灵脾 15g,薏苡仁 30g,当归 10g,川芎 30g,杭白芍 30 g,生地黄 20g,积雪草 30g,桃仁 10g,炒三棱、莪术各 15g,14 剂。每剂水煎 2 汁,上下午各服 1 汁。

(2)泼尼松龙片,50mg/次,每日 1 次,晨 8:00 顿服;来氟米特片,20mg/次,每日 1 次;厄贝沙坦片,150mg/次,晨顿服;盐酸贝那普利片,5mg/次,每晚 1 次;钙尔奇 D 片,600mg/次,每晚 1 次。

二诊(2005 月 8 30 日):下肢水肿消退,心情亦有改善。脉转细滑,苔薄。余症如前。查尿 Pro－,RBC 0～2/HP,SG 1.020,血 WBC 11.6×10⁹/L,N 69.7％,HB 143g/L,PLT 233×10⁹/L,ALT 33U/L,AST 20U/L,Scr 51μmol/L,ALB 45g/L。病情稳定,仍宗原方案继续观察。

处方:(1)中药原方 21 剂,服法同前。

(2)西药原方案剂量不变,另加卡介菌多糖核酸注射液(1mg/次,每周 2 次,肌内注射)。

三诊(2005 年 9 月 21 日):近日尿量增多(4000ml/d),感口渴,他无不适。查尿 Pro－,RBC 0～2/HP,GLU－,SG 1.020,血 WBC 8.9×10⁹/L,N 68％,HB 131g/L,PLT 239×10⁹/L,空腹血糖 4.5mmol/L,餐后 2h 血糖 5.9mmol/L,血压 100/55mmHg。自 8 月 7 日泼尼松龙增量(50mg/d)至今 46 天,持续尿检阴性已月余,拟逐渐撤减泼尼松龙用量,中药则宜在原方案中增入养阴之品,以期气阴兼顾。

处方:(1)生黄芪 45g,山药 20g,炒白术 15g,当归 10g,川芎 10g,杭白芍 30g,生地黄 30g,菟丝子 10g,女贞子 10g,旱莲草 30g,积雪草 30g,炒三棱、莪术各 15g,

10 剂。每剂煎 2 汁，日服 1 汁。

（2）泼尼松龙片，50mg/双日，45mg/单日，交替口服，均于晨 8：00 顿服。余药同前。

四诊（2005 年 10 月 10 日）：仍有口干感，但无水肿发现。尿量亦趋正常（1800ml/d），无夜尿。查尿、血常规均在正常范围。脉滑，苔薄。拟持续撤减激素用量，并在中药原方案中增加育阴生津之品。

处方：（1）生黄芪 45g，太子参 10g，麦冬 10g，五味子 10g，山药 20g，炒山茱萸 10g，生地黄 20g，杭白芍 30g，女贞子 10g，旱莲草 30g，牡丹皮 10g，丹参 10g，白花蛇舌草 30g，10 剂。每剂水煎 2 汁，日服 1 汁。

（2）泼尼松龙片，50mg/双日，40mg/单日，交替口服，均于晨 8：00 顿服。每周查尿常规，若尿检持续阴性，可 2 周后单日续减泼尼松龙片 5mg（即 35mg/单日，晨顿服）。余药同前。

五诊（2005 年 11 月 8 日）：半个月前，曾外感风邪，恶风，发热，咳嗽，咽痛，伴体温 37.7℃，当地卫生院应用青霉素后，突然出现面色苍白及短暂意识不清，血压 100/33mmHg，予立即停注青霉素、吸氧及对症处理，意识迅即恢复。近日仍有咽际不适，但查咽不充血，扁桃体亦无明显肿大。脉细滑，苔薄。血压 90/60mmHg。尿 Pro－，RBC 1～2/HP，SG 1.020，血 ALT 30U/L，ALB 46g/L，血 WBC 7.2×10^9/L，N 68.1％，HB 126g/L，PLT 221×10^9/L。拟撤停盐酸贝那普利片，予中药益肾滋阴、清肺利咽方。

处方：（1）生黄芪 30g，生地黄 20g，玄参 15g，知母 10g，女贞子 10g，旱莲草 30g，鱼腥草（后下）30g，冬凌草 30g，连翘 30g，炒牛蒡子 10g，5 剂。每剂水煎 2 汁，上下午各服 1 汁。待咽不适症状消除后，仍予益肾兼调气阴（血）方：生黄芪 45g，山药 15g，炒山茱萸 10g，生地黄 20g，女贞子 10g，旱莲草 30g，当归 10g，川芎 30g，白花蛇舌草 30g，8 剂。每剂水煎 2 汁，日服 1 汁。

（2）泼尼松龙片，50mg/双日，30mg/单日，交替口服，均于晨 8：00 顿服。来氟米特片，20mg/次，每日 1 次；厄贝沙坦片，150mg/次，晨顿服；钙尔奇 D 片，600mg/次，每晚 1 次；卡介菌多糖核酸注射液应用同前。

六诊（2005 年 11 月 28 日）：自觉无不适感，夜尿一次，下肢不肿，月经已能按月而行，尿 Pro－，RBC－，SG 1.015，血 WBC 5.0×10^9/L，N 61.3％，HB 151g/L，PLT 206×10^9/L。脉细滑，苔薄。拟缓慢续减糖皮质激素用量，并予益肾、调气血瘀滞方。

处方：（1）生黄芪 45g，炒白术 15g，山药 15g，菟丝子 10g，生地黄 20g，金樱子 15g，当归 10g，杭白芍 30g，川芎 30g，积雪草 30g，炒三棱、莪术各 15g，14 剂。每剂水煎 2 汁，日服 1 汁。

（2）泼尼松龙片，50mg/双日，20mg/单日，交替口服，均于晨 8:00 顿服；卡介菌多糖核酸注射液应用已 3 个月，可予停用。余药同前。

续诊与随访（2005 年 12 月 20 日—2016 年 4 月 4 日）：患者在中西药物干预下，病情持续稳定，泼尼松龙每月减量 5mg，至 2006 年 2 月已减至 50mg/2d（隔日 50mg），当减至 15mg/2d 后，改为每 2 个月减 2.5mg/2d，至 2007 年 6 月泼尼松龙用量仅 5mg/2d（隔日 5mg），2007 年 10 月减为 2.5mg/3d（隔 2 天服 2.5mg）。但在 12 月因过劳，加以咽痛、鼻塞、上腹不适、嗳气等，尿蛋白由－至±，继而增至＋＋，乃再次增加泼尼松龙片至 15mg/d 及来氟米特片 10mg/d、雷公藤多苷片 30mg/d（分 3 次服）。4 天后尿蛋白再次转阴，遂停用雷公藤多苷片，改用厄贝沙坦片 150mg/d，中药继服生黄芪、当归、川芎、白芍、生地黄、金樱子、女贞子，另吞白芍总苷胶囊。泼尼松龙片减量至 5mg/3d 后，则以更缓慢的速度递减，由 5mg/4d→5mg/5d→5mg/6d→5mg/7d，直至 2012 年 8 月完全停用泼尼松龙片、来氟米特及厄贝沙坦片等，但仍服中药前方，减去川芎。至今已 5 年，以后多次尿常规及尿微量蛋白均持续阴性。2014 年 9 月虽有感冒、咽痛、发热（体温 39℃），但尿检正常。2015 年 2 月妊娠，年底顺产一女。近时复查，一般情况好，体重有增加，尿 Pro－，RBC 0～1/HP，SG＞1.030，Scr 58μmol/L，BUN 3.87mmol/L，UA 296μmol/L，血 WBC 4.5×10^9/L，N 61.3％，HB 128g/L，PLT 238×10^9/L。

按：原发性肾病综合征是一种临床综合征，而非确切的疾病诊断。虽然原发性肾病综合征的发病机制与免疫介导性炎症具有相关性，所以只要没有应用糖皮质激素和免疫抑制剂的反指征，一般都会考虑使用，但原发性肾病综合征患者不同的病理改变，会对糖皮质激素类药物的品种选择、给药途径、用量、疗程、单用还是与免疫抑制剂联用，以及对治疗反应、预后的判断产生影响，如微小病变、非 IgA 系膜增生性肾炎和 IgA 肾病的轻微病变等所致的肾病综合征，单用泼尼松 1mg/（kg·d），在 6～8 周后逐渐减量，大多能获较好疗效；若遇疗效不理想者，如激素抵抗（激素无效）、激素依赖（撤减激素至一定剂量，尿蛋白反跳）及常复发者（1 年复发超过 3 次，或半年复发超过 2 次），或伴有尿异形红细胞增多及血压增高，年龄≥50 岁者，则宜劝导患者进行肾病理检查，以期采取更为积极、正确的治疗方案。

本例患者肾病理诊断系 IgM 肾病，呈轻微病变型，激素治疗敏感，但每当撤减激素至 10mg/d 左右时即复发，11 个月内达 4 次之多，故为激素依赖及常复发型。中医诊断为肾风水疾。应用糖皮质激素类如泼尼松以拮抗免疫性炎症，其原理与中医祛风湿以治肾风相似。此次初诊前的复发，经加大泼尼松龙用量（50mg/d），并与来氟米特片、盐酸贝那普利片、厄贝沙坦片及辨证中药联合治疗，疗效始获巩固，其中泼尼松龙的应用从诱导缓解、维持治疗直至完全停用，竟达 7 年之久，之后则单用中药益气固肾，以巩固疗效，防止复发。

应用糖皮质激素治疗肾病综合征会导致激素依赖并常复发,其原因有:①初始应用激素诱导缓解的剂量或疗程不充分;②外源性皮质激素的应用已导致下丘脑—垂体—肾上腺皮质轴(HPA)的反馈抑制,此时若继续撤减激素,或遇某种应激状态,则往往可使疾病反弹。③肾病理损害较重,如原发性局灶节段性肾小球硬化等。本例当是第二种可能性最大。因此,除积极针对诱发因素进行处理外,还有有关激素使用的选择,有维持现状、稳中有升、推倒重来三种选择(详见《难治性肾病综合征的中西医结合治疗》一文)。本例在转来我科初诊前的4次反跳,均采用了"推倒重来"的策略,重新将泼尼松用量增加至原来的50mg/d左右,这样足量激素的反复应用,有可能更加重 HPA 的反馈抑制,而且第二及第三次复发,又加用了环磷酰胺注射液与雷公藤多苷片,并导致闭经,这就使患者产生了转诊就医的想法,值得重视。我们认为,对于激素依赖明显的患者,激素逐步撤减应采取谨慎的方式,如本例最后仅用 5mg/3d→5mg/4d→5mg/5d→5mg/6d→5mg/7d,然后停用,终获成功。

▶▶ 病案 ❾

肾风水疾,风湿、肾虚二联证

（膜性肾病Ⅱ期伴 IgA 肾病,肾病综合征,药物性肝病）

余某,男,42岁。2010 年 10 月 13 日初诊。

病史:2010 年 4 月底,发现下肢水肿,尿泡沫增多,后在当地医院检查,尿蛋白＋＋＋＋,红细胞 2～3/HP,尿蛋白定量 8g/24h,血白蛋白 25g/L,乃住入该院,行肾病理检查,诊断为膜性肾病Ⅰ—Ⅱ期。近 3 个月来,经糖皮质激素(泼尼松,65mg/d)及环磷酰胺注射液(累计用量 2.4g)治疗,症状、尿检均未见明显改善,且感疲惫、焦虑,而转来我科。

体格检查:血压 130/90mmHg。呈疲惫及焦虑状,满月脸,有痤疮,眼睑轻度浮肿。咽无殊,扁桃体不肿大。皮肤无紫癜及瘀斑。下肢水肿,按之凹陷不起。心肺检查无阳性体征,腹软,肝脾未及,无移动性浊音,肾无叩痛。脉细滑,苔薄。

实验室检查:尿 Pro＋＋＋,RBC 1～3/HP,SG 1.025,尿蛋白定量 7.5g/24h,血 WBC 15.3×10⁹/L(↑), N 73.1%, HB 134g/L, PLT 224×10⁹/L,血 ALT 65.5U/L(↑),AST 59.4U/L(↑),ALB 30.3g/L(↓),TCH 8.17mmol/L(↑),LDL-C 5.07mmol/L(↑),Scr 86.6μmol/L。

借阅原肾病理片:光镜下可见 41 个小球,其中 1 个小球球性硬化,其余肾小球为弥漫性基底膜增厚,伴系膜细胞、系膜基质轻中度增生,足细胞肿胀、空泡变性,Masson 染色上皮下、基底膜内颗粒状,系膜区块状嗜复红蛋白沉积。PASM 染色基底膜空泡变性伴钉突形成。

肾间质小灶性纤维化（＜25％），少量淋巴细胞、单核细胞浸润，肾小管小灶性萎缩（＜25％），肾小管上皮细胞浊肿，颗粒空泡变性＋，蛋白管型＋，红细胞管型＋，个别小血管壁增厚。

原IF：IgG＋＋，IgA±，C3、C1q节段＋，沿肾小管壁呈颗粒状、团块状及线状沉积，IgM－，C4－，F－，HBsAg－，HBcAg－。

我院免疫组化：IgA＋＋，系、毛（颗粒状）、弥；IgM－、IgG＋＋、毛（颗粒状）、弥；C3±、C1q＋～＋＋、毛（颗粒状）、弥。刚果红染色－，消化后刚果红染色－。我院病理诊断：膜性肾病（Ⅱ期）伴IgA肾病。

临床诊断：肾风水疾，风湿、肾虚二联证（膜性肾病Ⅱ期伴IgA肾病，药物性肝病）。

初诊（2010年10月13日）：病延半年，以水肿、尿少、尿泡沫多为主症，日久，更增疲惫焦虑。经尿检证实，尿中泡沫系蛋白质从肾泄漏所致，蛋白乃人体之精微，实由风湿病邪侵扰主封藏、司开阖的肾脏引发。《内经》及《黄帝内经太素》等均记载肾风水疾与肾精盈亏相互关联。今诊脉弦滑，舌苔薄腻，治宜中西药结合，祛风湿、调气血、固涩并补益肾精。至于血白细胞及血脂水平增高，除疾病因素外，恐与应用糖皮质激素（65mg/d，3个月）有关，待继续观察。

处方：（1）生黄芪60g，穿山龙30g，当归10g，生地黄20g，川芎30g，杭白芍30g，金樱子30g，菟丝子10g，女贞子10g，14剂。每剂水煎2汁，上下午各服1汁。

（2）泼尼松龙片减量为35mg/次，每日1次，晨8:00顿服；钙尔奇D片600mg/次，每晚1次；氯沙坦钾片，50mg/次，每日1次；盐酸贝那普利片，5mg/次，每日1次；替普瑞酮胶囊，50mg/次，每日3次。

二诊（2010年10月26日）：自觉症状改善，疲惫、焦虑减轻，下肢水肿显现逐渐减退迹象。查尿Pro＋～＋＋，RBC 3～5/HP，SG 1.025，血WBC 11.4×10⁹/L，N 69.9％，HB 128g/L，PLT 196×10⁹/L，Scr 86.5μmol/L，ALT 66.9U/L（↑），AST 26.5U/L，TCH 8.17mmol/L（↑），TG 1.78 mmol/L（↑），LDL-C 5.07mmol/L（↑）。脉滑，苔薄。仍宗原方案，并增入祛痰脂湿浊诸药。

处方：（1）生黄芪45g，穿山龙30g，鸡血藤15g，当归10g，生地黄20g，杭白芍30g，川芎30g，炒苍、白术各15g，炒莪术15g，猪、茯苓各10g，薏苡仁30g，车前子（包）10g，车前草10g，冬凌草30g，14剂。每剂水煎2汁，上下午各服1汁。

（2）泼尼松龙片、钙尔奇D片、盐酸贝那普利片、替普瑞酮胶囊用量用法均同前。氯沙坦钾片增量为50mg/次，每日2次，阿托伐他汀钙片20mg/次，每晚1次。

三诊（2010年11月10日）：血压110/80mmHg。诉近日手指有不自主之震颤。水肿未尽消，仍晨起面浮，傍晚足肿。尿Pro＋＋＋～＋＋＋＋，RBC 1～2/

HP,SG 1.020～1.023,血 ALB 37.9g/L,Scr 90.3μmol/L,BUN 6.89mmol/L,UA 393.7～456.0μmol/L,TCH 5.56mmol/L,TG 2.37mmol/L。脉滑,苔薄。拟再减激素用量。

处方:(1)生黄芪 30g,当归 10g,生地黄 20g,杭白芍 30g,川芎 30g,女贞子10g,旱莲草 30g,地龙 15g,杜仲 10g,山药 15g,金樱子 10g,白花蛇舌草 30g,14 剂。煎服法同前,若无不适反应,可继服 14 剂。

(2)泼尼松龙片,30mg/双日,20mg/单日,交替口服,均于晨 8:00 顿服。余药均同前。

四诊(2010 年 12 月 9 日):2 周前(11 月 26 日),患者告知上次药后 1 周手指颤动消除,水肿续有改善,尿 Pro＋～＋＋,尿蛋白定量 1362mg/24h,乃嘱原中药方去杜仲、地龙,增穿山龙 30g,冬凌草 30g,白英 30g,继服。并将单日激素减量为15mg,双日仍 30mg。盐酸贝那普利片增量为 10mg/次,每日 2 次。今日复诊血压110/75mmHg,尿 Pro＋～＋＋,RBC 3～5/HP,SG 1.025;血 ALB 40.6g/L,Scr107.4μmol/L(正常参考值 44～133μmol/L),ALT 48.9U/L,AST 22.3U/L,UA494.6μmol/L,TCH 3.74mmol/L,TG 2.07mmol/L。脉细滑,苔薄。从尿蛋白及血白蛋白检测分析,病情已渐趋于改善,但血肌酐浓度却较前(86.6μmol/L)增高,增值比例＜30％,尚属可控范围,原因可能与 ACEI/ARB 有关,宜重点关注。治拟原方中增入健脾消癥药,以期补益脾肾气血,行瘀消癥兼顾。

处方:(1)生黄芪 45g,党参 10g,炒白术 10g,山药 15g,仙灵脾 15g,猪、茯苓各10g,薏苡仁 30g,当归 10g,川芎 30g,白芍 30g,生地黄 20g,白花蛇舌草 30g,炒三棱 15g,炒莪术 15g,14 剂。每剂水煎 2 汁,上下午分服。

(2)氯沙坦钾片仍减量为 50mg/次,每日 1 次,余药同前。

五诊(2011 年 1 月 10 日):下肢水肿尽消,精神亦好。查血压 125/75mmHg,尿 Pro＋,RBC 3～5/HP,SG 1.020,尿蛋白定量 352.32mg/24h,血 ALT 33U/L,ALB 42.2g/L,Scr 97.4～104.4μmol/L,BUN 12.27mmol/L(↑),UA 511.2μmol/L(↑),TCH 5.03mmol/L,TG 1.64mmol/L。脉细滑,苔薄。症状与相关检测均示肾风水疾在逐步向愈之中。唯患者饮食量大增,且喜食荤腥油腻,可知血尿素氮、尿酸水平增高实与激素治疗使饮食倍增有关,再次与之交流应用激素之得失利弊,需医患密切合作,管控饮食,取利避害,始为两全之策。

处方:(1)原方去猪苓、三棱、莪术,加积雪草 30g,黑大豆 30g,桃仁 10g。每剂水煎 2 汁,日服 1 汁。

(2)阿托伐他汀钙片减量为 20mg/次,隔夜 1 次;另加别嘌醇片(0.1g/次,每晚1 次)、碳酸氢钠片(1.0g/次,每日 3 次)。余药同前。

六诊(2011 年 2 月 28 日):自觉无不适感,查尿 Pro－,RBC 1～2/HP,SG

1.020，尿蛋白定量 449.2mg/24h，血 ALB 42g/L，Scr 94μmol/L，BUN 4.47mmol/L，UA 457μmol/L，ALT 24U/L。脉滑，苔薄。拟原方案继续治疗。

处方：（1）中药原方继服。

（2）泼尼松龙片，30mg/双日，10mg/单日，交替口服，均于晨 8：00 顿服。余药继服。

续诊及观察：此后，患者自觉不适消除，每月门诊一次。至 2011 年 10 月，尿检 Pro－，RBC 2～3/HP，SG 1.010，尿蛋白定量 0.496g/24h，Scr 73～61μmol/L，苔、脉、血压均正常。中药仍服补脾肾、调气血、行瘀痹，或加祛风湿中药，日服 1 汁；泼尼松龙已减至 15mg/2d。至 2012 年 3 月查尿 Pro－，RBC－，SG 1.020，尿蛋白定量 108.2mg/24h。2013 年 3 月除工作外，还去外地旅游。2014 年 5 月查尿常规阴性，尿蛋白定量 137mg/24h，Scr 87μmol/L，HB 126g/L，血脂、血糖、肝功能均正常，但仍间隙服用黄芪、仙灵脾加四物汤，泼尼松龙仅用 7.5mg/2d，盐酸贝那普利片（10mg/次，每日 2 次）及钙尔奇 D 片、骨化三醇胶囊维持治疗。之后每 3 个月复查一次。在后续观察中，若遇感冒发热或过劳、饮食油腻厚味过多等状况，尿蛋白仍会出现＋，偶见＋＋，但均呈一过性，能很快阴转。2016 年 10 月复查，血压 120/85mmHg，尿 Pro－，RBC 0～1/HP，SG 1.020，尿蛋白定量 188mg/24h，Scr 77.2μmol/L，ALB 44.7g/L，ALT 21U/L。同时检测血 PLA2R 10.25Ru/ml（正常值＜20Ru/ml），为阴性，惜病起时尚未开展此项检测，故只供作今后参考的信息。

按：患者临床呈肾病综合征表现，外院肾病理学诊断为膜性肾病Ⅰ—Ⅱ期；我院借阅肾病理片并加行免疫组化，诊断为膜性肾病Ⅱ期伴有 IgA 肾病。患者在我院初诊前已应用足量糖皮质激素（泼尼松龙片，65mg/d，治疗 3 个月），并结合环磷酰胺注射液脉冲治疗（累计用量为 2.4g），但疗效不佳，且出现肝损伤，尿蛋白一直波动在 6.0～8.0g/d，水肿，尿少，泡沫尿，并有疲惫、焦虑，说明激素联合环磷酰胺注射液方案对本例疗效欠佳，且有肝损伤。因此，我们采用了中药＋糖皮质激素＋ACEI/ARB 的中西药多靶点、联合用药方案。中医根据病证结合，辨证采用宏观与微观结合的诊察方法，确认本例为肾风病，风湿、肾虚二联证，且需防控久病入络，导致疾病进展。祛风湿药既用黄芪、穿山龙，又根据"治风先治血"的理论，伍用四物汤（当归、生地黄、白芍、川芎）；西药主要使用泼尼松龙片，但剂量从 65mg/d 骤减至 35mg/d［相当于 1mg/（kg·d）减至 0.5mg/（kg·d）］，这既出于中西药结合多靶点联合用药的考虑，亦有大剂量、长疗程激素更可能导致不良反应发生，所以希冀从"量效"转向"时效"而获益，何况患者已出现疲惫、焦虑和继后的手指不自主震颤，以及对疗效不满意等感觉。

从治疗反应看，调整方案后 2 周，不仅自觉症状改善，而且尿常规检查显示蛋白＋～＋＋，在三诊后 1 周（亦即初诊后的第 34 天），尿蛋白定量已从初诊前的

7.5g/24h 降至 1.362g/24h。至 2012 年 3 月,尿常规及尿蛋白定量第一次转阴,以后只在过劳、感冒发热、饮食过多油腻厚味等特殊状况下才会出现一过性尿蛋白＋,或偶见＋＋,待诱发因素消除,尿检即能阴转,说明调整治疗方案后,已使临床基本缓解。

▶▶▶ 病案 ⑩

肾风水疾,肾积,肾下

(不典型膜性肾病Ⅰ期伴 IgA 肾病,呈肾病综合征;双肾错构瘤;右肾下垂;
右肝内胆管结石,乙肝二抗体阳性)

陈某,女,47 岁。2012 年 5 月 10 日初诊。

病史:2011 年年底发现尿有较多泡沫,尿常规示蛋白＋＋＋＋,红细胞＋。曾服中草药治疗(处方不详),疗效不佳。2012 年 2 月曾住某医院行肾穿刺活检,诊断膜性肾病Ⅰ期,不排除继发性。B 超检查示双肾错构瘤,右肾下垂,右肝内胆管结石。曾用泼尼松片(30mg/次,每日 1 次)、福辛普利钠片(10mg/次,每日 2 次),计 108 天;环磷酰胺注射液,静脉滴注,0.4g/次,每 2 周 1 次,共 7 次(共 2.8g);近 45 天又加用环孢素 A(150mg/次,每日 3 次),但仍有下肢凹陷性水肿,及腰酸、乏力,故在出院后转我科门诊。

体格检查:精神软,脉细滑,苔白腻,舌淡。血压 130/90mmHg。咽不充血,扁桃体不肿大,甲状腺触诊无异常,心、肺、肝、脾体检无殊,肾区无叩痛,但下肢有明显可凹性水肿。

实验室检查:尿 Pro＋＋＋,RBC 0～4/HP,SG 1.030,尿蛋白定量 4.02g/24h,血 WBC 8.9×10⁹/L,N 79%,HB 141g/L,PLT 164×10⁹/L,血 ALB 26.3g/L($\downarrow$),ALT 16U/L,AST 21.3U/L,TCH 8.64mmol/L($\uparrow$),TG 1.99 mmol/L($\uparrow$),Scr 51μmol/L。乙肝三系:HBsAb＋,HBcAb＋。血抗核抗体及肿瘤相关检测阴性。

借阅肾病理片:光镜下可见 15 个肾小球,其中 2 个小球血管极圆形透明滴形成,其余肾小球病变为弥漫性基底膜增厚伴节段性系膜细胞、系膜基质轻度增生,足细胞浊肿、空泡变性,Masson 染色上皮下颗粒状嗜复红蛋白沉积,PASM 染色基底膜空泡变性。肾间质少量纤维化,小区水肿,少量淋巴细胞、单核细胞浸润,个别肾小管萎缩,肾小管上皮细胞浊肿、颗粒变性,蛋白管型＋,红细胞管型＋,小血管未见明显病变。

免疫荧光 IF:3 个小球,IgA＋＋,系(分枝状),弥,毛节;IgG＋＋～＋＋＋,毛(颗粒状),弥,系节;IgG₁＋～＋＋,毛(颗粒状),弥,系节;IgG₂－,IgG₃－,IgG₄－;

IgM＋，系（分枝状），弥；C3＋＋，毛（颗粒状），弥；C4－；C1q＋，节；F＋，节。

IIF：HBsAg－，HBcAg－，

IHC：PLA2R＋，毛（颗粒状），弥。

电镜：肾小球基底膜节段增厚，300～350nm，上皮下少量颗粒状电子致密物沉积，系膜节段轻度增生，少量可疑电子致密物沉积，足突广泛融合。

肾病理诊断：不典型膜性肾病（UAMN）Ⅰ期伴 IgA 肾病。

临床诊断：肾风水疾，肾积，肾下（不典型膜性肾病Ⅰ期伴 IgA 肾病，呈肾病综合征；双肾错构瘤；右肾下垂；右肝内胆管结石，血乙肝三系有两抗体阳性）。

初诊（2012 年 5 月 10 日）：病起半年，自觉腰酸、乏力、水肿，晨间面肿明显，傍晚下肢为甚。尿多泡沫，尿检有多量蛋白等精微物质从尿泄漏。经云"面肿为风，脚肿为水"，又云"水之宗，肾之精也"，《证治要诀》则直指"此乃风湿所致"，可知风湿扰肾，使肾主封藏和主水的职能受损，是其病因和病机。唯病延日久，单用糖皮质激素及免疫抑制剂等已历时 3 个月余，效不显著，可知肾病及脾，且已由气虚而致络瘀。脉细滑，苔白腻。治宜加用中药，使中西结合，优势互补。

处方：（1）生黄芪 30g，炒苍术 10g，炒白术 10g，茯苓 30g，薏苡仁 30g，仙灵脾 15g，山药 30g，当归 10g，川芎 30g，白芍 30g，炒三棱 15g，炒莪术 15g，14 剂。每剂水煎 2 汁，上下午各服 1 汁。

（2）泼尼松龙片，30mg/次，每日 1 次，晨 8：00 顿服（已 108 天）；钙尔奇 D 片，600mg/次，每日 1 次；骨化三醇软胶囊，0.25μg/次，每晚 1 次；福辛普利钠片，10mg/次，每日 2 次；生理盐水 250ml＋环磷酰胺注射液 0.6g，缓慢静脉滴注（至此累计用量已达 3.4g）；奥美拉唑胶囊，20mg/次，每晚 1 次。停服环孢素 A 胶囊。

（3）嘱减少钠盐摄入量。

二诊（2012 年 7 月 31 日）：初诊至今已 81 天，其间仍在我科诊治，处方未作更动，计泼尼松龙片 30mg/d，已逾半年（189 天），环磷酰胺注射液累计用量达 6.4g。目前下肢水肿有所减轻，但傍晚双足仍觉作胀，尿蛋白（＋＋＋＋）不减，红细胞－，SG 1.025，血白蛋白亦低（29.8g/L），血胆固醇、甘油三酯水平增高，血肌酐、血常规均正常。脉滑，苔薄。今拟逐步减少激素用量，调整慢作用抗风湿药的配伍，加强益脾肾、行瘀痹力度，予中西药组方。

处方：（1）生黄芪 45g，山药 15g，炒苍、白术各 15g，仙灵脾 15g，金樱子 15g，鸡血藤 15g，当归 10g，川芎 30g，白芍 30g，生地黄 20g，白花蛇舌草 30g，炒三棱、莪术各 15g，14 剂。每剂浓煎 2 汁，上下午各服 1 汁。

（2）泼尼松龙片，30mg/双日，20mg/单日，交替口服，均于晨 8：00 顿服。来氟米特片，20mg/次，每日 1 次。双嘧达莫片，50mg/次，每日 3 次。阿司匹林肠溶片，50mg/次，每日 1 次。阿托伐他汀钙片，20mg/次，每晚 1 次。钙尔奇 D 片、骨化三

醇软胶囊、福辛普利钠片服法同前,停用环磷酰胺注射液。

三诊(2012年8月29日):血压105/70mmHg,自觉症状及体力有改善,但检测指标如尿蛋白、血白蛋白、血脂均无好转,脉苔如前。拟继续减少激素用量,调整有关拮抗肾素-血管紧张素制剂。中药继用原方案加减。

处方:(1)原方去鸡血藤,加葛根30g,升麻6g,菟丝子10g。

(2)泼尼松龙片,30mg/双日,15mg/单日,交替口服;福辛普利钠片,10mg/次,上午1次,5mg/次,下午1次;氯沙坦钾片,25mg/次,上午1次,50mg/次,下午1次;余药同前。

四诊(2012年10月16日):不典型膜性肾病伴IgA肾病,呈肾病综合征。起病至今几近1年,前诊经服用ACEI与ARB后,有头晕症状,且与体位(坐及蹲下再起立时)相关,他无特殊不适。测血压90/60mmHg,血ALT 22U/L,AST 28U/L,ALB 29.2g/L,TCH 9.6mmol/L(↑),TG 2.52mmol/L(↑),Scr 48μmol/L,尿Pro++++,RBC 0～1/HP,SG 1.025。脉细滑,苔薄。乃停用福辛普利钠片、来氟米特片,加他克莫司胶囊治疗,中药仍宗原方案。

处方:(1)中药继用原方10剂,每剂水煎2汁,上下午分服。

(2)他克莫司胶囊,1.5mg于早餐前1h吞服,1.0mg于晚餐前1h吞服;盐酸地尔硫䓬片,30mg/次,每日2次;氯沙坦钾片改100mg/次,每日1次;停服福辛普利钠片及来氟米特片;余药同前。

五诊(2013年1月9日):患者在2012年10月25日至12月20日曾4次来门诊就诊,西药同前,未予更动,中药亦宗原方。今诉:傍晚时下肢仍有可凹性水肿,程度轻。查血ALB 34.9g/L,TCH 6.28mmol/L(↑),TG 1.74mmol/L(↑),Scr 46μmol/L,BUN 5.0mmol/L,eGFR 122.5ml/min,尿蛋白定量3.42g/24h。他克莫司血药浓度4.3ng/ml。脉细滑,苔薄。与四诊(69天前)时比较,血白蛋白及血脂已有所改善,拟进一步按前述中西医结合方案加强治疗。

处方:(1)生黄芪60g,炒白术15g,炒党参10g,防风10g,葛根30g,升麻10g,仙灵脾20g,当归10g,杭白芍45g,川芎30g,生、熟地各15g,白花蛇舌草30g,炒三棱、莪术各15g,14剂。每剂水煎2汁,日服1汁。

(2)他克莫司胶囊,1.5mg/次,每日2次,服药时间及注意事项同前。余药继服。

六诊(2013年2月6日):下肢水肿明显减退,自觉精神与心情均有改善。查尿Pro++,RBC 2～3/HP,SG 1.025,尿蛋白定量2.09g/24h,血ALT 20U/L,ALB 35.6g/L,Scr 50μmol/L。他克莫司血药浓度4.1ng/ml。血脂、肌酶、血常规均正常,唯左大腿肌肉作痛,晨际尤甚。脉细滑,苔薄。拟在中药处方中增入养血通络祛风湿之品。

处方:(1)生黄芪 60g,山药 20g,茯苓 30g,菟丝子 10g,金樱子 10g,女贞子 10g,当归 10g,白芍 30g,川芎 30g,豨莶草 30g,牛膝 30g,桑枝 30g,14 剂。每剂水煎 2 汁,日服 1 汁。如无特殊情况,原方可继服 1 个月。

(2)泼尼松龙片减量为 30mg/双日和 5mg/单日,交替口服;阿托伐他汀钙片减量为 10mg/次,每日 1 次;加甲钴胺片,500μg/次,每日 3 次。余药同前。

七诊(2013 年 4 月 3 日):血压 115/70mmHg,一般情况好。今查尿 Pro±,RBC 1～3/HP,SG 1.025,尿蛋白定量 0.63g/24h,血 ALT 19U/L,AST 15U/L,ALB 37.8g/L,Scr 51μmol/L。血脂及血常规正常,苔脉如前。从自觉症状,结合检测指标,显示病情已趋好转,但仍需重视药食调治及休养。

处方:(1)中药原方继服。

(2)泼尼松龙片减量为 30mg/次,隔日 1 次。余药同前。

八诊(2013 年 5 月 7 日):血压 120/60mmHg,诸症安和。尿 Pro－,RBC－,SG 1.020,尿蛋白定量 0.19g/24h,血 ALB 38.8g/L,Scr 51μmol/L,血 WBC 7.8×10^9/L,N 67.8%,HB 115g/L,PLT 135×10^9/L。脉细滑,苔薄,微黄。

处方:(1)生黄芪 45g,山药 20g,茯苓 30g,仙灵脾 20g,菟丝子 10g,金樱子 10g,女贞子 10g,当归 10g,杭白芍 30g,川芎 30g,白花蛇舌草 30g。14 剂,每剂水煎 2 汁,日服 1 汁。

(2)他克莫司胶囊,1.5mg(早餐前 1h 吞服),1.0mg(晚餐前 1h 吞服)。余药同前。

后续治疗及观察:患者于 2013 年 5 月 7 日尿常规及 24h 尿蛋白定量首次转阴后,至今(2016 年 6 月)已 3 年多,每 2～4 周尿常规检查一次,均持续阴性。其间泼尼松龙于 2015 年 3 月停用,停药前维持量为每 3 天服 2.5mg(半片);他克莫司胶囊于 2015 年 8 月停用,停药前维持量为每 2 天 0.5mg,此时血药浓度仅 0.9ng/ml。此后每天仅予氯沙坦钾片 100mg,以及中药(生黄芪 30g,当归 10g,女贞子 10g,旱莲草 30g,上为 1 剂量,水煎 2 汁,日服 1 汁)以调补气血(阴)。近时于 2016 年 5 月 31 日随访,自觉身体健康,查血压 125/75mmHg,苔脉正常,尿 Pro－,RBC 0～1/HP,SG 1.015,尿蛋白定量 0.06g/24h,血 ALT 19U/L,ALB 43g/L,Scr 51μmol/L,WBC 4.6×10^9/L,N 55.7%,HB 125g/L,PLT 121×10^9/L,均在正常范围。

按:本例经检查诊断为不典型膜性肾病伴 IgA 肾病,呈"肾病综合征"表现。此外,肾脏还存在双肾错构瘤及右肾下垂。肾错构瘤又称肾血管平滑肌脂肪瘤,若为单侧,一般为良性病变,预后亦好,其巨大者,可以产生压迫周围器官(如胃、十二指肠)的症状,需泌尿外科处理。若为双侧、多发又伴有肾功能不全,虽经内科治疗,仍会影响生活质量。本例为双侧,但体积不大,无压迫症状,肾功能正常,所以仅嘱患者定期复查,未予特殊处理。中医诊断肾错构瘤,巨大者可能被腹诊(切诊)所触及，会诊断"肾积"；而小的错构瘤则需依赖现代检测仪器（如 B 超等），进行微观辨证，而诊断为"肾积"。关于右肾下垂，若参考《灵枢·本藏》记载，肾有"小""大""高""下""坚""脆""端正""倾斜"之别，本例当是"肾下"。

至于肝内胆管结石，传统中医由于历史原因，往往只能在结石下移至胆总管，发生右上腹疼痛、发热、黄疸等胆道阻塞及感染时，始被诊断为少阳阳明湿热证（胆胃湿热证）而辨证施治，不少患者可获症状缓解，甚至排出胆石，控制感染。阻塞严重者需外科手术取石，若伴发严重感染，甚至出现胆道休克（中医大多辨证为少阳阳明湿热证伴发厥脱），则需综合多种措施实行抢救。本例不存在上述情况，故未做处理，仅针对肾风水疾（不典型膜性肾病伴 IgA 肾病，呈肾病综合征表现）进行中西药综合治疗。

西药治疗，结合患者以往病历资料，初始用药有：泼尼松龙片（30mg/d）、福辛普利钠片（10～20mg/d，已服用 6 个月）、环磷酰胺注射液［静脉滴注，先后累计用量共 6.4g（0.4g/2 周×7 次，0.6g/3 周×6 次）］、环孢素 A 胶囊（150mg/d，分 3 次服，计 45 天），以及钙尔奇 D 片、骨化三醇软胶囊、奥美拉唑胶囊等，但症状及血、尿常规均无改善。此时（7 月 31 日）泼尼松龙减量为 30mg/双日和 20mg/单日。并用来氟米特片（20mg/d×75 天），仍未见病情改善，乃于 10 月 16 日停用来氟米特片，加用他克莫司胶囊（2.5mg/d，分 2 次服），至 2013 年 1 月 9 日加量至 3mg/d（1.5mg，每日 2 次）；2 月 6 日尿蛋白减少为＋＋，尿蛋白定量为 2.09g/24h；4 月 3 日尿蛋白±，尿蛋白定量为 0.63g/24h；5 月 7 日尿蛋白转为阴性，尿蛋白定量为 0.19g/24h，血 ALB 38g/L；此后尿检持续阴性，水肿消除，全身情况明显改善，至今已 4 年多，其间虽发生上尿路感染一次，尿频急痛，尿 WBC＋＋＋，体温 39℃，而尿蛋白定量及尿微量蛋白仍正常。泼尼松龙继续缓慢减量，于 2015 年 3 月停用，他克莫司于 2015 年 8 月停用。对西药在本例整个治疗过程中的作用进行分析可知，改用他克莫司有利于加快病情缓解。

中药应用，主要按肾风水疾论治。肾风病系由风湿为主的网络病因导致。本例就诊时主要表现为风湿、肾虚、瘀痹三联证，且已用糖皮质激素、环磷酰胺注射液等免疫抑制剂，亦即风湿病学所称的慢作用抗风湿药（slow acting antirheumatic drugs，SAARDs）。此组药物虽然其作用机制迥异，但其共同特点是起效慢，停药后作用消失亦慢。它们通过抑制免疫反应过程中的不同环节发挥其抗风湿作用，若根据其对细胞动力学的影响进行分类，则有烷化剂、嘌呤拮抗剂、嘧啶拮抗剂、叶酸拮抗剂、钙调神经蛋白抑制剂及糖皮质激素等，其药物的加、减、用、停以及量效、时效，均已形成指南或共识。所以本例祛风湿仍沿用西药，继续观察并视反应做了相应调整，而中药应用的重点则专治脾肾气阴（血）虚及血络瘀痹，使中西药协调起效。

此外,有两点值得思考:①患者诊断 UAMN,经中西药治疗已获临床缓解,且持续稳定达 4 年之久。但 UAMN 究竟是原发性膜性肾病的一个特殊类型,还是某种继发性膜性肾病的早期表现,至今无法明确,也即是说疾病的最后诊断并未明确,因此对本例患者还需坚持长期随访观察。②本例 UAMN 的临床表现是典型的肾病综合征,一般成人"肾病综合征"的激素治疗,初始剂量大多主张 1mg/(kg·d),而本例仅用 0.6mg/(kg·d),虽然以后又联合应用环磷酰胺注射液(累计用量达 6.4g),但毕竟激素未达"初量足"的要求,这是否是影响疗效的因素之一,致使在激素应用 1 年后(2012 年 2 月 12 日至 2013 年 2 月 6 日)尿蛋白始出现减少(尿蛋白定性++,尿蛋白定量 2.09g/24h),在激素应用后 15 个月(2012 年 2 月 12 日至 2013 年 5 月 7 日),尿蛋白始第一次出现阴性,且已加用他克莫司胶囊,倘若初始应用足量激素+益肾健脾、养血行瘀中药,是否能获得更快的缓解,亦是值得我们思考的。

病案 11

肾风水疾(一)

(不典型膜性肾病Ⅰ期伴 IgA 肾病)

陈某,男性,44 岁。2014 年 5 月 21 日初诊。

病史:尿少、下肢水肿 8 个月,伴腰酸、疲乏、纳差。查尿蛋白+++,红细胞+。曾住某医科大学附属医院,肾病理检查诊断为膜性肾病。经他克莫司胶囊(2mg/d)以及阿托伐他汀钙片、百令胶囊等共治 4 个月,水肿不消,尿检无改善,遂来我院就诊。既往无乙型病毒性肝炎、红斑狼疮等病史。

检查:血压 100/65mmHg,下肢有凹陷性水肿,舌淡,苔薄,脉细弦。此外未发现其他阳性体征。检验:尿 Pro+++,RBC 4~5/HP,SG 1.015,尿蛋白定量 3.75g/24h,Scr 55μmol/L,TP 42.9g/L(↓),ALB 23.3g/L(↓),TCH 6.6 mmol/L(↑),TG 2.05mmol/L(↑),eGFR 139.7ml/(min·1.73m^2)。血常规、肝功能、各型肝炎的抗原、抗体,以及抗核抗体(ANA)、抗 ds-DNA 抗体、抗 Sm 抗体均在正常范围。

借阅肾病理片:光镜下 74 个肾小球,其中 1 个小球壁层上皮细胞节段性增生,其余肾小球为弥漫性基底膜增厚伴弥漫节段性系膜细胞轻度增生、系膜基质轻度增多,足细胞肿胀、空泡变性。Masson 染色上皮下颗粒状,系膜区块状嗜复红蛋白沉积。PASM 染色基底膜空泡变性。肾间质少量纤维化,小区水肿,少量淋巴细胞、单核细胞浸润,肾小管少量萎缩,肾小管上皮细胞浊肿,颗粒空泡变性+,蛋白管型+,红细胞管型+,个别小动脉壁灶性透明变性。原单位免疫荧光(IF):IgA+

＋＋系(团块状)节,IgG＋＋＋毛(颗粒状)弥,IgM＋系(团块状)弥、C3＋＋系(团块状)弥,C4－、C1q＋＋系(团块状)弥。F-IIF:HBsAg－,HBcAg－。我院复查免疫组化(IHC):IgA＋＋系(分枝状)弥,IgG＋＋毛(颗粒状)弥,PLA2R－。电镜下可见肾小球上皮细胞下小丘状电子致密物沉积,足突广泛融合,基底膜增厚,系膜基质增多,基膜内可见团块状电子致密物。肾病理诊断:不典型膜性肾病(Ⅰ期)伴IgA肾病。

诊断:肾风水疾(不典型膜性肾病Ⅰ期伴IgA肾病)。

出院时带药:泼尼松龙片、钙尔奇D片、氯沙坦钾片、替普瑞酮胶囊及中药处方(14剂)。嘱继续门诊治疗。

初诊(2014年6月12日):病起8个多月,腰酸膝软,纳少,乏力,下肢浮肿,按之凹陷不起,舌淡,苔薄,脉细弦。结合血、尿及肾病理检查,乃系风湿病邪隐伏于至阴至深之肾藏,干扰肾藏精、主水、司开阖的功能,使精微下泄,尿蛋白及红细胞增多,进而肾病及脾所致。治宜中西结合,祛风湿以澄其源,健脾肾以复其本,病久往往由气及血,是以络瘀及肾内微癥积亦应预为防范。

处方:(1)中药以益脾肾、调气血、防癥积为主。生黄芪30g,太子参15g,炒白术10g,茯苓30g,薏苡仁30g,仙灵脾10g,当归10g,川芎15g,生地黄20g,杭白芍30g,桃仁10g,积雪草30g,炒三棱、莪术各15g,14剂。每剂水煎2汁,上下午各服1汁。

(2)西药以拮抗风湿性炎症(免疫性炎症)为主:泼尼松龙片,40mg/次,每日1次,晨8:00顿服;钙尔奇D片,600mg/次,每日1次;生理盐水250ml中加入环磷酰胺注射液0.6g,静脉缓慢滴注1次(2周后复查血常规及肝功能,如均正常,可继用1次);氯沙坦钾片,25mg/次,每日1次。

(3)饮食以低盐(钠摄入量≤3.0g/d)、清淡为主,忌食牛肉。

二诊(2014年6月26日):一般情况如前,水肿减轻,偶感肢麻,尿Pro＋＋＋,RBC 2～4/HP,SG 1.010,血TP 42.5g/L(↓),ALB 23.4g/L(↓),TCH 8.39mmol/L(↑),LDL-C 5.26 mmol/L(↑),Scr 51μmol/L,ALT 29U/L。舌淡,苔薄,脉细弦。再拟原法出入。

处方:(1)原方案加入祛风湿中药:生黄芪60g,汉防己15g,防风10g,炒苍、白术各15g,茯苓30g,黑大豆30g,葛根30g,仙灵脾15g,当归10g,川芎15g,杭白芍30g,泽泻15g,炒三棱、莪术各15g,14剂。每剂浓煎2汁,上下午各服1汁。

(2)西药及饮食宜忌同前。环磷酰胺注射液累计用量已有1.2g,另加阿托伐他汀钙片(20mg/次,每日1次)、替普瑞酮胶囊(50mg/次,每日3次)。

三诊(2014年7月24日):血压108/66mmHg,尿量增多,下肢水肿已明显改善,但觉夜寐差,难入睡。尿Pro＋＋＋,RBC 1～2/HP,SG 1.020,血ALT 67U/L

（参考值 9～50U/L），AST 44U/L（参考值 15～40U/L），TP 40.9g/L，ALB 24.5g/L，Scr 55μmol/L。血常规及乙肝病毒 DNA 检查均正常，苔黄腻，舌质干。近 1 周曾服单方 6 天，药味不详，嘱停。中药仍拟原方加减。

处方：(1)生黄芪 60g，汉防己 30g，防风 10g，炒白术 10g，茯苓 30g，薏苡仁 30g，泽泻 10g，当归 10g，杭白芍 30g，阿胶珠^(烊冲) 10g，白花蛇舌草 30g，炒三棱 15g，炒莪术 15g，14 剂。煎服法同前。

(2)西药停用环磷酰胺注射液。阿托伐他汀钙片减量为 10mg/次，每晚 1 次，余药同前。

四诊（2014 年 8 月 28 日）：下肢水肿已明显改善，仍夜难入睡。血、尿常规检查同前，血 ALT 66U/L（↑），ALB 25.6g/L（↓）。脉细滑，苔薄。泼尼松龙片（40mg/d）已 76 天，夜难入睡恐与此有关，宜逐步减量。中药拟益气养血、祛风湿药中增入安寐宁神之品。

处方：(1)生黄芪 30g，汉防己 20g，青风藤 30g，生地黄 20g，杭白芍 30g，当归 10g，川芎 30g，女贞子 10g，菟丝子 10g，五味子 10g，酸枣仁 30g，夜交藤 30g，生龙、牡^(各、先煎) 30g，积雪草 30g，28 剂。每剂水煎 2 汁，上下午各服 1 汁。

(2)泼尼松龙片，30mg/次，每日 1 次，晨 8:00 顿服；钙尔奇 D 片、阿托伐他汀钙片、替普瑞酮胶囊原量继服，氯沙坦钾片改 50mg/次，每日 1 次。饮食宜忌同前。

五诊（2014 年 9 月 25 日）：血压 100/60mmHg，夜寐改善，纳食增加，乏力、水肿均不明显，但尿 Pro 仍为＋＋＋，RBC 3～5/HP，比重 1.020，血 ALT 83U/L（↑），ALB 26.8g/L（↓），血常规、血脂、血糖及血肌酐、尿素、尿酸均正常。脉滑，苔薄。拟中西药原方继续应用，唯中药生黄芪增量为 60mg/剂，每剂水煎 2 汁，日服 1 汁；阿托伐他汀钙片减量为 10mg/2d；另加吗替麦考酚酯胶囊 0.5g/次，每日 2 次；双环醇片，25mg/次，每日 3 次。继续观察，并嘱预防感染，一旦有炎症及发热，即来院诊治。

六至十诊（2014 年 10 月 23 日—2015 年 2 月 11 日）：自觉无不适，体重增加 3kg，但无水肿，尿蛋白定性从＋＋＋→＋＋→＋，尿红细胞 4～6/HP，尿蛋白定量由 3.75g/24h 逐步降至 0.520～0.785g/24h，血白蛋白增加（26.8g/L→30.0g/L→39.7g/L）。脉滑，苔薄。症状及各项检测结果均显示患者在逐步康复中，故治疗方案总体不变，仅在 2015 年 1 月 13 日减泼尼松龙用量为 30mg/双日和 25mg/单日，2 月 11 日续减为 30mg/双日和 20mg/单日。

十一至十二诊（2015 年 3 月 11 日—4 月 8 日）：血压 90/60mmHg，无不适感，尿蛋白阴性，红细胞 0～1/HP，SG 1.020，血 ALB 40.6g/L，Scr 57μmol/L，血生化其他指标及血常规亦均正常。脉滑，苔薄。乃停用阿托伐他汀钙片，泼尼松龙片续减至 30mg/双日和 10mg/单日。氯沙坦钾片减为 25mg/d，其余中西药物继服。

续诊及按语：回顾本例诊治过程，自初诊至五诊，历时 104 天，虽然尿蛋白定性均为＋＋＋，但几次尿常规分析发现，尿的比重从 $1.010 \rightarrow 1.015 \rightarrow 1.020$，逐步加浓，血白蛋白亦从 $23.3g/L \rightarrow 23.4g/L \rightarrow 24.5g/L \rightarrow 25.6g/L \rightarrow 26.8g/L$，稳中有升，且尿量增多，水肿减轻，这些细微变化提示病情已在改善，后因发生药物性肝损伤，始将环磷酰胺注射液改为吗替麦考酚酯胶囊。六诊至十诊病情继续好转。十一诊（2015 年 3 月）后，血、尿常规，肝肾功能，血脂，血尿酸均恢复正常，2016 年初停用泼尼松龙片，6 月停用吗替麦考酚酯胶囊，仅用黄芪、仙灵脾、四物汤以及氯沙坦钾片（50mg/d）巩固疗效。观察至今（2017 年 8 月），尿 Pro－，RBC $0 \sim 1/HP$，SG 1.025，尿蛋白定量 0.11g/24h，血 ALB 40.2g/L，ALT 20U/L，UA $287\mu mol/L$。自觉一切安和，获得临床缓解。

本例与前两例（病案 9、10）都是一人同时患有膜性肾病和 IgA 肾病两种临床常见的肾小球疾病，以往报道较少。1983 年 Doi 等首次报告 3 例，近年国内外续有病例报道，我科 2015 年 12 月在《中国中西医结合肾病杂志》上亦报道了 11 例患者的病理和临床分析。

膜性肾病与 IgA 肾病都有原发和继发，所以当这两种疾病发生于同一患者时，应明确是原发还是继发，继发于何种疾病，或两种肾病都继发于同一病因，如乙肝病毒携带或类风湿性关节炎。在继发肾损伤时，患者亦可兼具膜性肾病和 IgA 肾病的特点。我国梁丹丹等发现 1 例 IgA 肾病患者在相隔 12 年后，重复肾活检时发现了新的膜性肾病，即两种常见的肾脏疾病先后发生于同一患者，可见膜性肾病伴发 IgA 肾病的确切诊断和鉴别诊断，以及其机制，还存在不少值得深入研究的内涵。

本例临床呈肾病综合征，肾病理既有 IgA 和 C3 为主的免疫复合物沉积于肾小球系膜区，又有 IgG 为主的免疫复合物沉积于毛细血管基底膜外侧，以及基底膜增厚和足突广泛融合，且在治疗过程和长期随访中，未发现系统性疾病所致的继发性膜性肾病迹象，虽然原诊治单位肾病理未行 IgG 亚型检测，我院仅对原肾穿刺所得的组织应用免疫组化补测了 PLA2R 抗体（结果为阴性），因此目前仅诊断为不典型膜性肾病Ⅰ期伴 IgA 肾病。

本例自初诊开始，就嘱咐应低盐、清淡饮食，此外还特别关照忌食牛肉，这既有传统中医药的经验积累，又有一定的科学依据。查唐《外台秘要》的"古今录验"疗水病方，有"牛肉断不可食"的记载。张锡纯在《医学衷中参西录》的白茅根汤下，亦曾记述一则案例："一妇人，年四十许，得水肿证，其脉象大致平和，而微有滑数之象，俾浓煎鲜茅根汤饮之，数日病愈强半。其子来送信，愚因嘱之曰：有要紧一言，前竟忘却，患此证者，终身须忌食牛肉。病愈数十年，食之可以复发。执意其子未返，已食牛肉，且自觉病愈，出坐庭中，又兼受风，其证陡然反复，一身尽肿，两目因肿甚而不能开视,愚用越婢汤发之,以滑石易石膏,一剂汗出,小便顿利,肿亦见消,再饮白茅根汤,数日病遂痊愈。"我治肾病综合征水肿,亦遇有 2 例在临床缓解后,出现食用牛肉致尿蛋白反复并水肿的现象。Dhaene 亦曾报告牛肉较之另一种混合蛋白饮食,可明显提高肾小球滤过率,但它与这种混合蛋白饮食所含的蛋白总量相等;进一步他还发现,对肾小球滤过率有明显影响的牛肉,与混合蛋白食物相比,所含的精氨酸、丙氨酸及甘氨酸要高 1.8～2.5 倍,而脯氨酸含量相对要低,说明不同种类的氨基酸对肾血管的张力也不同。并且他认为,增加蛋白质负荷会导致肾小球滤过屏障功能异常。低蛋白饮食能延缓肾功能恶化的进程,而且这种改变还随着摄入蛋白质的种类而异。国内袁伟杰教授等在《肾脏病营养治疗学》中亦提出,餐后肾功能改变随摄食蛋白质的种类不同而不同,其中牛排对肾功能的影响最大。这就从临床和实验研究方面阐明了中医主张肾病不食牛肉的部分依据,值得我们重视。

病案 12

肾风病,风湿、肾虚、络瘀三联证(二)
(IgA 肾病,系膜增生型)

高某,男,24 岁。2001 年 9 月 13 日住院。

病史:腰酸,尿泡沫增多,且难以消散 5 年。1999 年体检发现尿蛋白＋＋,红细胞 2～4/HP～＋＋/HP。曾应用泼尼松片(30mg/d)、吗替麦考酚酯胶囊(1.5g/d)、雷公藤多苷片(30mg/d)及中成药治疗,疾病仍迁延不愈,但缺乏自觉症状,故要求住院,以明确诊断并治疗。

体格检查:一般情况好,血压 110/80mmHg,心、肺、肝、脾均未发现阳性体征,双肾无叩痛,下肢不肿,脉细弦,苔薄腻。

检验:尿蛋白＋＋,红细胞＋(异形为主),尿蛋白定量 1.3g/24h,血肌酐 84μmol/L,内生肌酐清除率 97.5ml/min,尿白蛋白 160mg/L,尿转铁蛋白 8.34mg/L,血白细胞计数 4.4×10⁹/L,中性粒细胞百分比(N)55%,血红蛋白 128.8g/L,血小板计数 200×10⁹/L。

肾病理:见 11 个肾小球,其中 1 个球性硬化,其余肾小球可见系膜细胞轻度增生,系膜基质轻中度增多,肾间质小灶性纤维化,硬化小球周围见灶性淋巴细胞浸润。肾小管、小血管未见病变。免疫荧光:IgA＋＋＋,C3＋,均在系膜区呈粗分枝状沉积。病理诊断:IgA 肾病,系膜增生型。

临床诊断:肾风病,风湿、肾虚、络瘀三联证(IgA 肾病,系膜增生型)。

辨证:"肾者,封藏之本,精之处也。"风湿之邪干扰肾之封藏,使精血随尿泄漏。

由此可见,外邪是因,肾气不固,精微下泄,以及"离经之血"和"久病"是其病机。病延 5 年,现虽缺乏自觉症状,但尿检及肾病理证实其病象,乃因风湿而致虚、致瘀,已成虚实兼夹之证。目前虽未见肝风内动、溺毒内留等迹象,但肾风往往呈慢性进展趋势,症状隐匿,故仍宜审慎诊治。现予祛风湿、固肾气、宁肾络中药方,并继用泼尼松片(30mg/次,每日 1 次,晨 8:00 顿服)、吗替麦考酚酯胶囊(0.5g/次,每日 2 次)、盐酸贝那普利片(5mg/d)、钙尔奇 D 片(600mg/d),出院后嘱肾病专科门诊继续治疗。

门诊初诊(2001 年 10 月 2 日):肾风宿疾,近 3 天来出现呕吐、腹泻,每日 3~4 次,呈水样,夹有黏液,致纳差、神疲,但无明显腹痛。吐泻已止,查尿蛋白＋＋＋,红细胞＋＋,白细胞＋;血白细胞计数 9.5×10^9/L,中性粒细胞百分比 83%,血红蛋白 136g/L,血小板计数 175×10^9/L。脉细滑微数,苔薄黄腻。宿疾因新感胃肠湿热而加重,今吐泻虽止,但仍拟兼顾之。先予处方 1 调肠胃、理气机、清湿热,待胃气和、纳食香,再予处方 2 祛风湿、益脾肾、调气血。

处方 1:山药 15g,白术 10g,茯苓 30g,姜半夏 10g,黄连 6g,焦山楂 15g,煨木香 10g,4 剂。每剂水煎 2 汁,上下午各服 1 汁。

处方 2:生黄芪 30g,汉防己 15g,炒白术 10g,仙灵脾 15g,当归 10g,川芎 15g,杭白芍 30g,生地黄 15g,菟丝子 10g,女贞子 10g,旱莲草 30g,10 剂。每剂水煎 2 汁,上下午各服 1 汁。

并继服住院时的西药处方。

二诊(2001 年 10 月 30 日):前方中药共服 23 剂,现纳谷香,腰酸及精神均明显改善,但查尿蛋白仍波动在＋~＋＋,红细胞 4~5/HP;血白细胞计数 5.5×10^9/L,中性粒细胞百分比 60%,血红蛋白 143g/L,血小板计数 176×10^9/L。脉细滑,苔薄。仍宗原法增删。

处方:(1)生黄芪 30g,汉防己 15g,炒白术 10g,仙灵脾 15g,茯苓 30g,当归 10g,杭白芍 30g,生地黄 20g,川芎 15g,女贞子 10g,金樱子 15g,旱莲草 30g,积雪草 30g,15 剂。每剂水煎 2 汁,上下午各服 1 汁。

(2)西药继服,剂量不变。

三诊(2001 年 12 月 25 日):自觉无不适,尿泡沫减少,血压正常,尿蛋白＋,红细胞＋,脉细滑,苔薄,仍宜原法出入。

处方:(1)生黄芪 30g,汉防己 15g,防风 10g,炒白术 10g,茯苓 30g,仙灵脾 15g,当归 10g,杭白芍 30g,川芎 15g,生地黄 20g,女贞子 10g,旱莲草 30g,积雪草 30g,14 剂。煎服法同前,如无不适感,可再续服 14 剂。

(2)西药泼尼松片减量为 30mg/双日,20mg/单日,交替口服,均于晨 8:00 顿服;吗替麦考酚酯胶囊、盐酸贝那普利片、钙尔奇 D 片续服原剂量。

四诊(2002 年 2 月 19 日):血压 100/60～65mmHg,自诉无头晕等不适;查尿蛋白＋,红细胞 6～8/HP,尿蛋白定量 0.4g/24h,较治前已有明显减少;苔脉同前。

处方:(1)中药原方续服 14 剂,但每剂水煎 2 汁,每日仅服 1 汁,另 1 汁置冰箱,于次日煮沸后温服。

(2)西药续减:泼尼松片 30mg/双日,10mg/单日,交替口服,均于晨 8:00 顿服;吗替麦考酚酯胶囊 0.5g/d,上下午分服;盐酸贝那普利片、钙尔奇 D 片仍服原剂量。

五诊(2002 年 3 月 19 日):自觉无任何不适。查尿蛋白－,红细胞 0～1/HP,尿比重 1.025,尿蛋白定量 0.2g/24h。血常规示谷丙转氨酶 18U/L,白蛋白 46g/L,血肌酐 70μmol/L,血白细胞计数 $4.1×10^9$/L,中性粒细胞百分比 45％,血红蛋白 133g/L,血小板计数 $166×10^9$/L。脉细滑,苔薄。临床自我感觉及血、尿检查均示病证渐趋缓解。但肾风多呈慢性经过,极易反复,而 IgA 肾病亦具有慢性进展的特点,故仍宜继续治疗,以期持续稳定。

续方:(1)生黄芪 30g,豨莶草 30g,仙灵脾 15g,当归 6g,杭白芍 30g,川芎 15g,生地黄 20g,女贞子 10g,炒三棱 15g,炒莪术 15g。每剂水煎 2 汁,日服 1 汁。

(2)西药仍按原剂量服用。

随诊及按语: IgA 肾病的临床及病理表现具有多样性,几乎可以涵盖各种原发性肾小球疾病的临床病理现象,故预后有较大差异。1999 年日本肾脏病学会按肾病理将 IgA 肾病的诊断标准及预后判断分为最佳预后组(不需透析治疗)、相对预后良好组(需要透析治疗的可能性较小)、相对预后较差组(5～20 年后可能需要透析)、最差预后组(5 年内需要透析的可能性很大)。1992 年南京军区总医院肾病研究所提出 IgA 肾病的 7 种临床类型,2006 年又进一步完善。这 7 种临床类型是:孤立性镜下血尿型、无症状尿检异常型、反复发作肉眼血尿型、新月体型(或血管炎型)、高血压型、大量蛋白尿型、终末期肾衰竭型。并且,认为孤立性镜下血尿型和反复发作肉眼血尿型往往预后良好,大量蛋白尿型及持续性高血压型预后不佳,血管炎型必须早期应用强力免疫抑制剂方可获显著效果。2009 年国际 IgA 肾病网络协作组和肾脏病理协会提出了临床病理分级共识建议,认为系膜细胞增多、节段性肾小球硬化、毛细血管内细胞增多和肾小管萎缩/间质纤维化这四个指标具有独立预后价值。我们体会新月体及球性硬化的意义也不可轻视,前者系活动性指标,后者则可导致"健存"肾小球的"三高"症。

我们团队经过 30 余年的探索,根据中医传统理论与实践,结合参考现代医学科学的认知与进展,发现 IgA 肾病患者在临床和肾病理方面的生命异常现象可呈现 5 种中医证候:风湿扰肾证(风湿证)、肾气阴(血)虚证(肾虚证)、肾络瘀痹证(瘀痹证)、肝风内动证(肝风证)、溺毒内留证(溺毒证)。上述证候可以单独出现,亦可几种证候联合存在,最多见的是二联证和三联证。本例中医诊断:肾风病,风湿、肾虚、络瘀三联证。根据肾病理可诊断为 IgA 肾病,系膜轻中度增生伴球性硬化,临床分型为无症状尿检异常型。

鉴于患者初诊时病程已经 5 年,尿蛋白定量＞1.0g/24h,且已应用糖皮质激素(泼尼松)及免疫抑制剂(吗替麦考酚酯胶囊及雷公藤多苷片),由于前述药物亦具有抗风湿作用,与中医治则并无矛盾,且激素类药物已应用一段时期,切勿突然停用,以免肾病病情波动,甚或诱发医源性肾上腺皮质功能不全,故宜逐步有序减量。

本例除初诊时用调理肠胃、清化湿热方外,治肾风病始终以防己黄芪汤、玉屏风散、四物汤、二至丸,并用仙灵脾加减出入,逐步撤减激素及免疫抑制剂,最后又以六味地黄丸及阿魏酸哌嗪片收功。自尿检首次转阴后至今 15 年,一直随诊,患者在 2002 年 7 月停服吗替麦考酚酯胶囊(共服 10 个月),2003 年起泼尼松仅以 5mg/1～3d 维持,继而停药。随诊期间,仅在尿检转阴后的 1～2 年内,遇外感或过劳,偶会出现尿蛋白±～＋,一旦外感治愈或体力恢复,即又转阴。2004 年 1 月至今(2017 年),尿检一直阴性,血肌酐 82μmol/L,血压、双肾 B 超、体重均正常。

▶▶ 病案 13

肾风,肾痹,肾劳

(IgA 肾病,硬化型,CKD 3 期)

高某,女,27 岁。2009 年 3 月 23 日初诊。

病史:1994 年因发热,咽痛,眼睑微肿,尿检蛋白＋＋～＋＋＋,红细胞＋,诊断为肾炎。经中药治疗 1 年左右,尿检转阴性,2～3 年后偶查尿常规仍为阴性。至 2007 年初,出现一次肉眼血尿,2～3 天后尿液转清。同年 5 月,妊娠 3 个月时发生头晕,血压增高(190/150mmHg),经降压治疗改善,11 月生育一子。产后 2 个月因发觉尿检异常,开始服雷公藤多苷片(60mg/d)治疗,至今已 15 个月,月经已 5 个月未行。今查血肌酐 140μmol/L(正常参考值 59～124μmol/L),估测肾小球滤过率(eGFR)41.65ml/min,感疲乏,下肢水肿,乃来我院就诊。

检查:脉弦滑,苔薄。血压 195/120mmHg。面容憔悴,眼睑轻度浮肿,心肺未检出阳性体征,腹软,肝脾未及,肾区无叩痛,下肢有可凹性水肿。查尿 Pro＋＋,RBC 0～2/HP,SG 1.014,血 ALB 42.4g/L,Scr 125μmol/L(参考值＜84μmol/L),BUN 7.76mmol/L,eGFR 50.78ml/min,血 WBC 8.2×10⁹/L,N 57.5%,HB 153g/L,PLT 141×10⁹/L。双肾 B 超:左肾 10cm×4.9cm×3.7cm,实质厚 1.2cm;右肾 10.1cm×5.3cm×4.2cm,实质厚 1.2cm;回声增粗,分布欠均匀,皮髓分界清,肾集合系统未见分流。

肾病理：光镜下可见 24 个小球，其中 20 个小球球性硬化，1 个小球大部分小叶硬化伴粘连，1 个小球节段性硬化伴粘连，1 个小球节段性纤维细胞新月体形成伴节段性硬化，1 个小球球囊粘连，见弥漫性系膜细胞轻中度增生，系膜基质轻中度增多。肾间质片状纤维化（约 50%），多灶性淋巴细胞、单核细胞、浆细胞浸润（>25%），肾小管片状萎缩（约 50%），肾小管上皮细胞浊肿，颗粒空泡变性＋，蛋白管型＋，红细胞管型＋，部分小血管壁增厚伴灶性透明变性。

IF：19 个小球，IgA＋＋系（分枝状）弥，IgG－，IgM＋（分枝状）弥，C3＋＋系（分枝状）弥，C4＋节，C1q±，F±。

IIF：HBsAg－，HBcAg－，Ⅳ型胶原 α_3 基底膜连续阳性，α_5 基底膜连续阳性。

肾病理诊断：IgA 肾病，硬化型。

诊断：肾风，肾痹，肾劳（IgA 肾病，硬化型，CKD 3 期）。

初诊（2009 年 3 月 23 日）：病延 15 年，始由风热咽痛引发，继则热去而湿至，使风湿病邪循经侵袭肾络，此《内经》谓之"肾风"。现感疲乏、水肿，结合尿蛋白、肾病理、肾功能及血压等证据，已显现封藏失职，肾络瘀痹，肾虚劳损，肝风扰动以及肾内微癥积形成诸病象。脉弦滑，苔薄。先宜予益肾固精、养血行瘀、育阴柔肝、消癥散积中药，并予小剂量糖皮质激素等中西结合，标本兼顾治之。

处方：（1）生黄芪 30g，山药 15g，金樱子 10g，菟丝子 10g，生地黄 20g，杭白芍 30g，当归 10g，川芎 10g，桃仁 10g，炒苍术 15g，淡海藻 15g，积雪草 30g，7 剂。每剂水煎 2 汁，上下午分服。

（2）泼尼松龙片，20mg/次，每日 1 次，晨 8:00 顿服；复方 α-酮酸片，4 片/次，每日 3 次，餐中服；非洛地平缓释片，2.5mg/次，晨顿服；厄贝沙坦片，150mg/次，每日 2 次；福辛普利钠片，10mg/次，每日 1 次。

（3）低盐、优质低蛋白饮食，嘱咨询肾病饮食营养门诊，详细了解饮食宜忌等。

二诊（2009 年 4 月 20 日）：血压 140/95mmHg。前方已服 4 周，嘱以后可及时预约就诊。近日头晕及疲乏有改善，下肢仍有轻度水肿，停用雷公藤多苷片后于 1 周前月经来潮，但量少，至今 7 天未净。尿 Pro＋＋，RBC 1～2/HP，SG 1.030，Scr 124μmol/L（↑）（正常参考值 50～110μmol/L），BUN 6.68mmol/L。脉细弦滑，苔薄。前次诊治后无不良反应，且症状有所好转，拟续方再进。

处方：同前方。

三至四诊（2009 年 5 月 11 日—6 月 22 日）：血压 110/65～75mmHg。诉前 2 周疲乏，夜寐欠安，近日均有好转，下肢水肿亦不明显。查尿 Pro±，RBC 0～2/HP，SG 1.015，Scr 129～127μmol/L（↑），BUN 6.7～7.4mmol/L，UA 427～465μmol/L（↑），ALT 及 AST 均正常。苔脉同前。拟宗原方略作增删。

处方：（1）生黄芪 30g，当归 10g，川芎 15g，生地黄 20g，杭白芍 10g，女贞子

10g,菟丝子 10g,金樱子 10g,丹参 10g,桃仁 10g,穿山龙 30g,冬凌草 15g,积雪草 30g。煎服法同前。

(2)厄贝沙坦片减量为 150mg/次,每日 1 次。另加生理盐水 250ml＋环磷酰胺注射液 0.6g,缓慢静脉滴注 2h。余药同前。

五至七诊(2009 年 7 月 13 日—9 月 22 日):血压 109/76mmHg。腰酸改善,偶有头晕,尤以下蹲后起立时明显。福辛普利钠片已减量为 5mg/d。在第二次静脉滴注环磷酰胺注射液时(7 月 13 日),有呕吐伴食欲不振,3～4 天后恢复。目前环磷酰胺注射液累计用量为 1.8g。复方 α-酮酸片服完后,曾自行中断 1 个月。8 月 17 日后,两次查尿 Pro 均阴性,RBC 0～2/HP,SG 1.020,但 Scr 133～138μmol/L,较初诊时增幅为 10.4％,可能与 RAS 阻滞剂管控肾小球"三高"有关,宜加观察。泼尼松龙片 20mg/d 已 6 个月,可考虑减量。脉细滑,苔薄。中药予复方积雪草方并加益肾、养血、行瘀药治之。

处方:(1)生黄芪 30g,当归 10g,积雪草 30g,桃仁 10g,熟大黄 3g,山药 15g,金樱子 10g,菟丝子 10g,女贞子 10g,川芎 15g,炒苍术 15g,7 剂。每剂水煎 2 汁,日服 1 汁。

(2)泼尼松龙片,20mg/双日,10mg/单日,交替口服,均于晨 8:00 顿服。钙尔奇 D 片,600mg/次,每晚 1 次。生理盐水 250mg＋环磷酰胺注射液 0.6g,缓慢滴注 2h(累计用量为 2.4g)。厄贝沙坦片,150mg/次,每日 1 次。福辛普利钠片,5mg/次,每日 1 次。复方 α-酮酸片,4 片/次,每日 3 次,餐中吞服。

八至十一诊(2009 年 11 月 4 日—2010 年 3 月 8 日):一般情况好,自觉无不适感,尿常规多次检查阴性,Scr 波动在 118～133μmol/L,BUN 6.0mmol/L,UA 365μmol/L,ALB 47.1g/L,HB 137g/L。乃于 2009 年 11 月 4 日减泼尼松龙为 20mg/双日和 5mg/单日,2 月 22 日又减为 20mg/间日,并停用复方 α-酮酸片。且因月经延期未行近二月,故停用环磷酰胺注射液(此时累计用量已有 3.6g),改用来氟米特片。脉细弦,苔薄。

处方:(1)生黄芪 30g,当归 10g,川芎 30g,生地黄 30g,杭白芍 30g,女贞子 10g,旱莲草 30g,山药 15g,金樱子 10g,积雪草 30g,14 剂。每剂水煎 2 汁,日服 1 汁。

(2)泼尼松龙片,20mg/间日。来氟米特片,20mg/次,每日 1 次。厄贝沙坦片,150mg/次,每日 1 次。福辛普利钠片,5～10mg/次,每日 1 次(根据血压调节用量)。钙尔奇 D 片,600mg/次,隔日 1 次。

十二至十三诊(2010 年 4 月 19 日—6 月 9 日):血压 110/70mmHg,自觉无任何不适。4 月 19 日查尿 Pro—,RBC—,SG 1.015,Scr 114μmol/L,BUN 5.0mmol/L,UA 330μmol/L,ALB 42g/L,ALT 16U/L。6 月 9 日复查 Scr 114μmol/L,BUN

7.2mmol/L,UA 417μmol/L,K$^+$ 4.3mmol/L,WBC 9.8×10^9/L,N 78.5%,HB 117g/L,PLT 118×10^9/L。因适逢经期,未查尿。脉细滑,苔薄。治宜继续缓慢减撤激素,并告知各检验数据既反映病情及治疗效果,且与休息、心态,以及日常饮食的品种、数量等密切相关,以期配合默契。中药仍以益肾气、养营血、行瘀痹为主。

处方:(1)生黄芪 30g,炒白术 10g,茯苓 30g,仙灵脾 15g,薏苡仁 30g,当归 10g,川芎 15g,杭白芍 30g,生地黄 20g,女贞子 10g,旱莲草 30g,白花蛇舌草 30g,地龙 15g,炒三棱、莪术各 15g,14 剂。每剂水煎 2 汁,日服 1 汁。

(2)泼尼松龙片,15mg/间日,晨顿服(45 天后可减为 12.5mg/间日,晨顿服)。钙尔奇 D 片,600mg/间日。来氟米特片,20mg/次,每日 1 次。厄贝沙坦片,150mg/次,每日 1 次。福辛普利钠片,5～10mg/次,每日 1 次。

续诊与随访:经治后患者无自觉不适,尿蛋白及红细胞于四诊后一直阴性,病情基本趋于稳定状态。以后每年仅门诊 3～4 次,但能坚持服用健脾肾、调气血、消癥积中药,以及厄贝沙坦片、福辛普利钠片和小剂量糖皮质激素。2011 年复诊 3 次,尿常规仍阴性,血肌酐分别为 116μmol/L、123μmol/L、137μmol/L。2012 年 1—7 月复诊 2 次,尿常规仍阴性,血肌酐为 116～124μmol/L。至 8 月,因尿频尿急不适,至当地医院检查,尿 Pro++,WBC+++,无发热,诊断为"尿路感染";未行尿培养,给予停服激素,加用左氧氟沙星片,不久尿路感染控制,但此后尿检多数会出现蛋白(+～++),Scr 124～140μmol/L,并加服复方 α-酮酸片。2014 年 7 月又发生尿路感染,且误服非甾体抗炎药(nonsteroidal anti-inflammatory drug,NSAID),致下肢水肿复现,查 Scr 144μmol/L,当地医院曾短期使用泼尼松片(20mg/d),症状改善后停药。2016 年 5 月因饮食不慎,发生脐腹痛、吐、泻,并导致肝酶水平增高(血 ALT 123U/L,AST 48U/L),但各型病毒性肝炎的抗原、抗体均阴性,经中药治疗后恢复。最近 2017 年 3 月复诊,自觉有疲劳感,他无不适,且因月经来潮,未查尿。血 WBC 9.86×10^9/L,N 67.7%,HB 144g/L,PLT 145×10^9/L,Scr 136μmol/L(↑),BUN 10.45mmol/L(↑),UA 427μmol/L(↑),ALB 42.8g/L,ALT 15U/L,TCH 4.72mmol/L,TG 1.05mmol/L。目前中药主要用复方积雪草方(积雪草、黄芪、当归、桃仁、熟大黄)、四物汤、防己黄芪汤去甘草,加仙灵脾。其中,熟大黄间隙应用,每次仅用 3g,嘱剪碎成颗粒状,宜久煎,煮沸 30min 以上。西药改用氯沙坦钾片、福辛普利钠片,并加用别嘌醇片(0.1g/次,每晚 1 次)、碳酸氢钠片(1.0g/次,每日 3 次),并嘱优质低蛋白、低嘌呤饮食+复方 α-酮酸片。

按:硬化性肾小球肾炎是一病理诊断,本例系由 IgA 肾病进展所致。硬化性肾小球肾炎的临床表现为慢性肾功能不全,甚至终末期肾病,若临床表现轻,与病理所见相差甚远,应考虑穿刺标本恰好取自严重的病灶,与肾脏病变分布不均匀有关。

本例肾穿刺共获肾小球 24 个,球性硬化 20 个(83.3%),节段硬化 3 个(12.5%),未硬化的肾小球仅 1 个,且已发生球囊粘连和片状的肾小管萎缩及肾间质纤维化,结合估测肾小球滤过率明显下降(eGFR 41.65ml/min),诊断为硬化性肾小球肾炎,CKD 3 期。古代中医学没有"硬化性肾炎"这一名词,但根据病史、症状及体征,结合现代肾病理及肾功能不全的各项检验指标,将这些宏观和微观的现象结合起来思考,并以中医学理论进行解读,则是藏精微、司开阖、主水液转输的肾脏发生了病变,而且存在肾络瘀痹和肾用(功能)衰减,所以诊断为肾痹、肾劳。至于为什么发生"痹"和"劳",其起因当是风热咽痛,以及继后的热邪去而湿邪至,使得风湿病邪循足少阴经而伤及肾体,这在《内经》称为"肾风"。

患者 12 岁(1995 年)发病,中药治疗 1 年后水肿消除,尿检转阴,病情显著好转,但却被误认为"治愈",以致疾病处于一种隐袭的慢性进展状态而疏于治疗。加之对尿常规的检验结果存在一定的认识误区:知晓蛋白尿是一种病象,也是导致肾病进展的危险因素,尿蛋白转阴一般是机体康复的表现,但一次尿常规检验只能反映一定时间窗的状况,而不是全貌,而且尿蛋白与红细胞的多少,除病情变化外,还与尿液浓度、受试者活动度、蛋白摄食量和患者所处的体位等都有相关性。所以几次尿常规阴性便误认为病已"治愈",这是不可靠的。2007 年初,患者又发生一次肉眼血尿,2~3 天后尿色转清,又误认为尿血"已止",未做相关检查,失去正确认识疾病的又一次机会。同年 5 月,妊娠 3 个月时血压明显升高,仅服降压药平稳血压,至分娩后 2 个月,始服雷公藤多苷片(60mg/次,每日 1 次)治疗,使病情一误再误,直至进展为硬化性肾小球肾炎,肾功能不全(CKD 3 期),教训和代价是大的。

自 2009 年 3 月初诊开始至今已 8 年,应用中西医结合、多靶点、序贯治疗,中药以益肾固精、养血行瘀、育阴柔肝、消癥散积为主要治则,西药则用小剂量糖皮质激素(泼尼松龙片,20mg/d,6 个月后开始减量,3 年后停药,停药前用量为 5mg/次,间日 1 次)、环磷酰胺注射液(0.6g/次,每 3 周 1 次,静脉滴注×6 次,累计用量为3.6g;后因停经 2 个月而改用来氟米特片,20mg/次,每日 1 次),以及 RAS 拮抗剂等,3 个月后尿常规阴性,持续达 3 年之久(2009 年 6 月—2012 年 7 月),且血肌酐稳定在 114~137μmol/L。2012 年 7 月后因受尿路感染、胃肠道感染及误服非甾体抗炎药的影响,使尿蛋白波动在±~++,Scr 最高未超过 144μmol/L。2017 年3 月复诊,复查 Scr 136μmol/L,HB 144g/L,ALB 42.8g/L。ECT:①左肾 GFR29.01ml/min,右肾 GFR 29.88ml/min,校正后,总 GFR 65.48ml/min(此年龄组GFR 参考值为 84ml/min);②双肾血流灌注正常,摄取排泄功能轻度减低。患者自我感觉除偶有疲劳外,无其他不适。

IgA 肾病是一种慢性进展性疾病,许多国家观察发现,约 40%的患者会逐渐发生肾功能减退,约半数在诊断该病 20 年后会到达终末期肾衰竭(ESRF),若肾小球受累面积＞30％,肾小球细胞弥漫增生,广泛的间质纤维化和小球硬化,则预后更差。本例患病已20余年,诊断为硬化性肾小球肾炎,肾功能不全,CKD 3期亦已8年,其间历经孕育、妊娠期高血压、尿路感染及胃肠道感染,以及误服非甾体抗炎药等的干扰,但经中西医结合、多靶点、序贯治疗,病情基本稳定,应该说这得益于前述中西药联合应用的治疗措施。

▶▶ **病案 14**

肾风病(风湿、肾虚、肾微癥积三联证),湿热淋,面瘫,
药物引致血糖水平增高

(IgA肾病,增生硬化型,颜面神经麻痹,压力性尿失禁,下尿路感染,类固醇性糖尿病)

薛某,女,39岁。2010年6月5日初诊。

病史:2008年体检发现尿检异常(Pro＋,RBC＋＋＋),但无自觉不适,未予重视。1年前开始,每在打喷嚏、嬉笑时发生尿失禁,诊断为压力性尿失禁。近时因尿频急及口角歪斜、流涎而来我科就诊。日前,曾在某医疗机构使用抗生素,以及泼尼松片(30mg/d,19天)、环磷酰胺注射液(0.6g,静脉滴注1次)。

检查:脉细滑,苔根薄黄而腻。血压120/80mmHg。口角略向右侧倾斜,心、肺、肝、脾未发现阳性体征,双肾区无叩击痛,少腹膀胱区有轻压痛,下肢轻度可凹性水肿。尿检 Pro＋＋＋,RBC＋＋,WBC＋＋＋＋,SG 1.025,尿蛋白定量1.731g/24h。洁尿培养无细菌生长。血 WBC 11.05×10⁹/L,N 59.7％,HB 135g/L,PLT 291×10⁹/L,Scr 83μmol/L(参考值 45～84μmol/L),ALB 39.3g/L,GLU 4.6mmol/L,餐后2h GLU 11mmol/L。乙肝三系检验正常。双肾B超:左肾 9.1cm×5.1cm×3.9cm,实质厚 1.1cm;右肾 9.3cm×5.4cm×3.9cm,实质厚1.2cm;双肾回声增强。

肾病理:皮质可见8个小球,其中4个球性硬化,1个小球大部分小叶硬化伴粘连,2个小球节段性硬化伴粘连,1个小球包氏囊增厚、分层,伴基底膜皱缩、增厚。冰冻切片,HE染色可见4个肾小球,其中1个球性硬化,其余肾小球为弥漫性系膜细胞轻度增生,系膜基质轻中度增多。肾间质片状纤维化(＞50％),多灶性淋巴细胞、单核细胞、浆细胞浸润(＞25％),肾小球多灶性萎缩(＞25％),肾小管上皮细胞浊肿,颗粒变性＋,可见小管炎,蛋白管型＋,红细胞管型＋,部分小血管壁增厚伴灶性透明变性。

IF:3个小球,IgA＋＋＋(粗分枝状),弥;IgG＋,节;IgM,节＋;C3系(分枝状)弥;C1q－;F＋(分枝状),弥。

IIF:HBsAg－,HBcAg－。

肾病理诊断：IgA 肾病（增生硬化型）。

临床诊断：肾风病（风湿、肾虚、肾微癥积三联证），湿热淋，面瘫，药物引致血糖水平增高（IgA 肾病，增生硬化型，颜面神经麻痹，压力性尿失禁，下尿路感染，类固醇性血糖水平增高）。

初诊（2010 年 6 月 15 日）：2 年前体检发现尿常规异常，却不知病起何时。经诊察，其外症现尿频、水肿，以及蛋白、红白细胞等随尿而泄；内症见肾小球硬化，间质纤维化，小管萎缩及诸炎症细胞浸润和小管炎等。脉细滑，苔薄，根部黄腻。病似错综复杂，然细究之，病位及因、机的重点却在肾与膀胱，前者为风湿所扰，后者为湿热侵袭。然膀胱属府，为肾之表，治之尚易；肾者为藏，在膀胱之里，居至阴至深之处，且其病邪既善行数变又黏腻难清，故病延经年，风湿已与痰瘀互结，而成微型癥积，致邪气留著，肾气日衰，实为诊治之难点。治拟益肾气、祛风湿，兼清膀胱湿热。而前医所用之泼尼松片及环磷酰胺注射液乃慢作用抗风湿药，可继续使用，唯因存在类固醇性血糖水平增高，故剂量需加制约；并加小剂量 RAS 拮抗剂，亦具益肾固肾、滋水涵木之效，使中西药多靶点、联合治疗，以望增效减毒。

处方：（1）生黄芪 30g，炒苍、白术各 15g，汉防己 15g，茯苓 30g，仙灵脾 15g，丹参 15g，虎杖 15g，黄柏 10g，萆薢 10g，萹蓄 10g，车前子[包] 10g，14 剂。每剂水煎 2 汁，上下午分服。

（2）泼尼松龙片，30mg/双日，20mg/单日，交替口服，均于晨 8:00 顿服。生理盐水 250ml＋环磷酰胺注射液 0.4g，静脉缓慢滴注 2h（结合前医用量共 1.0g）。钙尔奇 D 片，600mg/次，每晚 1 次。缬沙坦胶囊，80mg/次，每日 1 次。盐酸贝那普利片，2.5mg/次，每日 1 次。替普瑞酮胶囊，50mg/次，每日 3 次。

二诊（2010 年 6 月 29 日）：用药后无不适反应，尿频、尿急症状消除。查尿 Pro ＋＋，RBC＋，WBC－，SG 1.025。血 ALT 20U/L，ALB 39.2g/L，WBC 8.4×10^9/L，N 50％，HB 130g/L，PLT 274×10^9/L，GLU 4.3mmol/L，餐后 2h GLU 8.6mmol/L。脉细滑，苔薄，示膀胱湿热已获控制。拟益肾气、祛风湿、消癥积为主。

处方：（1）生黄芪 45g，炒苍、白术各 10g，汉防己 15g，防风 10g，茯苓 30g，仙灵脾 15g，薏苡仁 30g，当归 10g，杭白芍 30g，川芎 15g，积雪草 30g，炒三棱、莪术各 15g，21 剂。每剂水煎 2 汁，上下午分服。

（2）泼尼松龙片剂量及用法同前（已用 33 天）。生理盐水 250ml＋环磷酰胺注射液 0.6g，静脉缓慢滴注 2h（累计用量为 1.4g）。缬沙坦胶囊、盐酸贝那普利片及钙尔奇 D 片用量用法同前。

三至十诊（2010 年 7 月 19 日—2011 年 1 月 27 日）：6 个月时间共至门诊就诊 8 次，组方以防己黄芪汤、玉屏风、四物、二至并选加固肾（金樱子、菟丝子、益智仁、桑螵蛸)和消癥散结(桃仁、积雪草、三棱、莪术)等为主,唯应用防己黄芪汤均去甘草,每剂水煎 2 汁,日服 1 汁。泼尼松龙片已逐步撤减至间日服 20mg,环磷酰胺注射液每 3 周静脉滴注 0.6g,累计用量已达 5.6g。此外,盐酸贝那普利片因有干咳反应,已于 2010 年 8 月 9 日停服。目前血压 115/80mmHg,自觉精神好,下肢肿消,血肌酐亦渐降至 76μmol/L→70μmol/L→68μmol/L。面瘫及尿失禁等症亦渐愈,唯尿 Pro+~++,RBC+,SG 1.025。脉细滑,苔薄。仍拟原方案出入。

处方:(1)生黄芪 60g,炒白术 15g,山药 30g,仙灵脾 15g,菟丝子 10g,生、熟地各 15g,杭白芍 30g,当归 10g,川芎 30g,穿山龙 30g,积雪草 30g,15 剂。每剂水煎 2 汁,日服 1 汁。

(2)泼尼松龙片,20mg/次,隔日 1 次。钙尔奇 D 片,600mg/次,隔日 1 次。缬沙坦胶囊,80mg/次,晨服,40mg/次,下午服。生理盐水 250ml＋环磷酰胺注射液 0.4g,静脉滴注 2h,至此环磷酰胺注射液用量已达 6.0g,拟予停用。

十一诊(2011 年 2 月 28 日):血压 110/75mmHg,自觉无不适。今查尿 Pro+,RBC+,SG 1.025。血 WBC 7.7×10^9/L,N 61.7％,HB 120g/L,PLT 267×10^9/L,但 ALT 水平增高(66U/L),可能与以往应用环磷酰胺注射液有关,幸已完成疗程,暂可缓用降肝酶诸药,并继续观察。脉细滑,苔薄。

处方:(1)中药继用原方。

(2)泼尼松龙片、钙尔奇 D 片、缬沙坦胶囊用量用法均同前。

十二至十三诊(2011 年 3 月 28 日—2011 年 5 月 5 日):血压 115/75mmHg,除夜有梦扰外,他无不适。查尿 Pro－~±,RBC+,SG 1.015~1.025。血 WBC 7.6×10^9/L,N 63％,HB 129g/L,PLT 256×10^9/L,ALT 17~19U/L,ALB 45.5g/L,Scr 77~75μmol/L,空腹血糖 4.5mmol/L,餐后 2h 血糖 10.1mmol/L。脉滑,苔薄。治宗原方案,并逐渐撤减激素用量。

处方:(1)生黄芪 60g,炒白术 15g,汉防己 20g,防风 10g,当归 10g,川芎 30g,生地黄 20g,杭白芍 30g,桃仁 10g,积雪草 30g,炒三棱、莪术各 15g,熟大黄 3g,14 剂。每剂水煎 2 汁,日服 1 汁。

(2)泼尼松龙片 15mg/次,隔日 1 次,至 5 月 5 日减量为 12.5mg/次,隔日 1 次。钙尔奇 D 片、缬沙坦胶囊用量用法均同前。

续诊及观察:病情获继续改善,泼尼松龙缓慢减量后,现已停用,在休息状态下,尿 Pro－,RBC 0~1/HP,SG 1.020,Scr 71μmol/L,ALB 40.4g/L,HB 123g/L,偶有餐后血糖水平轻度增高(10~11mmol/L),服阿卡波糖片(25mg/d)便可控制。但在 2014 年 12 月外出 1 个半月,饮食及休息均较放松。2015 年又外出旅游,疲乏时尿蛋白会增多至±~++,休息后改善。2017 年 5 月 17 日复诊:血压 125/80mmHg,自觉并无不适。查尿 Pro－~±,RBC 2~3/HP,SG 1.015~1.020,Scr 72~

78μmol/L(参考值 43～84μmol/L),UA 315μmol/L,ALB 39.4～39.9g/L,TCH 5.70mmol/L,LDL-C 3.68mmol/L(↑),血 WBC 5.19×10⁹/L,HB 134g/L,PLT 268×10⁹/L。体重 51.5kg,脉滑,苔薄净。嘱继服缬沙坦胶囊及白芍总苷胶囊,重视休息及合理的饮食营养,以期带病延年。

按:本例初诊时肾脏病病史至少已在 2 年以上,但未及时进行积极规范的治疗,以致在肾病理检查时,其慢性病损如球性与节段性肾小球硬化已达 66.66%(球性硬化 41.66%,节段性硬化为 25%),肾间质纤维化亦逾 50%,且有多种炎症细胞浸润,提示疾病仍在进一步发展中,这就意味着不仅已失去"未病先防"的机会,而且还失去了"有病早治"的可能。

前医虽未进行肾病理检查,但已应用糖皮质激素与环磷酰胺注射液治疗,若结合以后的肾病理分析,应该还是一种较好的选择,所以未做更动。但在应用泼尼松(30mg/d)不久,便发生类固醇性餐后血糖水平增高;而环磷酰胺注射液的应用在累计用量达 6.0g 时,肝酶水平增高,所幸上述反应均未影响治疗,这与采用中西药、多靶点、联合及序贯治疗的方案有关。在糖皮质激素+环磷酰胺注射液基础上,加用防己黄芪汤,并增入益肾、健脾、养血、行瘀、消癥、散结等中药,同时联用缬沙坦胶囊以拮抗 RAS 活性,结合优质低蛋白及低盐饮食,从 7 年来的病情变化看,应该说病情进展获得了延缓,而且尿蛋白减少,血肌酐下降,这些都是可喜的。

本例中药处方用黄芪、白术、山药、仙灵脾等培补脾肾气血诸药,与破血、消癥的三棱、莪术并用,以消补兼施,对慢性肾病日久,既有虚乏之象,又有肾内微癥积者,即便持续应用较长的疗程,亦未见有消乏真气者。张锡纯在《医学衷中参西录》中亦谓:"愚于破血药中,独喜用三棱、莪术者,诚以其既善破血,尤善调气,补药剂中以为佐使,将有瘀者瘀可徐消,即无瘀者,亦可借其流通之力,以行补药之滞,而补药之力愈大也。"并谓:"参芪能补气,得三棱、莪术以流通之,则补而不滞,而元气愈旺,元气既旺,愈能鼓舞三棱、莪术之力,以消癥积,此所以效也。"故附证于此,仅供参考。

本案例自初诊至十诊,几乎都用防己黄芪汤去甘草,加益气血、行瘀痹、消癥积诸药,这是因为甘草长期或大量服用,可引发或加重水肿,并有助于肝风内动及肾微癥积的形成。观清代魏玉璜所著《续名医类案》中的吴浮先治肿胀案及张隐庵治水肿案,前一案用二陈汤去甘草,加参、姜、桂、苓、大腹皮、车前子等获效;后一案用六君子汤去甘草,加苍、朴、姜、附,先服煎剂,后即以此方为丸,半载后治愈。两案说明古人已体验到水肿应忌用甘草。现代研究提示甘草能潴钠、排钾、升高血压,其机制是甘草甜素及甘草次酸能抑制皮质甾体激素在肝脏的代谢,而增强盐皮质激素的作用所致。此外,亦有研究认为,甘草甜素不仅能抑制肝脏的激素代谢,而且对肾脏局部的醛固酮有强化作用。故亦不利于肾纤维化的治疗,但至今仍有医者长期将甘草加入中药处方,用治慢性肾病及肾性水肿和肾性高血压者,值得重视。

至于缬沙坦、贝那普利等肾素-血管紧张素系统(RAS)拮抗剂,若以中医药视角去认识,若合理应用,则具有益肾、固肾、滋水涵木的作用,所以能保护肾的气阴,有利于肾的封藏,使蛋白、红细胞等人体精微物质从尿中丢失的状况获得改善,且能通过滋水涵木以平抑肝阳,本例治疗获效,亦与此有关。唯近时此类被冠以"沙坦""普利"类的药物发展很快,品种亦多,其作用特点却同中有异,医者需熟悉其药理、效用,始能在应用时得心应手。

▶▶ **病案 15**

肾风病,风湿、肾虚、瘀痹三联证(一)

(IgA 肾病,系膜增生伴局灶节段性肾小球硬化及大型细胞性新月体形成)

王某,女,27 岁。2011 年 9 月 25 日初诊。

病史:2011 年 2 月在无明显诱因下突发肉眼血尿,2 天后肉眼血尿停止,因无其他不适,故未做进一步检查。5 月再次发生肉眼血尿,继后尿蛋白±~+++,红细胞++~+++,就诊于某院泌尿外科,膀胱镜检查无异常发现,但尿检有异形红细胞,乃转来我科就诊,并收住入院。

检查:脉细滑,苔薄,舌淡红。血压 120/70mmHg。扁桃体不肿,心肺、肝脾体检未发现异常,双肾无叩痛,皮肤无紫癜,下肢不肿。尿蛋白+,红细胞+++(异形占 70%),尿蛋白定量 0.3g/24h,Scr 54μmol/L,eGFR 99ml/min,ALT 18U/L,AST 22U/L,ALB 48 g/L,WBC $8.7×10^9$/L,N 50%,HB 134g/L,PLT $330×10^9$/L。B 超提示双肾大小及形态正常。

肾病理:光镜下可见 16 个肾小球,其中 1 个小球大型细胞性新月体形成,3 个小球大型纤维细胞性新月体形成伴 1 个小球节段性硬化及包氏囊断裂,1 个小球节段性纤维细胞性新月体形成,4 个小球包氏囊节段性增厚。冰冻切片 HE 染色可见 10 个肾小球,其中 3 个小球球性硬化,1 个小球大型纤维细胞性新月体形成,其余肾小球病变为弥漫性系膜细胞轻中度增生伴节段性内皮细胞成对,系膜基质轻中度增多。肾间质多灶性纤维化(>25%),多灶性淋巴细胞、单核细胞、浆细胞浸润(>25%),肾小管多灶性萎缩(>25%),肾小管上皮细胞浊肿,颗粒变性+,可见小管炎,蛋白管型+,红细胞管型+,部分小动脉壁增厚伴灶性透明变性。

IF:8 个小球,IgA++~+++系(分枝状)弥,IgG-,IgM+(分枝状)弥,C3++系(分枝状)。

IIF:HBsAg-,HBcAg-。

肾病理诊断：IgA肾病（系膜增生伴球性节段性硬化，新月体形成占19％）。

临床诊断：肾风病，风湿、肾虚、瘀痹三联证（IgA肾病，系膜增生伴局灶节段性肾小球硬化及新月体形成）。

住院时曾用甲泼尼龙注射液，200mg/次，静脉滴注3天；继以泼尼松龙片（25mg/次，每日1次）、来氟米特片（20mg/次，每日1次）、钙尔奇D片（600mg/次，每晚1次）治疗；出院时尿检如前，嘱继续肾病门诊治疗。

初诊（2011年9月25日）：病延七月余，以无症状性尿检异常伴反复发作肉眼血尿为主要表现，脉、舌、苔无特殊改变，但结合肾病理微观辨证，则可见肾络瘀痹及肾内微癥积形成（系膜基质增多、局灶节段性肾小球硬化、包氏囊断裂），且有风湿活动证据（大型细胞性新月体、固有细胞增生及炎症细胞浸润）。又因久病，蛋白、红细胞等人体精微物质从尿液不断泄漏，使肾失封藏，气阴（血）两虚。故病位在肾，病性属因实致虚，虚实兼夹。治拟中西医结合，优势互补，风湿、虚、瘀同治，以防控病势进展。唯因患者近日在知晓肾病理诊断后，出现忧虑多思，夜寐不安，神倦纳少，胸脘痞闷，故拟先予疏理肝脾，兼宁血络为治。

处方：(1)焦白术15g，柴胡10g，杭白芍15g，枳壳10g，丹参15g，广郁金10g，焦山楂15g，陈皮6g，薏苡仁30g，女贞子10g，旱莲草30g，白茅根30g，大、小蓟各15g，7剂。每剂水煎2汁，上下午各服1汁。并告知治病必须医患协作及情志舒畅的重要性。

(2)继服出院所带诸药。

二诊（2011年10月9日）：前方疏肝、和胃、益肾，兼宁络脉，辅以"祝由"之术，使精神、纳食、睡眠显著改善，脉滑苔净，乃予中药固益肾之精气，兼以养血宁络，结合西药小剂量、多靶点防控免疫介导性炎症，亦即防控中医所称之风湿扰肾证候。

处方：(1)生黄芪30g，当归10g，生地黄20g，杭白芍30g，川芎15g，汉防己15g，枸杞子10g，旱莲草30g，桑枝30g，女贞子10g，菟丝子10g，金樱子10g，茯苓30g，7剂。每日1剂，水煎2汁，上下午分服，如无明显不适，则可续服4周。

(2)西药在原方案中加入吗替麦考酚酯胶囊（0.5g/次，每日2次）、厄贝沙坦片（150mg/次，每日1次）。

三诊（2011年11月6日）：一般情况好，但时感胃脘痞满不适。查尿Pro－，RBC＋，SG 1.010。血常规及肝肾功能正常，脉滑，苔薄腻。拟原处方中减去益肝肾等滋腻之品，并减少糖皮质激素用量，增入健脾和胃中药。

处方：(1)生黄芪30g，焦白术10g，山药15g，仙灵脾15g，炒三棱、莪术各15g，焦山楂15g，黄连3g，当归10g，丹参30g，杭白芍30g，白花蛇舌草30g，车前子^(包)15g。先服7剂，每剂水煎2汁，上下午分服。如无不适，继后可于原方中减去车前子，续服10剂，每剂水煎2汁，每日仅服1汁。

(2)泼尼松龙片减量为 25mg/双日和 15mg/单日,交替口服,均于晨 8:00 顿服。

四至八诊(2011 年 12 月 4 日—2012 年 4 月 26 日):2011 年 11 月诊后,先后又复诊 4 次,均诉无不适感。多次查尿 Pro－～±,RBC 1～2/HP。治疗均以黄芪、积雪草、三棱、莪术、大小蓟与四君子汤(去甘草)、四物汤、二至丸、水陆二仙丹加减组方,并逐步递减泼尼松龙片剂量至 15mg/2d。

2012 年 4 月 26 日复诊,自觉精力已日趋充沛,唯大便偏溏,日行一次,尿 Pro－,RBC 3～4/HP,SG 1.020,血 ALT 14U/L,AST 24U/L,ALB 43g/L,Scr 54μmol/L,BUN 4.25mmol/L,UA 212μmol/L。脉细滑,苔薄。续予健脾益肾、养血消癥中药,并减少吗替麦考酚酯胶囊与来氟米特片剂量。

处方:(1)生黄芪 30g,党参 10g,炒白术 10g,茯苓 30g,山药 15g,仙灵脾 15g,焦山楂 15g,当归 10g,白芍 30g,马鞭草 15g,炒三棱、莪术各 15g,积雪草 30g,14 剂。煎服法同前。

(2)继服泼尼松龙片(15mg/次,隔日 1 次)、吗替麦考酚酯胶囊(上午服 0.5g,下午服 0.25g)、来氟米特片(10mg/次,每日 1 次)、厄贝沙坦片(150mg/次,每日 1 次)、钙尔奇 D 片(600mg/次,每晚 1 次)。

后续治疗:患者八诊(2012 年 4 月)后,尿检持续阴性,但至 2013 年 8 月,因风热犯肺(上呼吸道感染:体温 38.5℃,咳嗽、咽痛)而诱发肉眼血尿,继后出现尿 Pro＋,RBC＋＋＋,治疗后尿 Pro 迅速转阴,尿异形红细胞 2 个月后始转阴。2014 年 4 月,又因湿热侵扰胃肠(急性胃肠炎:呕吐、腹泻、脐腹痛,但无发热),诱致尿异形红细胞＋＋,尿蛋白阴性,治疗 2 周后尿红细胞转阴。两次复发的病情均较初起时轻,治疗反应亦好。2015 年 2 月患者妊娠,目前尿检 Pro－,RBC 3～4/HP,SG 1.020。以上提示本病在临床缓解后,若有风热或湿热等外邪侵袭,均可诱使风湿扰肾证候复现,值得警惕和防范。

按:除肉眼血尿外,患者并无自觉不适,一旦肉眼血尿停止,若误认病已"治愈",而疏于进一步检查和治疗,即会致使病情严重,这种现象在临床上实非罕见,因此加强肾脏病防控的科普宣教、提倡识病—辨证—治病/证的综合措施实属必要。

本例仅从宏观层面,通过"四诊"所获得的生命异常现象主要是肉眼血尿,若借助现代科学技术,进行尿常规、尿红细胞形态等检测,则可发现肉眼血尿停止后的显微镜下尿检异常。进一步行肾病理检查,又可获取大量信息,结合中医传统理论进行微观辨证,则风湿、肾虚、络瘀以及肾微癥积等证象均可清晰显现,从这一角度去认识,现代科学技术对中医学术的发展确有很大帮助,所以病证结合,外景与内景结合,宏观与微观结合,使传统医药与现代新知结合,必将大幅提高中医学的临床水平,这亦使我想到先贤章次公先生遗训"发皇古义,融会新知",对"发展中医学术,造福人民健康"的重要意义。

本例既用益肾、养血、行瘀、消癥中药,又用糖皮质激素和吗替麦考酚酯、来氟米特等免疫抑制剂及血管紧张素Ⅱ受体拮抗剂(厄贝沙坦),是否用药太杂、太多?单用中药或西药能否同样获效,这样做有无浪费医药资源?据我的经验和思考,中西药联合应用对某些病例,尤其对临床病理显示既存在慢性病损,又有活动性表现(免疫性炎症)的患者是有益的。因为上述中药具有增强体质、调节免疫、抗氧化损伤、保护血管内皮、抗凝、改善微循环、抗肾纤维化等多种肾保护机制。近年来,人们十分重视急性肾损伤(AKI)的临床意义,而发生在慢性肾脏病基础上的急性肾损伤(AKI on CKD,A/C)亦引起业界的广泛关注,而目前 AKI 的定义是 Scr 浓度升高绝对值>26.5μmol/L(0.3mg/dl),或 Scr 较前升高超过50%,或尿量减少[尿量<0.5ml/(kg·h)时间超过6h]。如果以中医"治未病"的理念去认识,个人认为一旦肾病理发现在慢性肾损害基础上兼有活动的免疫性炎症,那么尽管血肌酐水平尚在正常值内,亦应按慢+急进行处理。例如,本例新月体形成占19%,且有大型细胞性新月体等,便应防微杜渐,既对慢性纤维化病变,又对其急性活动性炎症做出相应处理,始能获得更好的疗效。

患者初诊时,因知悉肾病理诊断较重,心理负担大,出现忧虑多思、夜寐不安、神倦纳少、胸胁痞闷等症,故先予疏肝解郁诸药,并辅以"祝由"之术。其实"祝由"并非巫术,在《素问》成书时,治病就有"祝由"的记载。《灵枢·师传》更谓:"人之情,莫不恶死而乐生,告之以其败,语之以其善,导之以其所便,开之以其所苦,虽有无道之人,恶于不听者乎?"清代名医吴瑭(吴鞠通)在《医医病书》中亦记有:"祝,告也。由,病之所以出也。……吾谓凡治内伤者,必先祝由。盖详告以病所由来,使患者知之而勿敢犯;……或婉言以开导之,庄言以惊觉之,危言以悚惧之,使之心悦诚服,而后可以奏效。予一生治病,得力于此不少。"由此可见,医生不仅需要懂得科学,还需要学习一些社会学、心理学、人学、艺术等知识,与患者密切沟通、合作,才能获得最佳的疗效。

病案 16

肾风病,肾虚、瘀痹、风湿三联证,伴肾微癥积形成

(IgA 肾病,呈肾小球局灶节段性硬化,CKD 3 期)

杨某,男,33岁。2014年4月22日初诊。

病史:2013年2月体检发现尿检异常(Pro+++,RBC+),血肌酐水平增高,波动在142~162μmol/L。继后在浙江及上海的医院诊治,并行肾活检,病理报告

为 IgA 肾病,呈局灶节段性肾小球硬化。服泼尼松片(25mg/d),2 个月后逐步减量,9 个月后停用;并用别嘌醇片降尿酸治疗,服药后尿 Pro 转阴。近日尿检异常又现,且 Scr 及 BUN 虽有降低,但仍高于正常值,体重亦减轻 5kg,感腰酸困乏,故转诊于我科。

检查:一般情况好,血压 110/70mmHg,心肺听诊无异常发现,腹软,肝脾未及,肾无叩痛,颜面、腰背、下肢均无凹陷性水肿。脉细而数,苔薄。尿常规 Pro+++,RBC++,WBC 0~1/HP,SG 1.020,血 WBC $5.5×10^9$/L,N 52.5%,HB 119g/L(↓),PLT $193×10^9$/L,血 ALT 17U/L,AST 23U/L,ALB 43.6g/L,Scr $123\mu mol$/L(参考值 59~$104\mu mol$/L),BUN 8.57mmol/L(参考值 2.10~7.90 mmol/L),UA $552\mu mol$/L(↑),血脂全套及血电解质均正常。

借阅肾病理片:见肾小球 32 个,15 个肾小球球性硬化,5 个肾小球节段性硬化,2 个肾小球毛细血管袢与包氏囊粘连,1 个肾小球可见小纤维细胞性新月体形成,余肾小球毛细血管袢开放,部分系膜细胞轻度增生伴细胞基质轻度增多,肾小管间质病变中度(约 50%),灶性纤维增生,中度灶性炎症细胞浸润(以单核细胞、淋巴细胞、浆细胞为主),肾小管中度灶性萎缩。部分小叶间动脉内膜增厚、纤维化、管腔狭窄。免疫荧光示:IgA+++,C3+++,在系膜区呈团块状沉积。电镜示肾小管上皮细胞空泡变性。

病理诊断: IgA 肾病,肾小球局灶节段性硬化。

临床诊断:肾风病,肾虚、瘀痹、风湿三联证(IgA 肾病,呈肾小球局灶节段性硬化,CKD 3 期,高尿酸血症)。

初诊(2014 年 4 月 22 日):病延年余,偶感腰酸困乏,但无其他不适,尿检蛋白+++,红细胞++。此系肾失封藏所致,究其原委,实与风湿扰肾相关。前医用糖皮质激素等慢作用抗风湿药曾使尿常规转阴,实有利于延缓病情之进展。血肌酐虽已降至 $123\mu mol$/L,但应考虑降低的部分可能与体重下降 5kg 有关。结合肾病理所见,可知风湿已与瘀痹相互胶结,形成正虚邪实之肾内微型癥积,使有效肾单位减少,而局灶节段性硬化之肾单位增多,使肾的体用两伤,虚实兼夹。脉细且数,苔薄。治宜消补兼施,体用兼顾,药疗与食疗并重。

处方:(1)生黄芪 45g,炒党参 10g,炒白术 10g,山药 15g,仙灵脾 15g,菟丝子 10g,金樱子 10g,女贞子 10g,旱莲草 30g,积雪草 30g,桃仁 10g,熟大黄 3g,14 剂。每剂浓煎 2 汁,上下午分服。

(2)氯沙坦钾片,50mg/次,每日 1 次。别嘌醇片,0.1g/次,每晚 1 次。碳酸氢钠片,1.0g/次,每日 3 次,于餐后 1.5h 服。

(3)优质低蛋白、低嘌呤饮食+复方 α-酮酸片(4 片/次,每日 3 次,于餐中吞服),忌食牛肉,并建议去肾科营养门诊详细咨询。

二诊(2014 年 6 月 19 日):药后体力自觉增强,血红蛋白有所升高,血肌酐及尿酸续有下降,无其他明显不适症状。血压 120/90mmHg。尿 Pro－,RBC 1～3/HP,WBC 0～1/HP,SG 1.020,Scr 109μmol/L(↑),BUN 8.68mmol/L(↑),UA 329μmol/L,ALB 43.6g/L。血常规:WBC 4.7×10^9/L,N 52.2%,HB 123g/L,PLT 153×10^9/L。脉细,仍偏数,苔薄。宗原方出入。

处方:(1)生黄芪 45g,炒党参 10g,炒白术 10g,山药 15g,金樱子 10g,菟丝子 10g,女贞子 10g,丹参 30g,炒三棱、莪术各 15g,桃仁 10g,积雪草 30g,熟大黄 3g,14 剂。煎服法同前。

(2)氯沙坦钾片 50mg/次,每日 1 次。美托洛尔缓释片,23.75mg(1/2 片)/次,每日 1 次。别嘌醇片,0.1g/2 次,隔日 1 次。碳酸氢钠片,0.5g/次,每日 3 次,于餐后 1.5h 吞服。

(3)饮食宜忌同前。

三诊(2014 年 7 月 15 日):近日饮食稍放宽,自觉无不适,血肌酐已降至正常参考值内。血压 106/70mmHg。尿 Pro－,RBC 0～1/HP,WBC 0～1/HP,SG 1.015。血常规:WBC 5.2×10^9/L,N 52.2%,HB 120g/L,PLT 135×10^9/L,Scr 96μmol/L(正常参考值 59～104μmol/L),ALB 43.9g/L。脉转细滑,但不数,苔薄。再拟原方加减。

处方:(1)生黄芪 45g,炒党参 10g,炒白术 10g,山药 15g,仙灵脾 15g,菟丝子 10g,金樱子 15g,枸杞子 10g,丹参 30g,积雪草 30g,桃仁 10g,炒三棱、莪术各 15g,14 剂。每剂水煎 2 汁,日服 1 汁。

(2)续服氯沙坦钾片等药物。

续诊(2014 年 8 月 13 日—2015 年 6 月 22 日):在此期间,共先后门诊 9 次,除 2015 年 2 月有咳嗽,咽痛不适,经对症处理好转,其他均无不适。每月查尿常规均为正常,尿蛋白定量为 0.115g/24h,Scr 93μmol/L,BUN 6.75mmol/L,故在 2014 年 8 月美托洛尔缓释片减量为 11.88mg(1/4 片)/次,每日 1 次,2014 年 12 月开始复方 α-酮酸片逐步减量为 3 片/次及 2 片/次,每日 3 次,至今尿常规及肾功能均正常。

按:本例在 2013 年 2 月体检发现尿检异常及肾功能损伤(Scr 及 BUN 水平增高),肾活检示 IgA 肾病,其中局灶节段性肾小球硬化占比为 62.5%,小管间质损伤占比为 50%。应用泼尼松片(25mg/d),2 个月后缓慢撤减,9 个月后停药,曾经一度尿蛋白转阴,血肌酐水平虽有下降,但一直高于正常值,且体重下降 5kg。我科初诊时,尿蛋白＋＋＋,红细胞＋＋,血肌酐亦高于正常值。

转来我科门诊治疗后,根据肾病理显示的异常现象,从宏观与微观的角度,运用中医学理论指导辨证,认为是风湿与瘀痹相互胶结形成的肾内微癥积,进而导致肾的体用两伤,虚实兼夹。因此,采用消补兼施、体用兼顾、药疗与食疗并举的治疗措施,结果三诊后,在原有疗效基础上使肾功能获得进一步改善,Scr 持续降至正常值内,血尿酸亦恢复正常,体重稳定,精神面貌及状态均获好转。

IgA 肾病存在免疫炎症活动,中医认为此类病证由风湿扰肾所致,《内经》则称"肾风"。此时,应用糖皮质激素确有良好疗效,不仅能消除或减轻蛋白尿症状,且肾功能可望获得改善,但在肾小球球性硬化和节段性硬化较多时,疗效往往会受到影响,若与益肾、行瘀、消癥中药,以及 ACEI/ARB 等药物协同治疗,则会取得较之单用中药或单用西药更好的疗效。在"十一五"期间,由我科领衔,有全国 13 家三甲中、西医院肾科参与的一项多中心、前瞻性、双盲、随机对照研究,亦证实上述观点的正确性。本案例的临床实践,则又一次获得了验证。

此外,还应注意,本例肾病理表现的"内景",与治疗后尿检恢复正常,血肌酐异常亦获改善等"外景"并不匹配,所以医者、患者切不可对"外景"的表现持过分乐观态度,并因此放松警惕,致疾病在"寂静"状态下发展。临床上此类现象并非罕见,因为事物的变化由内而外,由局部微观变异发展至可以一望而知的"外景"改变,这是一个渐进的过程。所以,必须重视后续治疗与养护,防患于未然,始为万全之策。

▶▶ 病案 17

肾风病,风湿、肾虚、瘀痹三联证(二)

（局灶节段性肾小球硬化,难治性肾病综合征）

王某,女,14 岁。1997 年 11 月 6 日初诊。

病史:1992 年出现全身浮肿,尿现蛋白,反复至今,当时尿检蛋白＋＋＋＋,红细胞＋＋～＋＋＋,诊断为肾病综合征。曾在多家医院诊治,使用激素等药 1 年余,效果不著。1997 年 3 月又住入某医院儿科,调整泼尼松片为 60mg/d,共 8 周,以后逐步减量至 35mg/d。1997 年 8 月泼尼松片量为 60mg/2d,然后每 2 周减 5mg,直至 45mg/2d;环磷酰胺注射液每 3～4 周静脉给药 0.4g,总量已有 4.6g。但尿蛋白未减少。以后泼尼松片又增量为 50mg/2d,雷公藤多苷片 20mg/次,每日 3 次。9 月 23 日泼尼松片又增量至 90mg/2d,并不规则应用健脾渗湿等中药处方。但患者自发病至今,尿蛋白一直为＋＋＋～＋＋＋＋,偶见＋＋,从未缓解,故转来我科诊治。

检查:脉滑,苔薄腻。血压 90/60mmHg。下肢有可凹性水肿,尿蛋白＋＋＋,红细胞＋＋,白细胞 7～8 个/HP,血总蛋白 49g/L,白蛋白 27g/L,胆固醇 6.52mmol/L,甘油三酯 6.10mmol/L,血肌酐 62μmol/L,内生肌酐清除率 85ml/min。尿微量蛋白检测:ALB 860.1mg/L,IgG 230mg/L,α_1-MG 76.9mg/L。

肾病理：仅见 4 个肾小球，其中 1 个小球球性硬化、1 个小球节段性硬化伴球囊粘连，其余小球病变为局灶节段系膜细胞轻中度增生、系膜基质轻中度增多。肾间质灶性纤维化（<25%），灶性淋巴细胞、单核细胞浸润（<25%），肾小管灶性萎缩（<25%），小血管未见明显病变。

IF：3～4 个肾小球，IgA－，IgG＋＋系（分枝状），IgM＋＋系（分枝状），C3－。

免疫组化：HBsAg－，HBcAg－。

病理诊断：局灶节段性肾小球硬化。

临床诊断：肾风水疾，风湿、肾虚、瘀痹三联证（局灶节段性肾小球硬化，难治性肾病综合征）。

初诊（1997 年 11 月 6 日）：肾风之病，源于《内经》，乃风湿病邪侵扰藏精、主水、司开阖的肾藏，使肾乏藏精之能，又使肾窍开阖失宜，则致精微泄漏、尿少、水肿。病延五年，致虚、致瘀，亦在情理之中。所幸患者年少，而脉呈滑象，正气伤伐尚处于可治不可治之间，宜医患配合默契，调理脾肾气血，祛除风湿病邪，中西药合用以增效减毒为治。

处方：(1)生黄芪 45g，炒白术 10g，仙灵脾 15g，菟丝子 10g，金樱子 10g，当归 10g，生、熟地各 15g，杭白芍 30g，川芎 15g，汉防己 15g，防风 10g，稀莶草 30g，7 剂。每剂水煎 2 汁，上下午分服。

(2)继服泼尼松片，90mg/次，隔日 1 次，晨 8:00 顿服。双嘧达莫片，50mg/次，每日 3 次。硫糖铝片，0.75g/次，每日 3 次。钙尔奇 D 片，300mg/次，每晚 1 次。上药服后如无不适及其他夹杂病情，可继服 2～3 周后复诊。

二诊（1997 年 11 月 30 日）：前方予防己黄芪汤、玉屏风、四物汤合方，并加固涩肾精之品，同时继服泼尼松片（90mg/2d）。观察近月，患者除感夜寐难入睡外，仍晨际面浮，傍晚足肿，尿蛋白＋＋＋，红细胞 2～4/HP，血压 90/60mmHg，苔脉如前。追溯既往，泼尼松先后已用 2 年余，且联合环磷酰胺注射液及雷公藤多苷片等慢作用抗风湿药（免疫抑制剂），仔细推敲，其间病、证、药相互对应，似无谬误。因此，治则无需更动，药物则宜增删，但碍于经济条件，他克莫司、环孢素 A、吗替麦考酚酯等均因价格不菲，病者难以承受，不得已选用吲哚美辛试治之，但须谨慎观察，以防控其不适反应。中药仍宗原方出入。

处方：(1)生黄芪 60g，仙灵脾 15g，生地黄 20g，女贞子 10g，丹参 30g，川芎 30g，鸡血藤 15g，桃仁 10g，积雪草 30g，桑枝 30g，薏苡仁 30g，炒酸枣仁 15g，14 剂。每剂水煎 2 汁，上下午分服。

(2)泼尼松片，85mg/次，隔日 1 次。吲哚美辛片，25mg/次，每日 3 次。双嘧达莫片及硫糖铝片等用量用法同前。

三诊（1997 年 12 月 27 日）：患者 12 月 14 日未挂上号，当地查尿蛋白＋＋＋，血肌酐 61μmol/L,来电咨询,嘱其可继服原中西药 2 周。今日复诊,诉尿泡沫有减少迹象,夜寐较前改善。复查尿蛋白＋＋,红细胞 1～2/HP。脉滑,苔薄。乃续予原中西处方,并增加钙尔奇 D 片用量为 600mg/d,继续观察。

四诊(1998 年 2 月 21 日):精神及情绪均好,下肢不肿。2 月 7 日当地查尿蛋白＋,白细胞 1～2/HP,红细胞－。今日我院复查,尿蛋白已首次阴转,血肌酐61.9μmol/L,尿素氮及尿酸亦在正常值内。脉细滑,苔薄净。继服原中西药处方,嘱仍宜重视休息及饮食调控。

五诊(1998 年 3 月 21 日):近日便溏,日行一二次。无腹痛,尿检蛋白阴性,全身均无水肿。脉滑,苔薄。用药拟稍予增减。

处方:(1)生黄芪 45g,山药 20g,炒苍、白术各 15g,茯苓 30g,仙灵脾 15g,金樱子 10g,煨木香 10g,焦山楂 15g,杭白芍 30g,当归 6g,川芎 15g,薏苡仁 30g,14 剂。每剂水煎 2 汁,上下午分服。便溏改善后可减去木香、山楂继服。

(2)泼尼松片,80mg/次,隔日一次。吲哚美辛片,25mg/次,每日 3 次。双嘧达莫片,50mg/次,每日 3 次,钙尔奇 D 片,600mg/次,每晚 1 次。硫糖铝片,0.75g/次,每日 3 次。

六诊(1998 年 6 月 13 日):患者在 4 月 18 日偶感风热,有鼻塞、咽痒、音哑,并致夜寐欠安,当时尿检蛋白＋,红细胞 0～1/HP。经增加饮水,内服桑菊饮后改善。4 月 26 日复查,尿蛋白定量 0.15g/24h,内生肌酐清除率 71.5ml/min。今日复查,尿蛋白±,红细胞 0～1/HP,他无不适,脉滑,苔薄,示病情有明显好转,但仍欠稳定,唯泼尼松应用已久,可谨慎减量。

处方:(1)生黄芪 45g,山药 20g,仙灵脾 15g,金樱子 10g,丹参 15g,杭白芍30g,川芎 15g,积雪草 30g,14 剂。每剂水煎 2 汁,混匀,日服 1 汁,另 1 汁放入冰箱,次日煮沸后服。

(2)泼尼松片,70mg/次,隔日 1 次。钙尔奇 D 片,600mg/次,每晚 1 次。吲哚美辛片,25mg/次,每日 3 次。替普瑞酮胶囊,50mg/次,每日 3 次,餐后服。

七至十四诊(1998 年 7 月 4 日—1999 年 2 月 6 日):近 7 个月来,自觉无不适症状,尿常规均为阴性,泼尼松用量大致每月减少 5mg,至 1999 年 1 月 9 日已减为40mg/2d。2 周前曾有便溏,日行一次,偶有少腹隐痛,2～3 天后缓解。今查 Scr54μmol/L,BUN 4.7mmol/L。脉细滑,苔薄。西药仍予原方案治疗,中药拟调补脾肾气血为主。

处方:(1)生黄芪 45g,山药 15g,仙灵脾 15g,当归 6g,杭白芍 30g,川芎 15g,陈皮 6g,14 剂。每剂水煎 2 汁,日服 1 汁。

(2)泼尼松片,40mg/次,隔日 1 次,晨顿服。钙尔奇 D 片 600mg/次,每晚 1次。吲哚美辛片,25mg/次,每日 3 次。替普瑞酮胶囊,50mg/次,每日 3 次。

十五至二十五诊(1999 年 2 月 27 日—2000 年 3 月 18 日):自 1999 年 1 月 9 日泼尼松减量为 40mg/2d 后,1 月内尿检仍阴性;又半个月后,尿蛋白复升至＋,又调整泼尼松量为 50mg/2d;直至 1999 年 11 月底,尿蛋白一直波动在＋～±,且多数为＋。曾加用小剂量雷公藤多苷片(10mg/次,每日 2 次)。却无助益。11 月 20 日,有咽痛、鼻塞、不发热,扁桃体亦无红肿,但尿蛋白却飙升至＋＋＋,1 周后又回落至＋,血压一直稳定在 90～100/60～70mmHg。在此期间,除咽痛时加服冬凌草片外,中西药基本按原方案坚持服用。近日尿检蛋白±,红细胞 0～1/HP,白细胞－,尿比重 1.025。舌淡,苔根白腻,脉细,提示有脾湿困扰,宜加关注。吲哚美辛嘱停服 1 周后继服。

处方:(1)生黄芪 15g,炒苍术 10g,茯苓 30g,薏苡仁 30g,仙灵脾 15g,厚朴 6g,陈皮 6g,5 剂。每剂水煎 2 汁,上下午分服。待白腻苔消除后,生黄芪改用 60g,另加山药 20g 及四物汤(当归 6g,白芍 30g,川芎 30g,生地黄 20g),上为 1 剂处方量,每剂水煎 2 汁,日服 1 汁。

(2)泼尼松片,50mg/次,隔日 1 次。吲哚美辛停服 1 周后,仍以原剂量服用。依替磷酸二钠片,200mg/次,每日 2 次,14 天(每 3 个月服依替磷酸二钠片 14 天,继服钙尔奇 D 片 76 天)。

二十六至三十二诊(2000 年 4 月 10 日—2000 年 9 月 27 日):近 5 个月来无自觉不适,仅在 6 月 10 日前后,因学习紧张,夜间少寐,出现一次尿蛋白＋＋,其余均为－～±,血 WBC 6.9×10⁹/L 为 6.9×10^9/L,N 57%,HB 130g/L,PLT 217×10⁹/L,Scr 65.8μmol/L,Ccr 82.7ml/min。故泼尼松逐渐减量,4 月 10 日为 40mg/2d,5 月 6 日为 35mg/2d,8 月 24 日为 30mg/2d,9 月 27 日为 25mg/2d。在 8 月 24 日至 9 月 27 日间,连续尿检 3 次,均为阴性。吲哚美辛已逐步撤停。苔脉均和。中药予黄芪仙灵脾四物汤(生黄芪 30g,仙灵脾 10g,当归 6g,白芍 30g,川芎 30g,生地黄 20g),每剂煎 2 汁,日服 1 汁。

后记:此后患者未再门诊,因未预留联系电话,以致失联。直至 2012 年 8 月,时隔 12 年后,患者又来门诊,诉说 2000 年 9 月后,因当地多次查尿、血常规,均为正常,自觉亦无不适,所以逐渐减停中西药,且在 2009 年结婚。此次就诊乃因夜寐欠安,以及欲咨询有关生育等事项。经查:血 WBC 6.9×10⁹/L,N 60.1%,HB 134g/L,PLT 264×10⁹/L;血 ALB 42.9g/L,Scr 69μmol/L;尿 Pro－,RBC 0～1/HP,SG 1.025,尿蛋白定量 0.17～0.25g/24h,尿 ALB/Cr 0.056～0.099mg/(mg·cr)[参考值 0～0.030mg/(mg·cr)]。乃予中药调理,后生育一男童。2015 年 10 月 10 日产后查尿 Pro－,RBC 2～3/HP,WBC 0～1/HP,SG 1.020,尿蛋白定量 0.17g/24h。

按:本例诊断由于肾病理检查仅获 4 个小球,虽然病理诊断为局灶节段性肾小球硬化症（FSGS），但只能认为是"初步的"和"仅供参考"，结合临床的"三高一低"，以及糖皮质激素与免疫抑制剂（环磷酰胺）治疗多年，仍无一次尿检转阴，则难治性肾病综合征的诊断明确，且 FSGS 的诊断可能性亦显著增加，只可惜患者未同意重复肾活检。

关于中医诊断则较明确，系肾风病，风湿、肾虚、瘀痹三联证。

对于风湿，中西医有很多相似的共识，如糖皮质激素及免疫抑制剂既治肾病综合征，亦能治风湿科的多种疾病，且有学者将此类药物称为慢作用抗风湿药。而《金匮要略》的防己黄芪汤亦既治风湿，又治肾风和风水。至于肾虚〔肾气阴（血）虚〕证、瘀痹（肾络瘀痹）证的内涵，亦有很多相似之处，如肾络瘀痹证与肾内血流动力学改变，血黏度增高，微血栓及微循环障碍等相似，肾气阴（血）虚证与功能健全的肾单位减少、肾功能减退有一定相关性。两者只是宏观与微观，以及表达方式、确认依据、认识深度、作用强度、量化精度有所不同罢了。因此，本例在治疗上，中西药可以互为借鉴、协调和分工，以发挥各自之长。为此，在祛风湿方面选用了西药，而补肾虚、行瘀痹则侧重于中药。

鉴于患者对常用的慢作用抗风湿药的敏感性差，有的患者因无法承受经济负担而放弃治疗，这促使我们想及在 20 世纪 70 年代治疗肾病曾流行一时，后因其肾毒性而被搁置的吲哚美辛。吲哚美辛属于非甾体抗炎药（NSAID）。文献报道，使用 NSAID 的患者急性肾损伤（AKI）的发病率较未使用的患者高 3 倍多，NSAID 相关性 AKI 占所有 AKI 的 7%，占药物相关性 AKI 的 35%。而在 NSAID 中，又以吲哚美辛最易诱发 AKI。

此外，研究还发现，年龄大于 65 岁的老年人使用 NSAID，其 AKI 的发病率较正常人群高 58%。肾功能正常的类风湿关节炎（RA）患者长期服用 NSAID，并不会诱导其肾功能恶化；但是对于 CKD 4—5 期的 RA 患者，长期慢性使用 NSAID 会导致其肾功能恶化。

目前有关 NSAID 引起肾损害的机制虽未完全阐明，但已知肾脏前列腺素（PG）合成受抑制是其主要原因之一，此时可引起：①血流动力学紊乱介导的 AKI，如缺血性急性肾小管坏死（acute tubual necrosis，ATN），使肾脏入球小动脉收缩或出球小动脉扩张，肾血流量减少，肾小球内压减低；②免疫紊乱介导的 AKI，如急性间质性肾炎（acute interstitial nephritis，AIN），其机制可能与 NSAID 促进花生四烯酸（arachidonic acid，AA）生成白三烯，激活辅助性 T 细胞，进而介导的免疫反应有关。

因此，为预防 NSAID 引发 AKI，我们应注意以下事项：①老年人避免使用。②肾功能不全，CKD≥3 期者忌用；慢性高血压及动脉粥样硬化症者慎用。③不与 ACEI/ARB 及强力利尿剂同时使用。④肾缺血及血容量不足者避免使用。⑤与糖皮质激素同时应用,可能降低 AIN 的发生率。⑥使用 NSAID 时,应尽可能应用最小的有效量维持。⑦使用时,应及时、定期监测血压、血容量、血肌酐及肾小球滤过率的变化。⑧一旦出现不良反应,必须及时停药,并予以有效处置。

本例患者年仅 14 岁,诊断为难治性肾病综合征,结合肾病理诊断为 FSGS,未用吲哚美辛前,持续 5 年之久,尿蛋白一直徘徊在＋＋＋～＋＋＋＋,仅偶见一次＋＋,从未缓解。自 1997 年 11 月 30 日开始,在原激素应用基础上加用吲哚美辛片(25mg/次,每日 3 次),4 周后尿蛋白减为＋＋;至 2 月 7 日尿蛋白首次出现阴性,此后尿蛋白基本波动在阴性、±和＋之间;直至 2000 年 9 月,尿常规连续阴性 3 次后失联。2012 年又来复诊,始知失联后不久,已逐步停用所有药物,病情稳定。2009 年结婚,现已生育一男童。

总结本例应用吲哚美辛片获效,且无不良反应出现,主要得益于:①年轻;②伍用糖皮质激素与益肾、养血、行瘀中药,此类药物(生黄芪、仙灵脾、汉防己、当归、川芎、白芍、生地黄等)经现代药理学研究,确具多靶点护肾机制;③肾功能正常;④重视和保护肾脏血流动力学稳定。但对于难治性肾病综合征,持续应用吲哚美辛片,毕竟只是少见的无奈之举。

▶▶▶ 病案 18

肾风病,肾虚、瘀痹、风湿、肝风内动、溺毒内留五联证,伴肾内微癥积形成,油面风

(局灶节段性肾小球硬化,CKD 3～4 期;面部粟粒样狼疮)

刘某,女,54 岁。1999 年 8 月 23 日入院。

病史:下肢水肿,尿多泡沫 4 个月,尿检有蛋白及异形红细胞,伴血肌酐水平增高。既往有高血压 4～5 年,时感头晕,但未行尿常规及相关检查。一直服用氨氯地平片降压,血压稳定。1 年前面颊部出现丘疹,呈粟粒状,不瘙痒,曾在省、市级医院行两次病理活检,均诊断为粟粒样狼疮。应用泼尼松片及雷公藤多苷片,但效不显著。

体格检查:一般状况尚好,血压 130/80mmHg,有贫血貌,扁桃体不肿大,面颊部丘疹淡红色,粟粒样。其余心、肺、肝、脾无异常,肾区无叩痛,下肢水肿,按之有凹陷。脉弦滑,苔薄,舌偏淡。

实验室检查:尿蛋白＋＋,异形红细胞＋＋,血 WBC 5.9×10^9/L,N 70%,HB 90g/L,Scr 173μmol/L(参考值 44～134μmol/L),BUN 10.3mmol/L,Ccr 29.9ml/min,尿渗透压 565mOsm/(kg·H_2O),血 IgG_2 350mg/dl(↑),IgM 305mg/dl,血 ANA＋、抗 Sm 抗体、抗 ds-DNA 抗体及其他免疫指标均阴性,乙肝三系阴性。

肾病理：共获 33 个小球，其中 20 个肾小球球性硬化，3 个节段性硬化，2～3 个包氏囊增厚，其余小球节段性系膜细胞轻中度增生，间质轻中度纤维化，多灶性淋巴细胞、单核细胞浸润，小管轻度萎缩，个别小血管透明变性。免疫荧光示：IgA＋，IgM＋＋。

病理诊断：局灶节段性肾小球硬化症（球性和节段性硬化小球占 69.7％）。

临床诊断：①肾风病，肾虚、瘀痹、风湿、肝风内动、溺毒内留五联证，伴肾内微癥积形成（局灶节段性肾小球硬化，CKD 3—4 期）。②油面风（面部粟粒样狼疮）。

处方：(1)尿毒净 1 号胶囊（院内制剂，系核桃壳制成的药用活性炭），3 粒/次，每日 3 次；尿毒净 2 号胶囊（院内制剂，主要成分为中药大黄），2 粒/次，每日 3 次；中药结肠灌洗，每周 2 次。

(2)盐酸贝那普利片，5mg/次，每日 1 次。

(3)低脂、低盐、优质低蛋白饮食＋复方 α-酮酸片（4 片/次，每日 3 次）。

患者经诊治后于 1999 年 10 月 23 日好转出院，当时水肿减轻，尿常规转阴，血肌酐 163μmol/L，面部仍有粟粒样丘疹，血压波动于 120～130/70～80mmHg。嘱继续肾内科门诊。

初诊（1999 年 11 月 26 日）：病延多年，近时病情转重，致尿少、水肿，且从肾病理及肾功能微观辨证可知呈现体用两伤趋势，住院治疗后尿常规阴转，然血肌酐仍高，且面颊部仍有多数红褐色、半透明状丘疹及结节。脉弦滑，苔薄腻。详审病证，前者乃肾风，后者为油面风，皆由风湿侵袭所致。前者病位在肾，肾乃先天之本，精之所处，司开阖而主水，风湿扰肾，可致尿少、水肿、尿中精微下泄，其头晕、脉弦、血压增高等肝风证，实亦因肾风而起，只因病证隐匿未被觉察耳。故治疗重点当责之肾风，拟融中西医之长，以糖皮质激素拮抗风湿病邪以澄源，中药益肝肾、调脉络以复本，更加复方积雪草方消癥泄浊治之。

处方：(1)生黄芪 30g，仙灵脾 15g，生地黄 20g，女贞子 10g，丹参 15g，赤、白芍各 15g，茯苓 30g，薏苡仁 30g，积雪草 30g，桃仁 10g，熟大黄 10g，14 剂。每日水煎 2 汁，上下午分服。头汁需在水沸后续以文火煎 30min，若大便稀，且每日多于 2 次，宜减熟大黄量至 3～6g/d。

另加三七总苷片 4 片，分 2 次吞服。

(2)泼尼松龙片，60mg/次，隔日 1 次（晨 8:00 吞服）。钙尔奇 D 片，600mg/次，每晚 1 次。盐酸贝那普利片，5mg/次，每日 1 次。

(3)低盐、优质低蛋白饮食＋复方 α-酮酸片（2 片/次，每日 3 次），于进餐中间吞服。

二诊（1999 年 12 月 21 日）：水肿渐消，复查血肌酐 140μmol/L（↑），尿素氮 12.6mmol/L（↑），自觉偶有腰酸，耳鸣，夜尿。脉弦滑，苔薄根腻。仍宗原方案再进。

三至四诊(2000 年 1 月 11 日及 2000 年 2 月 10 日):病情续有改善,尿常规仍阴性,贫血好转,但血脂水平增高,TCH 7.45mmol/L(↑),TG 2.70 mmol/L(↑),LDL-C 4.64 mmol/L(↑),血 WBC 8.0×10⁹/L,N 59.5%,HB 118g/L,PLT 209×10⁹/L。脉细弦,苔薄。于三诊时开始泼尼松龙片减量(50mg/2d),另加普伐他汀钠片(10mg/d)以降脂。中药仍予原方续服,并嘱低脂饮食。

五诊(2000 年 2 月 22 日):糖皮质激素(泼尼松龙 60mg/2d→50mg/2d)已服 84 天,纳食增加,无水肿及夜尿,仍偶有耳鸣,尿 Pro—,RBC 0~1/HP,SG 1.025,Scr 117μmol/L(参考值 44~134μmol/L),BUN 10mmol/L,ALB 50g/L,TCH 5.40mmol/L,TG 2.2mmol/L。脉细弦滑,苔薄,舌淡红。中药拟生黄芪合六味地黄丸及积雪草 1 号方加减。

处方:(1)生黄芪 30g,山药 15g,生、熟地各 15g,炒山茱萸 10g,牡丹皮 10g,丹参 10g,生龙、牡^(各·先)30g,积雪草 30g,桃仁 10g,熟大黄 6g(熟大黄煎服法同前)。

三七总苷片 2 片/次,每日 2 次,另吞。

(2)停用普伐他汀钠片,改鱼油降脂丸(4 粒/次,每日 3 次),其余西药及饮食营养管理同前。

六诊(2000 年 3 月 14 日):近周偶感风热,咳嗽、咽痛、有痰,幸未发热,查 Scr 94μmol/L,BUN 14mmol/L(↑),UA 433μmol/L,血 WBC 11.3×10⁹/L,N 74.3%,HB 113g/L,PLT 176×10⁹/L。脉滑,苔薄微黄。中药暂予玉屏风散增入清宣肺气、止咳化痰之品,西药仍按原方案继服。

处方:(1)生黄芪 15g,炒白术 10g,防风 10g,茯苓 30g,辛夷^(包)10g,蝉蜕 6g,忍冬藤 30g,连翘 30g,黄芩 30g,白茅根 30g,生甘草 3g,7 剂。每剂水煎 2 汁,上下午分服。待外感风热消除,继服原五诊之中药处方。

(2)西药同前。

七至九诊(2000 年 4 月 9 日、4 月 25 日、5 月 16 日):精神续感好转,体重增加 1kg,血压一直趋于稳定状态(血压 125~140/74~80mmHg),Scr 浓度波动于 110~123μmol/L,BUN 8.7mmol/L,尿常规阴性,但血脂水平仍有增高现象,可能与应用糖皮质激素有关(泼尼松龙自 1999 年 11 月 26 日至 2000 年 4 月 25 日,用量 60mg/2d 减至 50mg/2d,已足 5 个月),自 4 月 26 日起减量为 40mg/2d。中药仍予益肾、养血、行瘀、消癥积为治。

处方:(1)生黄芪 30g,生地黄 15g,女贞子 10g,杜仲 10g,仙灵脾 10g,丹参 10g,川芎 30g,积雪草 30g,桃仁 10g,焦山楂 15g,茯苓 30g,熟大黄 6g。七诊后,每剂水煎 2 汁,日服 1 汁。

另服三七总苷片,2 片/次,每日 2 次。

（2）泼尼松龙片，40mg/2d，晨8：00顿服。盐酸贝那普利片，10mg/次，每日1次。钙尔奇D片，600mg/2d。辛伐他汀片，20mg/次，每晚1次。

（3）饮食营养管理同前。

续诊与随访：患者自1999年开始，至2017年初，持续随诊观察17年，重点是应用小剂量、长疗程的糖皮质激素及血管紧张素转换酶抑制剂（ACEI）或血管紧张素Ⅱ受体拮抗剂（ARB），以控制免疫介导性炎症（风湿性炎症），拮抗肾素-血管紧张素系统（RAS）的异常活化，结合中药益肾、养血、行瘀、消癥积和重视饮食营养管理，经多途径联合治疗，促成慢性肾损伤获得优异疗效。

在17年的随诊观察中，仅2002年年底、2007年2月及2012年12月三次因咽痛、咳嗽、痰黄，或因皮肤过敏，使Scr反弹攀升（117μmol/L→135μmol/L→147μmol/L→157μmol/L→168μmol/L→172μmol/L），但经中西药辨病与辨证处理，均使Scr再度下降。最近随诊，患者但觉口干，在劳累时，傍晚有下肢轻度浮肿，脉弦细滑，苔薄，尿Pro－，RBC－，WBC 3～5/HP，血WBC 7.2×10^9/L，N 57.4%，HB 117g/L，PLT 246×10^9/L，血ALT 19U/L，ALB 42.7g/L，TG 2.62mmol/L，UA 429μmol/L，Scr 107μmol/L。目前，中药仅间断服用生黄芪、四物汤、二至丸及复方积雪草方加减；西药仅服用甲泼尼龙片（2mg/d）、骨化三醇软胶囊（0.25μg/d）、盐酸贝那普利片（5mg/d）；给予低盐、优质低蛋白饮食＋复方α-酮酸片。

按：本例血压增高、尿检异常、下肢水肿、血肌酐水平增高、内生肌酐清除率及尿渗透压降低、肾病理显示肾小球球性硬化与节段性硬化占69.7%，说明在初诊时其慢性肾损伤已甚严重，经治后尿检转阴，血压平稳，肾功能亦获较好恢复，甚至Scr水平逆转至正常阈值以内，从而延缓疾病进展，至今已17年，说明整合中西医药各自的优势，确是提高疗效、造福患者的措施。

回顾本例的诊治过程，提示即使在肾病理硬化小球已达70%，而尚存的30%左右肾单位仍处于固有细胞增生及炎症细胞浸润的免疫性炎症状态，以中医微观辨证的角度审视，亦即其病变是在慢性化基础上存在风湿活动（或肾微癥积形成的基础上，仍存有风湿活动），此时若在祛除外因的基础上给予抗风湿治疗，仍有望延缓病情进展，这在本例初诊以及2002年底、2007年初和2012年11月三次病情反复时，以及加强治疗后获效，都是很好的证明。

在中药治疗方面，从初诊至九诊的半年时间里几乎都用复方积雪草方。该组方含有熟大黄，张景岳称大黄为"药中四维"（附子、大黄、人参、生地黄）之一，认为"病而至于可畏，势非庸庸所济者，非此四物不可"，又说"附子，大黄者，乱世之良将也"。因为大黄性味苦寒，善泻热毒，破积滞，行瘀血，治实热便秘，以及水肿（阳水）、黄疸（阳黄）、溲赤及癥瘕积聚，从而达到推陈致新，安和五脏的目的。

若具体谈及大黄治疗慢性肾损伤的机制，可能多数人认为这是"泄浊排毒"所致,其实并不尽然。我曾遇多例慢性肾功能不全患者,由于前医给生大黄致泻,且剂量偏大,疗程稍长,结果虽然血肌酐出现一过性下降,但体重减轻,肌肉容积明显减少,机体疲惫不堪,其实这是以减少肌肉换取的血肌酐降低,当然得不偿失,有害而无益。因为肌酐是肌肉组织中肌酸的代谢终产物,所以血清肌酐水平会受肌肉容积变化的影响,肌病、营养不良、体重减轻使肌肉量减少,都会导致肌酐生成量减少,血肌酐自然下降,但这并非是肾功能的改善。

本例自初诊后的半年时间,仅用小剂量熟大黄(3～10g/d),有时1剂方药分2天服,则仅1.5～5.0g/d,且煎煮时不必后下,甚至要求沸后再以文火煮沸30min以上。亦即大黄用制、剂量宜少、颗粒要小、煎煮宜长(煮沸30min以上),这是应用大黄治慢性肾损伤的四个要素。

但在发生急性肾损伤,或慢性肾脏病伴有急性肾损伤(AKI on CKD,A/C)时,若临床呈现尿少、尿闭、水肿胀急、下关上格,甚至水湿溺毒凌心射肺等危急状况,大黄用生、剂量加大、煎煮勿长,以期通腑泄浊,快速从肠道排除水毒,才能祛除病邪,以伸展正气,如本书病案集的例1、例2便是。当然,这只是暂用以救急的办法,正如张景岳所说"人参、熟地者,治世之良相也,附子、大黄者,乱世之良将也",但"兵不可久用,故良将用于暂,乱不可忘治,故良相不可缺"。

结合大黄的成分、药效、药理,以及临床和实验研究,已知大黄汤剂对胃肠道运动存在着兴奋和抑制的双重作用——服用早期的运动亢进和后期的运动抑制,而其物质基础则是大黄所含的蒽醌类衍生物及大黄鞣质,前者致泻而后者止泻。蒽醌类衍生物中以结合型的番泻苷致泻作用最强,游离型蒽醌(大黄酚、大黄素、大黄酸等)则泻下作用较弱。

若用于治疗肾脏疾病,则其蒽醌类衍生物的致泻作用有利于通便、排水、泄浊、消肿,如前所述,它主要用于治疗急性肾损伤,或慢＋急而临床出现尿少、尿闭、水肿、关格,以及与水肿相关的喘胀等证/症。这是用于急则治标的措施,因加热后,泻下作用减弱,所以此时大黄用生且不宜久煎,在处方中要注明后下。此外,还观察到在培养液中,大黄蒽醌能直接抑制系膜细胞生长,大鼠连续服用大黄蒽醌12天后,含大黄衍生物的血清也能明显抑制系膜细胞DNA和蛋白质的增生,提示大黄蒽醌对肾炎系膜细胞增生性病变具有治疗作用。

大黄的另一成分——大黄鞣质则对慢性肾功能不全具有治疗作用。对大黄收率高的5种鞣质进行药理筛选,发现能改善肾功能不全尿毒症的病情,这是因为它可以减少肠道对氨基氮(合成尿素的原料)的吸收,并使血中必需氨基酸水平升高,利用体内氨基酸的分解产物——氨合成蛋白质,从而使肝、肾组织合成尿素减少。同时,还抑制体蛋白的分解,减少血中尿素氮及肌酐含量,并促进尿素和肌酐的排泄,从而达到治疗目的。对于实验性肾功能不全大鼠,如给予大黄提取液,体重可出现增加倾向,肾重量增加受到明显的抑制,2,8-二羟基腺嘌呤在肾内积蓄减少,血清尿素氮、肌酐含量显著减少,甲基鸟嘌呤消失,低钙高磷血症改善。而在饲喂腺嘌呤饲料引起大鼠血尿素氮、肌酐水平增高的实验中,给予大黄水煎剂后,血中尿素氮、肌酐亦明显降低,肝和肾中尿素量分别降低 12%～37%、19%～24%,与血清中尿素氮量呈平行关系,尿中排泄则显著增加,肌酐排出也有轻度增加。血清和肝组织中的尿素氮于大黄鞣质给药 4h 后显著降低,8h 后降低 30%,其时效变化与大黄提取物相同,所以认为大黄降低尿素氮的作用可以将大黄鞣质作为代表。

鉴于大黄发挥降低尿素氮作用的有效成分系儿茶素与没食子酸的小分子缩合物,而非蒽醌类衍生物,所以大黄汤剂的鞣质含量与汤剂的煎煮时间、粒度关系密切。而粒度是首要因素,颗粒越细,大黄鞣质溶解越快,越安全,鞣质含量也越高。所以制备大黄汤液应以细颗粒为佳,并适当延长煎煮时间,以使提取完全,并尽量不用饮片。煎煮时间过短,可导致大黄鞣质溶出不完全(特别是饮片、大颗粒)。

大黄酸和大黄素对小鼠黑色素瘤的抑制率分别为 76%、73%,并且人们认为其抗癌作用主要是抑制癌细胞的氧化和脱氢。同时,研究也发现,大黄可能含有某些致突变、致癌成分,大鼠口服或注射大剂量的蒽醌衍生物或大黄浸膏 3～9 个月,可引起甲状腺瘤性改变和前胃上皮肥大增生,亦有致结肠黑变的报告。有学者认为,临床上大剂量、长期服用生大黄应慎重,而熟大黄等制品加大剂量与长期服用则相对安全。

▶▶ 病案 19

肾风水疾(二)

(局灶节段性肾小球硬化,肾病综合征,激素依赖型)

陈某,男,12 岁。2006 年 7 月 22 日初诊。

病史:2003 年 5 月开始出现面浮,下肢水肿,按之凹陷不起,伴尿少,尿检见有多量蛋白(3600mg/24h),当地医院根据"三高一低"的典型临床表现诊断为肾病综合征。应用泼尼松片(60mg/d)治疗,1 个月后尿检转阴,以后逐步减量,18 个月后停用,但停药 9 周复发,复查尿蛋白定量 1130mg/24h,血 ALB 30g/L,当地医院乃复用泼尼松片(20mg/d)治疗,但仍多次反复。

检查:一般情况好,血压 125/70mmHg,面如满月,面部及项背有散在痤疮,全身无水肿,亦未发现其他阳性体征。脉细滑偏数,苔薄。

肾病理检查(2006 年初,上海某医院报告):光镜下可见 14 个肾小球,有 1 个小球节段性硬化,但未见明显小管间质病变,免疫荧光全为阴性。无电镜报告。

病理诊断:原发性局灶节段性肾小球硬化。

临床诊断:肾风水疾(原发性局灶节段性肾小球硬化,肾病综合征)。

初诊(2006 年 7 月 22 日):风湿扰肾,干预肾主封藏、司开阖的职能,使蛋白等精微随尿泄漏,则血白蛋白减少,并使尿少、水肿,此即张景岳所谓"精血皆化为水"之病机。前医予泼尼松抑制免疫性炎症(风湿性炎症)获效,但停药后又发。故中医诊为肾风水疾复发,可继服泼尼松以祛风湿病邪,并加中药益肾气、固肾精、调气血脉络共治。

处方:(1)生黄芪 30g,仙灵脾 10g,山药 15g,菟丝子 10g,金樱子 10g,女贞子 10g,当归 6g,赤、白芍各 15g,川芎 15g,生地黄 20g,地龙 10g,积雪草 30g,炒三棱、莪术各 15g,14 剂。每剂水煎 2 汁,上下午分服。

(2)泼尼松片,20mg/次,每日 1 次,晨 8:00 顿服。钙尔奇 D 片,600mg/次,每晚 1 次。

前述中西药服后如无不适反应,可继服 14 剂。4 周后中药每剂水煎 2 汁,每日改服 1 汁(即 1 剂分 2 天服,服用时间均以 10:00 为宜)。

二诊(2006 年 8 月 29 日):血压 105/70mmHg。一般情况好,因有友人告其父谓盐酸贝那普利片能治肾病,已自服 10mg/d,但近日有头晕感。查尿 Pro-,RBC 1～2/HP,SG 1.015,血 ALT 13U/L,ALB 38g/L,Scr 57μmol/L。脉细滑,苔薄。

处方:(1)中药继服原方。

(2)泼尼松片及钙尔奇 D 片的用法、用量同前。盐酸贝那普利片改 5mg/次,每日 1 次,并告知该药作用、疗效及不良反应,嘱患者家属加强观察,及时联系。

三诊(2006 年 9 月 30 日):血压 100/60mmHg,但腰酸膝软,他无自觉不适,泼尼松片 20mg/d,先后已服 93 天。查尿 Pro-,RBC-,SG 1.015。脉细滑,苔薄净。拟逐步减少激素用量。

处方:(1)中药续服原方。

(2)泼尼松片,20mg/双日,15mg/单日,交替口服,均于晨 8:00 顿服。余药同前。

四诊(2006 年 11 月 15 日):血压 95/65mmHg。自觉无不适,有时尿中有泡沫,但尿检 Pro-,RBC-,盐类结晶++,SG 1.020。脉滑,苔薄。

处方:(1)中药于原方去赤芍、地龙,余药不做更动。

(2)续减泼尼松片用量为 20mg/双日和 10mg/单日。加双嘧达莫片,25mg/次,每日 3 次。盐酸贝那普利片及钙尔奇 D 片用法同前,并建议适当增加饮水量。

五诊(2007 年 1 月 13 日):血压 110/70mmHg,诸症安和,尿检阴性。脉滑,苔薄。续减泼尼松片用量。

处方:(1)中药原方仍每剂水煎 2 汁,日服 1 汁,于上午 10:00 服。

(2)泼尼松片,20mg/双日,15mg/单日,交替口服,均于晨 8:00 顿服。双嘧达莫增量为 50mg/次，每日 3 次。余药同前。

续诊（2007 年 2 月 27 日—2012 年 7 月）：以后每季度至门诊复诊一次，泼尼松片缓慢减量，至 2007 年 8 月 3 日已减量为 12.5mg/间日（晨顿服），盐酸贝那普利片 2.5mg/d，双嘧达莫片 50mg/次，每日 3 次。中药原方每剂生黄芪加倍至 60g，水煎 2 汁，隔日 1 汁（相当 4 天服 1 剂量的中药）；至 2008 年 1 月 3 日，因咳嗽、咽痛、咽充血，体温 37.5℃，脉滑微数，苔薄，此时泼尼松片为 5mg/2d，另予玉屏风散加当归、鱼腥草、炒牛蒡子、桔梗，待上呼吸道感染控制后，继续缓慢分次减量，在泼尼松片减至 5mg/周后，改用甲泼尼龙片（3mg/周→2mg/周→1mg/周），然后于 2012 年 7 月停用激素。中药仅间隙服用黄芪粉及阿魏酸哌嗪片。

随访：2015 年 8 月随访时已停服激素 3 年，停服中药 1 年。查尿 Pro－、RBC－，SG 1.030，尿蛋白定量 80.3mg/24h，血肌酐、尿素氮及尿酸水平均正常。

按：本例为 12 岁儿童，根据尿蛋白定量＞3.5g/24h 等"三高一低"的临床现象，诊断为肾病综合征是明确的。至于肾病理诊断，仅凭光镜见有 1/14 肾小球节段性硬化，但无明显的肾小管间质病变，免疫荧光全部阴性，无 IgM 及 C3 沉积，且缺乏电镜报告，所以诊断为"原发性局灶节段性肾小球硬化"，证据尚欠充分，有待持续和长期的随访观察。但值得注意的是：该患者之前经激素治疗 18 个月，包括诱导缓解、减量和小剂量维持后，病获缓解，但在停用激素 9 周复发，再次应用仍然有效。肾病综合征应用糖皮质激素治疗，除激素敏感者外，尚有难治性的，大致有激素抵抗、激素依赖和常复发型。本例似为激素依赖，但此依赖是由外源性泼尼松引致的反馈抑制，还是患者的肾病理损害未获完全有效的控制，这是值得思考的一项内容。

我们曾治 1 例"肾病综合征"患者，男性，8 岁，病理诊断为重度系膜增生性肾炎，经泼尼松片 1.5mg/(kg·d) 治疗 40 天，症状消失，尿常规转阴，继续用药至 60 天后开始逐步减量，总疗程亦达 18 个月，但在停用激素 3 个月，尿常规持续阴性的情况下行重复肾活检，光镜下所见肾小球系膜细胞仍有轻至中度增生。至停用激素 5 个月时"肾病综合征"复发，继用泼尼松片 1.2mg/(kg·d)，结合益肾行瘀中药治疗后再次缓解，说明该例第 1 次临床完全缓解之后的肾病理仅示病损减轻，提示临床与病理的疗效判断存在较大差异，这可能是一部分肾病综合征患者临床复发的病理基础，值得重视。

此外，本例的治疗经过还提示：肾病综合征应用糖皮质激素治疗以拮抗免疫介导性炎症，即中医所称的祛风湿病邪，以治肾风。我们研究发现，肾风的发生和发展是以风湿为主的网络病因所导致的，主因之外，其网络病因还涉及肾虚、络瘀、微癥积、肝风、溺毒以及阴阳气血调控失常等。同样，西医亦认为，除免疫性炎症致病外，肾病综合征的发生还涉及血压、血脂、血尿酸、高凝、血栓形成、水电解质紊乱，以及肾功能损害程度等诸多因素,这些因素都能影响疾病的进展。因此,中西医整合多环节(靶点)治疗,有益于提高疗效。关键是如何深入研究,厘清疾病及患病个体的病情发生发展的环节(靶点)所在,以及中西医互补的结合点,才能使疾病和患病个体既能宏观调控,又能针对致病的主要因素实行精准治疗。

▶▶ **病案 ㉒**

肾风病,肾虚、络瘀、溺毒三联证

(增生硬化性肾小球肾炎,重度慢性肾小管间质病变,CKD 3—4 期)

俞某,男,52 岁。2012 年 6 月 6 日初诊。

病史:血压增高 1 年,常波动于 145~160/85~90mmHg,降压药治后已趋平稳。3 个月前体检发现尿蛋白＋＋,红细胞＋＋,血肌酐 236μmol/L,入住某医科大学附属医院诊治。出院诊断:①增生硬化性肾小球肾炎,CKD 3 期;②双侧甲状腺多发结节,左侧为凉结节。予甲泼尼龙片(8mg/d)、非洛地平片(2.5mg/d)治疗,7 天后出院,仍感腰酸膝软,乏力,纳少,遂来我科门诊就诊。

检查:尿蛋白＋,红细胞 40/μl(参考值 0~12/μl),尿比重 1.014,尿白蛋白 522.99mg/L(↑),尿蛋白定量 880mg/24h,血白细胞计数 5.5×10^9/L,中性粒细胞百分比 58.2%,血红蛋白 80g/L(↓),血小板计数 211×10^9/L,血肌酐 224μmol/L(↑),尿素氮 9.7mmol/L(↑),尿酸 529μmol/L(↑),估测肾小球滤过率27.99ml/mim,胆固醇 4.62mmol/L,甘油三酯 3.22mmol/L,低密度脂蛋白3.30mmol/L。肾 B 超示左肾大小 10.3cm×4.7cm×4.4cm,实质厚 1.0cm;右肾9.7cm×5.1cm×4.1cm,实质厚 1.0cm。

借阅肾病理片:共 10 个肾小球,其中 5 个球性硬化,4 个小球包氏囊增厚伴节段性基底膜皱缩、增厚,其余肾小球为弥漫性系膜细胞轻度增生,系膜基质轻中度增多。肾间质片状纤维化(约 50%),弥漫性淋巴细胞、单核细胞、浆细胞浸润(>50%),肾小管片状萎缩(约 50%),伴代偿性肥大,肾小管上皮浊肿、颗粒空泡变性,可见小管炎,部分小动脉壁增厚伴透明变性。

病理诊断:①增生硬化性肾小球肾炎。②慢性肾小管间质病变(重度)。

临床诊断:肾风病,肾虚、络瘀、溺毒三联证(增生硬化性肾小球肾炎,重度慢性肾小管间质病变,CKD 3—4 期;高尿酸血症)。

初诊(2012 年 6 月 6 日):1 年前发现血压增高,3 个月前又相继发现尿检异常,血肌酐、尿酸水平增高,肾病理改变等,提示疾病从"内景"至"外景",由"体"而及"用",在"寂静"的状态下发生和进展已远非一年。目前但感腰酸膝软,动作乏力,纳食减少,察脉细弦,苔薄腻。宏观与微观结合辨证,肾风已呈现肾气阴(血)虚、肾络瘀痹以及溺毒早中期证候的重叠,病势渐趋复杂。治宜益脾肾、调气血、行瘀痹、消癥积、泄浊毒,并按中西结合、药食并治、疗效至上的理念,综合治之。

处方:(1)生黄芪 30g,炒党参 10g,炒白术 10g,山药 15g,仙灵脾 15g,当归 10g,杭白芍 30g,川芎 15g,生地黄 20g,肿节风 30g,白花蛇舌草 30g,炒三棱 15g,炒莪术 15g,积雪草 30g,桃仁 10g,熟大黄 3g,14 剂。每剂浓煎 2 汁,上下午各服 1 汁。

(2)氯沙坦钾片,25mg/次,每日 1 次。阿法骨化醇胶丸,0.25μg/次,每日 1 次。碳酸氢钠片,1.0g/次,每日 3 次(餐后 1.5h 吞服)。

(3)低盐、优质低蛋白饮食＋复方 α-酮酸片(4 片/次,每日 3 次,餐中间吞服)。发现双侧甲状腺多发结节,建议至内分泌科专科诊治。

二诊(2012 年 6 月 20 日):血压 90/55mmHg,感有头晕,与体位变换(下蹲后起立时)相关,纳差、便溏,下肢不肿。病史补充:既往有"脂肪肝"。今查尿蛋白一、红细胞＋＋,尿比重 1.020。血白细胞计数 $5.6×10^9$/L,中性粒细胞百分比 50.1%,血红蛋白84g/L(↓),血小板计数 $159×10^9$/L,谷丙转氨酶 112U/L(↑),谷草转氨酶73U/L(↑),胆固醇 3.8mmol/L,甘油三酯 2.5mmol/L(↑)。血肌酐 211μmol/L(↑),尿素氮 9.7mmol/L(↑),尿酸 383μmo/L(↑)。脉细滑,苔薄腻。饮食营养同前,中药宗原法加入养肝降酶之品。

处方:(1)生黄芪 30g,炒党参 10g,炒白术 10g,山药 15g,茯苓 30g,薏苡仁 30g,丹参 15g,杭白芍 30g,焦山楂 15g,陈皮 6g,白花蛇舌草 30g,垂盆草 30g,7 剂。煎服法同前。

(2)另用护肝片,3 片/次,每日 3 次,吞服。

(3)停用氯沙坦钾片,续用阿法骨化醇胶丸及碳酸氢钠片。

三诊(2012 年 6 月 27 日):血压 108/68mmHg,头晕改善,余无明显不适,复查尿蛋白一、红细胞＋(10～13/HP),尿比重 1.025,血肌酐 198μmol/L(↑),尿素氮 9.2mmol/L(↑),血钾 4.6mmol/L,血白细胞计数 $5.5×10^9$/L,中性粒细胞百分比 55.9%,血红蛋白 84g/L(↓),血小板计数 $181×10^9$/L,谷丙转氨酶 46U/L,谷草转氨酶 29U/L,乙肝三系阴性。脉细滑,苔转薄。饮食营养如前,中药仍宗原法出入。

处方:(1)生黄芪 30g,党参 10g,炒白术 10g,山药 15g,当归 10g,川芎 30g,生地黄 20g,杭白芍 30g,菟丝子 10g,金樱子 10g,女贞子 10g,旱莲草 30g,积雪草 30g,14 剂。每剂水煎 2 汁,日服 1 汁。

(2)另用护肝片,2 片/次,每日 3 次。

(3)继服阿法骨化醇胶丸、碳酸氢钠片。另加羟苯磺酸钙胶囊,0.5g/次,每日 1 次,在早餐时与复方 α-酮酸片一起吞服。

四诊(2012 年 8 月 15 日):血压 110/70mmhg,但夜寐欠安,双足有酸胀感,无水肿,夜尿 1 次(约 500ml),无尿频急。查血白细胞计数 $6.5×10^9$/L,中性粒细胞百分比 56.5%,血红蛋白 93g/L(↓),血小板计数 $219×10^9$/L,谷丙转氨酶 32U/L,谷草转氨酶 23U/L,白蛋白 46.1g/L,甘油三酯 2.98mmol/L,尿酸 429μmo/L(↑),血肌酐 154μmol/L(↑),尿蛋白—,红细胞 3~4/HP,尿比重 1.025。脉细弦,苔薄。饮食营养同前,中药仍宗原法,加养血安寐之品。

处方:(1)生黄芪 45g,炒党参 10g,炒白术 10g,山药 15g,仙灵脾 15g,葛根 30g,鸡血藤 15g,当归 10g,生地黄 20g,杭白芍 30g,川芎 15g,夜交藤 30g,炒酸枣仁 30g,炒三棱、莪术各 15g,14 剂。每剂水煎 2 汁,日服 1 汁。

(2)西药同前。

五诊(2013 年 3 月 20 日):血压 105/60mmHg,近半年来自觉无任何不适,一直坚持原组方每日煎服 1 汁,唯饮食营养管理有所放宽,体重增加 2kg,面色亦渐转红润。查尿蛋白—,红细胞 3~4/HP,尿比重 1.020,血白细胞计数 $6.5×10^9$/L,中性粒细胞百分比 59.4%,血红蛋白 105g/L(↓),血小板计数 $245×10^9$/L,胆固醇 4.79mmol/L,甘油三酯 3.36mmol/L,低密度脂蛋白 2.65mmol/L,尿酸 441μmo/L(↑),血肌酐 133μmol/L,尿素氮 10.8mmol/L(↑)。苔脉同前。羟苯磺酸钙胶囊已服 9 个月,拟停药观察血肌酐水平,并继续加强饮食营养,重视低脂、低嘌呤饮食摄入管理。中药予益肾固肾、调气理血、行瘀逐瘀治之。

处方:(1)生黄芪 30g,鸡血藤 15g,当归 10g,生地黄 20g,杭白芍 30g,川芎 15g,女贞子 10g,旱莲草 30g,金樱子 15g,菟丝子 10g,白花蛇舌草 30g,炒三棱、莪术各 15g。煎服法同前。

(2)停服羟苯磺酸钙胶囊。继服阿法骨化醇胶丸(0.25μg/次,隔日 1 次)、碳酸氢钠片(1.0g/次,每日 3 次)。

六诊(2013 年 4 月 22 日):血压 100/60mmHg,羟苯磺酸钙胶囊停用已月余,一般情况好,夜寐仍欠安,苔脉同前。复查尿蛋白—,红细胞 5/HP,尿比重 1.020,血白细胞计数 $6.8×10^9$/L,中性粒细胞百分比 55.8%,血红蛋白 108g/L(↓),血小板计数 $162×10^9$/L,血肌酐 141μmol/L(↑),尿素氮 9.6mmol/L(↑),尿酸 451μmo/L(↑),谷丙转氨酶 54U/L(↑),谷草转氨酶 28U/L,白蛋白 45.6g/L,胆固醇 4.12mmol/L,甘油三酯 2.99mmol/L(↑),低密度脂蛋白 2.30mmol/L。拟益肾消癥,养血安寐。

处方:(1)生黄芪 30g,制首乌 10g,女贞子 10g,旱莲草 30g,当归 10g,杭白芍 30g,炒酸枣仁 30g,五味子 10g,生龙齿^(先入)30g,桃仁 10g,积雪草 30g,熟大黄 3g,14 剂。每剂水煎 2 汁,日服 1 汁。

(2)继服阿法骨化醇胶丸及碳酸氢钠片,另加双环醇片(25mg/次,每日 3 次)。

按：本例患者自 2012 年 6 月初诊，至 2014 年 6 月 25 日及 7 月 29 日复诊，显示其病情持续好转，精神和体力均获改善，无自觉不适。查尿蛋白—，红细胞 2～3/HP 和 0～1/HP，尿比重 1.020～1.025，血肌酐 121～116μmol/L，血白蛋白46.4g/L，血红蛋白133g/L，谷丙转氨酶 26～54U/L，谷草转氨酶 22～45U/L，从临床看其病情是获得了延缓和减轻。

作为一例 CKD 3—4 期的增生硬化性肾炎，肾病理显示肾小球球性硬化占 50%，其余小球亦存在包氏囊增厚伴节段性基底膜皱缩和系膜基质轻中度增多，肾间质片状纤维化、肾小管片状萎缩及炎症细胞浸润均呈重度损害，中医诊断为肾风病，经宏观与微观结合辨证，呈肾气阴（血）虚、肾络瘀痹、溺毒内留的重叠证候。医患合作，经过 2 年多的饮食营养治疗和中西医结合治疗，纠正了贫血，延缓并部分逆转了肾损害，应该说治疗是比较成功的。

综观患者 2 年多来所用的中药处方，其实是当归补血汤、八珍汤（去甘草）、二至丸，以及自拟复方积雪草方（生黄芪、积雪草、当归、桃仁、熟大黄），加上对症用药化裁而来，这些组方药物的药效、药理，从古至今，从临床到实验，已有众多研究，是十分安全、有效的。中西药合理配合，更使疗效有所提高。

治疗上，从 2012 年 6 月 27 日至 2013 年 3 月 20 日，应用了 9 个月的羟苯磺酸钙胶囊。该药原是微血管保护剂，能调节微血管壁的生理功能，降低血浆黏稠度和血小板聚集，抑制基底膜胶原蛋白合成，减少细胞外基质沉积，在糖尿病所致的微血管病，尤其是糖尿病性视网膜病变时应用较多。近年来，羟苯磺酸钙胶囊亦有试用于慢性肾小球疾病致肾硬化者。我们经验体会，应用该药后，会对 CKD 3—4 期患者的血肌酐和尿酸检测值产生较大干扰，使检测数据明显下降，但停药后多数患者会很快反弹，对尿素氮的干扰不明显，所以其实际疗效不能单从血肌酐、尿酸的下降幅度来衡量。因此，对其药效应细微观察、综合思考。但若应用于因肾损害而产生焦虑、抑郁的患者，它可能是一种心理治疗的辅助用药。本例患者应用 9 个月后停用，其肾功能改善后并无明显反弹，且各项检测指标进一步获得改善，这可能是中西医一体化综合治疗的结果。

继发性肾脏病病案

▶▶ **病案 21**

葡萄疫伴尿血、水肿

（过敏性紫癜性肾炎，伴肾功能不全）

邢某，女，55 岁。1993 年 11 月 11 日住院。

病史：自 1993 年 4 月初开始，两侧小腿出现紫色斑点，按之不褪色，无明显腹痛及关节痛，尿检有蛋白及红细胞，服中西药（药名不详）后皮肤紫癜消退，但仍有新的紫斑发生，尿检有持续性蛋白及红细胞，血肌酐升高，且感下肢水肿，困倦乏力，腰酸膝软，纳食减少，偶有泛恶，当地医院诊断为"过敏性紫癜性肾炎，肾功能不全"，故来我院就诊并收入病房。

检查：血压 120/80mmHg。慢性病容，心肺无殊，腹软，无压痛，肝脾未及，肾区无叩痛，浅表淋巴结未及，颜面及足跗轻度浮肿，下肢有紫黑色斑点痕迹。血 WBC $7.3×10^9$/L，N 75%，L 25%，HB 91g/L，Scr 176.8μmol/L，BUN 15.3mmol/L，TG 5.73mmol/L，TCH 5.82mmol/L，ALB 47g/L，Ccr 27.3ml/min，尿蛋白定量 0.24g/24h，尿 RBC＋。双肾 B 超：左肾 8.2cm×4.6cm，右肾 7.6cm×4.6cm。舌淡，苔薄黄微腻，脉沉细。住院期间多次复查 Scr 132.6～150.3μmol/L，Ccr 24.8～27.3ml/min，尿 RBC＋～＋＋。

诊断：过敏性紫癜性肾炎，CKD 3—4 期。

治疗：住院期间予低盐、低蛋白及麦淀粉饮食。处方予复方雷公藤糖浆［雷公藤（去根皮的木质部分）20g，丹参 10g，为 1 天量，浓煎 2h 以上至 30ml，予 10ml/次，分早、中、晚 3 次口服。此为院内制剂］、尿毒净胶囊（生大黄及核桃壳制成药用活性炭）及补益脾肾中药。治疗后症状改善，Scr 141.44μmol/L，Ccr 33.8ml/min，尿蛋白定量 0.15g/24h，尿 RBC＋。出院诊断为过敏性紫癜性肾炎，肾功能不全，氮质血症期。嘱出院后定期至肾病专科门诊复诊。

门诊初诊（1994 年 2 月 7 日）：患者住院诊断为过敏性紫癜性肾炎，肾功能不全，氮质血症期。根据反复发作皮肤紫斑，可归属中医学"葡萄疫"范畴，缘由风湿夹热毒侵袭皮肤脉络，且已循经络而入里，伤及肾络。肾与膀胱、尿道表里相连，故络伤血溢，从下窍而出。唯病久，肾体用两伤，累及气阴，有久虚成劳之虞，先拟益气阴、祛风湿热毒为治。

处方:(1)生黄芪 15g,女贞子 10g,知母 10g,黄柏 10g,忍冬藤 30g,半边、枝莲各 15g,丹参 15g,白鲜皮 10g,萹蓄 10g,瞿麦 10g,车前草 30g,灯心草 1 束,14 剂。每剂水煎 2 汁,上下午分服。

(2)复方雷公藤糖浆,10ml/次,每日 3 次。

(3)低盐、优质低蛋白饮食＋复方 α-酮酸片(4 片/次,每日 3 次,于三餐餐中服)。

二诊(1994 年 3 月 5 日):血压 120/80mmHg。患者药方先后已服 28 天,自觉困乏明显好转,腰酸膝软消除。皮肤未出现新的紫斑,血常规及肝功能正常,尿检仍见异形红细胞(＋)。脉细弦,苔转薄腻。拟宗原法,略做调整。

处方:生黄芪 30g,生地黄 20g,女贞子 10g,旱莲草 30g,桑枝 30g,丝瓜络 6g,薏苡仁 30g,茯苓 30g,六月雪 30g,络石藤 30g,杜仲 10g,牡丹皮 10g,白花蛇舌草 30g,14 剂。每剂水煎 2 汁,日服 1 汁。

三诊(1994 年 8 月 6 日):血压 125/78mmHg。前方服药后诸症安和,但在疲劳时足跗微肿。中药每天 1 汁,服用至今已 5 个月之久,复方雷公藤糖浆已停服 4 个月,未再发生皮肤紫癜。尿 Pro－,RBC 0～1/HP,SG 1.015,Scr 91μmol/L(参考值 40～133μmol/L)。脉细弦,苔薄。

处方:生黄芪 30g,女贞子 10g,丹参 10g,桑枝 30g,六月雪 30g,茯苓 30g,薏苡仁 30g,杜仲 10g,制狗脊 10g,仙灵脾 10g,14 剂。每剂水煎 2 汁,日服 1 汁。每月服 2 周,停 2 周。

四诊(1994 年 11 月 7 日):血压 125/68mmHg。自觉 1 年来,皮肤紫癜未发,体重增加,精神亦好转,仅在工作操劳时,傍晚偶见足跗微肿,他无特殊不适。尿 Pro－,RBC 1～2/HP,SG 1.015,Scr 77μmol/L(参考值 40～133μmol/L),Ccr 53.4ml/min。脉细弦,苔薄。拟益脾肾之气化,养血行瘀化湿以巩固之。

处方:生黄芪 30g,太子参 30g,茯苓 30g,薏苡仁 30g,仙灵脾 10g,菟丝子 10g,杜仲 10g,续断 10g,丹参 10g,川芎 20g,桑枝 30g,14 剂。煎服法同前。

患者服药后,肾功能不全由失代偿转为代偿,无自觉不适,只在过劳,或久坐、久立时,偶现足跗极轻微浮肿。2014 年 4 月 14 日门诊,血压 130/80mmHg,尿蛋白、红细胞均阴性,尿蛋白定量 70mg/24h,血红蛋白 121g/L,Scr 94μmol/L(参考值 40～135μmol/L)。至 2017 年初先后随访已 24 年,病情稳定。

按:本例过敏性紫癜性肾炎,肾功能不全失代偿期,中医辨证为风湿挟热毒侵袭肌肤脉络的"葡萄疫"病,病机提示疾病已由表及里,伤及肾络,出现尿血、水肿、进而使肾体(双肾体积萎缩)及肾用(肾功能不全失代偿)两伤,累及气阴,有久虚成劳之虞。故处方以祛风湿热毒与补益气阴兼顾,并用复方雷公藤糖浆以增强行瘀痹、祛风湿的功效,治后症状、体质、精神状态及各项检测指标均逐月稳步改善,半年左右尿检持续阴性,肾功能不全亦获改善。尤其值得称道的是,坚持长期治疗和随访长达24年之久,各项指标基本稳定。从这例个案得到启示,传承、创新、提高中医(中西医结合)的诊治水平,对患者祛病延年确是十分需要的。

中医文献未见"紫癜性肾炎"这一名称,但"葡萄疫"的相关记载与之有相类似处。明代陈实功在《外科正宗·葡萄疫》中形象地描述:"葡萄疫,其患多生小儿。感受四时不正之气,郁于皮肤不散,结成大小青紫斑点,色若葡萄,发在遍体头面,乃为腑症,自无表里……久则虚人,斑渐消退。"从"久则虚人"的记述可知,此病病程较长,非伤寒、温病之发斑可比。清代吴谦在《医宗金鉴·葡萄疫》中还从临床实际出发,补充了"近见中年人下虚者,亦患此症",并指出"发于遍身,惟腿胫居多"。可见中医所称的葡萄疫是指病邪侵犯血脉、经络为主要特征,属于内伤杂病范畴的一种紫斑病。

现代医学认为,过敏性紫癜是免疫复合物引致的广泛性小血管炎,轻者仅见于皮肤,重者尚可累及胃肠、关节、肾脏等处,故临床上有的患者可见腹痛、便血、关节痛,累及肾脏者则有血尿、蛋白尿、水肿,甚则肾功能受损,而在疾病的相对静止期,则症状隐匿。免疫复合物介导的炎症,中医往往认为病邪缘由风湿,或可兼见夹寒、夹热、夹毒者。本例葡萄疫伴有尿血、水肿,侵袭肾脏的病机变化则与肾风病的证候演变相似,可以认为其病因乃由风湿热毒引发。

▶▶▶ **病案 22**

燥痹犯肾伴发水疾

(干燥综合征,继发 IgA 肾病,肾小管性酸中毒,急性肾损伤,高脂血症)

章某,女,47 岁。2002 年 6 月 6 日初诊。

病史:2001 年 10 月起病,觉口干,目涩,纳呆,泛恶,腹胀,畏寒,疲乏,下肢水肿。曾在某医科大学附属医院诊治,经查尿糖、尿白细胞及血肌酐、血球蛋白水平增高,血白蛋白降低,肾病理示 IgA 肾病、慢性间质性肾炎,拟诊干燥综合征、IgA肾病。经泼尼松片(30mg/d)+雷公藤多苷片(60mg/d)治疗月余,效不显著,即来我科就诊。既往无特殊病史,但母亲有高血压,父亲患糖尿病。

检查:面色欠华,现困乏状,唇干,色淡,苔薄,脉细弦,扁桃体不肿大,甲状腺触诊及听诊、心肺听诊均无异常,腹软,肝脾未触及,肾区无叩痛,下肢有轻中度可凹性水肿。查血肌酐 143～205μmol/L,TCH 6.85mmol/L,TG 2.06mmol/L,LDL-C 4.02mmol/L,GLU 5.20mmol/L,K+ 3.2mmol/L,ALB 34g/L,ALT 17U/L;血 IgG 2530mg/dl,IgM 296mg/dl;ANA 1:40,抗 SS-A 抗体+,抗 SS-B 抗体+;尿Pro-,GLU++,隐血++,SG 1.010;尿微量蛋白:IgG 5.698g/(mol·cr),ALB

17.955g/(mol・cr)，RBP 1.164g/(mol・cr)，β_2-MG 0.075g/(mol・cr)。血气分析：pH 7.320，HCO_3^- 19.5mmol/L，ABE 4.7，SBE 4.9。唇腺病理：有较多淋巴细胞，浸润灶数＞1个/4mm^2。ECT检查：双侧腮腺及颌下腺分泌均降低。

借阅肾病理片：14个肾小球，4个硬化，其余呈局灶节段性轻度系膜细胞增生，包氏囊壁节段增厚，肾小管上皮细胞肿胀、颗粒变性，间质弥漫性多量炎症细胞浸润，以淋巴、浆细胞为主，亦见中性粒细胞，小管亦受侵犯，并见多量透明管型，灶性小管萎缩，血管内皮肿胀。免疫荧光：IgA＋＋，C3＋＋，HBsAg－，HBcAg－。

病理诊断：IgA肾病，慢性间质性肾炎，结合临床符合干燥综合征肾损害。

临床诊断：燥痹犯肾伴发水疾（干燥综合征，继发IgA肾病，肾小管性酸中毒，急性肾损伤，高脂血症）。

初诊（2002年6月6日）：病延八月，始则口眼干涩，继而困乏，肢肿，纳呆，泛恶，腹胀，结合多项微观证据，诊为燥痹，此乃风湿之邪干扰肾元，使肾的阴阳失衡。肾者精之处也，肾虚则阴伤精不足，津不上承，口眼干涩；肾又为水脏，肾伤则气不行水，故聚水而为肿。久之由肾而及脾胃，则纳呆，泛恶，腹胀，脉细弦，苔薄。治宜祛风湿、益肾元、和脾胃、调气阴。

处方：(1)生黄芪30g，女贞子10g，菟丝子10g，生白芍30g，石斛10g，炒山茱萸10g，旱莲草30g，茯苓30g，豨莶草30g，焦山楂15g，陈皮6g，14剂。每剂水煎2汁，上下午分服。

(2)另用脂必妥片，3片/次，每日2次，上下午分吞。

(3)泼尼松片，30mg/次，每日1次，晨8:00顿服。该药已服月余，不宜骤停，且糖皮质激素亦有慢作用抗风湿之效，宜继续观察，逐步减量，取其利，减其弊，以策安全。另给予碳酸氢钠片，1.0g/次，每日3次，餐后1.5h吞服。

(4)低盐、低脂、优质低蛋白饮食＋复方α-酮酸片(4片/次，每日3次，餐中服)。

二诊（2002年6月21日）：口干改善，纳谷渐香，水肿略有减轻。查尿Pro－，RBC 0～1/HP，WBC－，GLU－。血气分析：pH 7.44，HCO_3^- 27.2mmol/L，BE 2.9mmol/L，血TCH 6.75mmol/L，Scr 101μmol/L，K^+ 3.6mmol/L，Cl^- 98mmol/L。脉细滑带数，苔薄，示肾功能及酸中毒均有好转，但低钾及高胆固醇血症仍存，此除疾病因素外，恐与激素应用有一定相关性，应予重视。

处方：(1)生黄芪45g，豨莶草30g，茯苓30g，生地黄20g，炒山茱萸10g，女贞子10g，菟丝子10g，当归6g，杭白芍30g，焦山楂15g，14剂。煎服法同前。

(2)脂必妥片，3片/次，每日2次。

(3)吗替麦考酚酯胶囊，0.5g/次，每日2次。

(4)余药及饮食营养同前。

三诊(2002 年 7 月 5 日)：药后食欲增加，困乏好转，泛恶、腹胀消除，但傍晚足跗仍有轻度浮肿，近日更感膝与踝关节疼痛。查尿 Pro－，GLU＋，Scr 126μmol/L，BUN 9.92mmol/L，K$^+$3.32mmol/L。脉细滑，苔薄腻。按燥痹为病，是因痹致燥，关节疼痛本系风湿痹病之反映。拟予原方案中加强祛风湿药便可。

处方：(1)生黄芪 60g，炒白术 10g，茯苓 30g，汉防己 15g，防风 10g，豨莶草 30g，鸡血藤 15g，当归 10g，赤、白芍各 10g，杜仲 10g，牛膝 30g，桑枝 30g，14 剂。煎服法同前。

(2)另吞脂必妥片，3 片/次，每日 2 次。

(3)泼尼松片，30mg/双日，20mg/单日，交替口服，均于晨 8：00 顿服。吗替麦考酚酯胶囊，0.5g/次，每日 2 次。碳酸氢钠片，0.5g/次，每日 3 次。

(4)饮食营养治疗同前。

四诊(2002 年 7 月 25 日)：膝、踝关节痛消除，活动无异常，下肢水肿不明显，偶觉口干，他无不适。脉细滑，苔薄。查尿 Pro－，RBC 3～4/HP，SG 1.015，Scr 107μmol/L，K$^+$4.5mmol/L。拟宗原方案，并减其量。

处方：(1)中药原方 14 剂，每剂水煎 2 汁，日服 1 汁。

(2)泼尼松片减量为 30mg/双日，10mg/单日，交替口服，均于晨 8：00 顿服(已用 88 天)。

(3)余药服法及用量同前。

续诊与随访：五、六、七诊(2002 年 8 月 22 日—9 月 6 日—9 月 19 日)：患者水肿尽消，Scr 逐次下降至正常值内(Scr 104μmol/L→78μmol/L→69μmol/L)，ANA 1：20，抗 SS-A 抗体、抗 SS-B 抗体转阴，高球蛋白血症恢复正常。继后泼尼松减量，由 30mg/2d 分次逐渐减至 2.5mg/2d，以后停药；吗替麦考酚酯胶囊每 6 个月减 1 粒(0.25g)，2 年后始停服。2012 年年底曾一度出现血压增高，加用厄贝沙坦片 150mg/d，后减量为 75mg/d。中药每剂水煎 2 汁，日服 1 汁，1 年后每周仅服 2 剂，分 4 天服，日服 1 汁，服 4 天停 3 天，最后使血压长期保持在正常范围(120/75 mmHg 左右)。后停中药煎剂，改服白芍总苷胶囊(300mg/次，每日 2～3 次)、六味地黄丸(浓缩型)(4 粒/次，每日 2 次)。2005 年后，患者每半年至 1 年复诊，如此治疗及随访 15 年，最后一次复诊是 2017 年 6 月。除未重复行肾病理检查及唇腺活检外，尿微量蛋白、尿常规、血 ANA、抗 SS-A 抗体、抗 SS-B 抗体等免疫学指标，以及肾功能均持续正常，自我感觉良好，病情始终稳定。

按：干燥综合征，中医学无此病名，但对其症状的描述，《素问·解精微论》早已有记载，如雷公问黄帝："哭泣而泪不出者，若出而少涕，其故何也?"帝曰："水宗者，积水也；积水者，至阴也；至阴者，肾之精也。宗精之水所以不出者，是精持之也。"已将哭泣而无泪的干燥症状与肾精及水疾相联。近代中医大多以燥证称之，如傅宗瀚认为干燥综合征的中医病机是"毒、虚、瘀",并分阴虚火旺、肾气失摄、瘀阻肾络三型。董建华则认为符合中医"内燥证"特点,当其病及脏腑,则可造成人体多系统损害,方用补中益气汤合六味地黄丸加减。路志正国医大师则独具慧心,认为其病因、病机及临床表现当是"燥痹",并将损害脏腑者称之为"脏腑痹"。路老认为其主要病机为阴血亏虚、津液枯燥,其内燥血枯者,宜活血润燥生津饮(当归、芍药、生地黄、天冬、麦冬、栝蒌仁、桃仁、红花等);外燥致痹者,宜滋阴润燥、养血祛风,以滋燥养荣汤加减(四物汤加秦艽、防风、甘草)。

我们认为干燥综合征的中医病名以路老首创的"燥痹"最为妥切,但其病机则是"因痹致燥",亦即痹是病因、病机,燥是症状。经云"风寒湿三气杂至,合而为痹""痹者闭也",其实风湿痹病主要缘由风湿,风湿可以兼有寒邪,亦可不兼,更有风湿夹热者,但风湿是必然存在的,这在现代中药学专家张廷模教授所著的《临床中药学讲稿》中已经说得十分明白。"痹者闭也",提示风湿之邪最易与痰瘀、热邪、浊毒等相互胶结,痹阻络脉,然后产生燥痹的各种临床现象,尤其是微观辨证所发现的各种现象,亦即中医学所说的"内景",支持此观点。所以祛风湿就是治燥痹的因和机,而治燥则属对症施治。针对病因和病机施治与对症施治的因果关系,在治疗学上是很有讲究的。

内燥可致血枯,唯内燥伤肾者,更需重视风湿。盖风与燥合则燥益甚,其症状主要表现在上部,以口干、舌干、唇干、鼻干为著,若风湿致燥而犯肾者,则可表现上为风燥,下为风湿,因肾为水脏,司封藏之职,且风性开泄,可伤及肾主封藏的功能,使蛋白、红细胞等精微从尿中泄漏,而水湿趋下之性,又易使下肢水肿显现。联系本例,则宜祛风湿以治痹,滋肾育阴以润燥,始为万全之策。

本例中医诊断为燥痹,中药处方中的生黄芪、豨莶草、汉防己、防风均为祛风湿药。糖皮质激素及吗替麦考酚酯等免疫抑制剂均有慢作用抗风湿的药效,中西合璧,多靶点抗风湿加强对病因的治疗,是取得显著疗效的关键。同时,加用中药四物汤、当归补血汤等养荣活血药,是宗中医"治风先治血,血行风自灭"理论,针对"风湿致痹""痹者闭也"等病机而应用的。患者治后15年而病情始终稳定,实得益于此。

▶▶▶ 病案 23

药毒性肾损伤,引致肾劳、溺毒、肾肿瘤

(马兜铃酸肾病,慢性间质性肾损伤,CKD 4期,左肾盂乳头状上皮细胞癌)

唐某,男,63岁。2004年3月11日入院。

病史:1995年体检发现前列腺增生伴结石,后连续服用排石冲剂2~3个月,

致夜尿(尿次及尿量)增多,腰酸膝软,疲乏,至 2001 年血肌酐浓度增高(Scr 179μmol/L),并逐渐加重,乃转来我科就诊。

检查:面色萎黄,神倦,血压 150/85mmHg,尿 Pro±,RBC 1～3/HP,SG 1.005,Scr 274μmol/L,BUN 10.94mmol/L,ALT 46U/L,WBC 4.9×10⁹/L,N 48%,HB 91g/L。双肾 B 超:左肾 9.1cm×5.3cm×5.0cm,实质厚 1.2cm;右肾 8.2cm×4.4cm×3.5cm,实质厚 1.0cm;右肾血流分支偏少,示双肾缩小,右肾明显。下肢不肿。余未见异常改变。脉弦细,苔薄。

诊断:药毒性肾损伤,引致肾劳、肾痹、溺毒(马兜铃酸肾病,CKD 4 期)。

初诊(2004 年 3 月 11 日):1995 年患者前列腺增生伴结石,却用排石冲剂 2～3 个月之久,继而出现夜尿(尿次及尿量)增多,腰膝酸软,神疲乏力,面色萎黄,至 2001 年更现血肌酐水平增高,且日趋加重。按排石冲剂原组方,含有关木通,乃马兜铃科植物,与古代之木通科木通(又名通草)有别,具肾毒性,已屡见报道。现患者夜尿增多(低渗尿),血肌酐水平增高,贫血,乏力,其临床表现与之类同,应加重视。惜病延日久,双肾萎缩,肾病理检查有较大风险。按脉弦细、苔薄,先拟益脾肾、行瘀痹、泄浊毒,结合"用食平疴,释情遣疾"之道,予药、食、情志同治。

处方:(1)生黄芪 30g,山药 15g,茯苓 30g,仙灵脾 15g,菟丝子 10g,当归 6g,杭白芍 30g,川芎 30g,积雪草 30g,桃仁 10g,熟大黄 3g,14 剂。每剂水煎 2 汁,上下午分服。

(2)碳酸氢钠片,1.0g/次,每日 3 次,餐后 1.5h 服。

(3)优质低蛋白饮食＋复方 α-酮酸片(4 片/次,每日 3 次,餐中吞服)。

二诊(2004 年 4 月 3 日):血压 100/70mmHg,下肢不肿。复查 Scr 245μmol/L,BUN 7.57mmol/L,余症如前。脉细滑,苔薄。原方案加味治之。

处方:(1)生黄芪 45g,党参 10g,炒白术 15g,山药 15g,仙灵脾 15g,菟丝子 10g,女贞子 10g,杭白芍 30g,当归 10g,川芎 30g,积雪草 30g,熟大黄 3g,14 剂。每剂水煎 2 汁,日服 1 汁。

(2)阿法骨化醇软胶丸,0.25μg/次,每晚 1 次。碳酸氢钠片,1.0g/次,每日 3 次,餐后 1.5h 吞服。

(3)余同上。

三诊(2004 年 7 月 8 日):血压 150/90mmHg。在方便门诊转方。自觉体力差,夜尿多。查尿 Pro±,RBC 1～3/HP,SG 1.005,Scr 212μmol/L,BUN 9.65mmol/L。脉弦细滑,苔薄。中药仍以原方案加减治之,西药另加氯沙坦钾片以降压护肾。

处方:(1)生黄芪 45g,山药 15g,茯苓 30g,菟丝子 10g,金樱子 10g,当归 6g,杭白芍 30g,地龙 10g,积雪草 30g,炒三棱、莪术各 15g,14 剂。每剂水煎 2 汁,日服 1 汁。

（2）氯沙坦钾片，50mg/次，每日 1 次。碳酸氢钠片，1.0g/次，每日 3 次。

（3）优质低蛋白饮食＋复方 α-酮酸片（4 片/次，每日 3 次，餐中吞服）。

四诊（2004 年 8 月 7 日）：血压 110/65mmHg。大便干，不能日行，余症同前。查尿 Pro－，RBC－，SG 1.010，Scr 217μmol/L，BUN 10.0mmol/L，UA 301μmol/L，GLU 5.2mmol/L，血 WBC 5.1×10^9/L，N 57.7%，HB 100g/L，PLT 140×10^9/L。既往无糖尿病病史，10 年前有过上腹痛及饥饿感，但此后未再发。苔脉同前。拟加用小剂量糖皮质激素试治，并密切观察之。

处方：（1）生黄芪 45g，山药 20g，茯苓 30g，菟丝子 10g，金樱子 10g，当归 10g，川芎 30g，杭白芍 30g，积雪草 30g，桃仁 10g，熟大黄 3g，炒三棱、莪术各 15g，14 剂。煎服法同前。

（2）泼尼松龙片，20mg/次，每日 1 次，晨 8:00 顿服。钙尔奇 D 片，600mg/次，每晚 1 次。氯沙坦钾片，50mg/次，每日 1 次。碳酸氢钠片，1.0g/次，每日 3 次。硫糖铝片，2 片/次，每日 3 次。

（3）饮食宜忌及复方 α-酮酸片的应用均同前。

五诊（2004 年 9 月 4 日）：6 天前骑自行车摔伤，经外科局部缝合并应用抗生素（头孢噻肟钠＋环丙沙星）治疗，近日局部红肿改善，但夜尿仍多。前天又有轻度鼻塞、流涕、咳嗽，自觉有发热，但体温不高（36.9℃）。脉滑，苔薄。拟处方中增入清解风热之品，总体治疗方案不更动。

处方：（1）生黄芪 30g，防风 10g，炒白术 10g，鱼腥草（后下）30g，炒牛蒡子 10g，辛夷（包）10g，当归 6g，川芎 15g，炒三棱、莪术各 15g，积雪草 30g，桃仁 10g，熟大黄 3g。先服 3 剂，每剂水煎 2 汁，上下午分服，外感症状消除后继服下方：生黄芪 45g，山药 20g，茯苓 30g，菟丝子 10g，金樱子 10g，仙灵脾 15g，当归 10g，杭白芍 30g，川芎 30g，积雪草 30g，桃仁 10g，熟大黄 3g，14 剂。每剂水煎 2 汁，日服 1 汁。

（2）泼尼松龙片减量为 15mg/d，其余西药及饮食营养治疗同前。

六至八诊（2004 年 10 月 11 日—12 月 5 日）：血压 100/65mmHg。自觉体力改善，但下蹲后起立时头晕，夜尿仍多。尿检 Pro＋～－，RBC 1～2/HP，SG 1.015，Scr 182～177μmol/L，BUN 10.56～12.12mmol/L，GLU 5.10mmol/L；血 WBC 8.9×10^9/L，N 54%，HB 103g/L，PLT 224×10^9/L。脉弦细，苔薄。

处方：（1）泼尼松龙小剂量应用已近 4 个月（20mg/d，25 天；15mg/d，90 天），拟仍按原方案继续治疗。

（2）熟大黄宜间歇应用，并嘱将其先剪成颗粒状，煮沸后再煮 30min 以上，以期提高药效。

（3）西药饮食营养均同前。

九至十一诊（2005 年 3 月 8 日—4 月 11 日）：血压 125/75mmHg。自觉精神

好。查尿 Pro－，RBC 1～3/HP，SG 1.010，Scr 163μmol/L，BUN 13.0mmol/L，UA 293μmol/L，K$^+$ 4.6mmol/L，eGFR(MDRD)37.9～44.6ml/min。脉细弦，苔薄微腻。中药拟健脾肾以益气血，行瘀痹以泄浊邪。

处方：(1)生黄芪 45g，炒苍、白术各 15g，山药 20g，茯苓 30g，薏苡仁 30g，仙灵脾 20g，当归 10g，川芎 30g，积雪草 30g，桃仁 10g，炒三棱、莪术各 15g，熟大黄 3g，15 剂。每剂水煎 2 汁，日服 1 汁。

(2)泼尼松龙片，15mg/双日，10mg/单日，交替口服，均于晨 8:00 顿服。氯沙坦钾片，50mg 晨服，25mg 晚餐后服。

(3)饮食营养治疗同前。

十二至十三诊(2005 年 5 月 14 日—7 月 11 日)：除夜尿外，其他不适症状减少，血压 100/65mmHg，尿 Pro－，RBC 1～2/HP，SG 1.010，尿蛋白定量 0.45～0.49g/24h，血 HB 94g/L，ALB 41g/L，Scr 158～146μmol/L，BUN 8.7mmol/L，UA 293μmol/L，TCH 4.01mmol/L，TG 1.75mmol/L，eGFR 41.4～44.6ml/min。脉细滑，苔薄。中药仍予补益脾肾气血与消癥泄浊兼治，西药逐渐减少糖皮质激素用量。

处方：(1)生黄芪 45g，党参 10g，炒白术 15g，山药 20g，葛根 30g，仙灵脾 20g，菟丝子 10g，金樱子 10g，当归 10g，白芍 30g，川芎 30g，积雪草 30g，桃仁 10g，炒三棱、莪术各 15g，14 剂。每剂水煎 2 汁，日服 1 汁。

(2)泼尼松龙片，15mg/双日，5mg/单日，交替口服，均于晨 8:00 顿服。

(3)余药与饮食营养治疗同前。

后续诊疗：患者自 2005 年 7 月 11 日诊疗后至 2016 年 3 月 26 日的 11 年间，一直在我科间断门诊，一般情况好，主要以夜尿多及乏力为主要不适，泼尼松龙片继续减量，至 2007 年 6 月撤停。当时血肌酐 171～160μmol/L，血压 120/75mmHg，下肢不肿，但仍予中药及前述饮食营养治疗，其后增加羟苯磺酸钙胶囊(0.5g/d)，以改善微循环，并注意其对血肌酐检测数据的干扰。2013 年 7 月在停用羟苯磺酸钙胶囊 2 周后，复查血肌酐浓度为 223μmol/L。但自 2016 年 3 月 26 日起，突发肉眼血尿。B 超示：双肾萎缩，左肾多发小结石，左肾盂积水、扩张、密度增高，疑有占位性病变。经转泌尿外科实施手术(腹腔镜下左肾盂癌根治术＋经尿道等离子膀胱肿瘤切除术)。病理诊断为左肾盂乳头状上皮细胞癌(高级别)。术后血肌酐 505μmol/L，ALB 24.9g/L，伴胸腹腔积水。后经血液透析治疗，结合纠正贫血及低蛋白血症，改善心功能，胸腔穿刺抽吸胸水，才使病情获得改善。

按：关木通属马兜铃科，内服关木通或含关木通的中成药，是我国马兜铃酸肾病(aristolochic acid nephropathy，AAN)的最常见病因。自 20 世纪 90 年代以来，国内外公认马兜铃酸(aristolochic acids，AAs)不仅能导致肾损伤，而且具有致癌和致突变作用。其致癌机制目前已公认与马兜铃酸-DNA加合物形成有关。且在肾移植或肾肿瘤切除后的病理组织中,可检出马兜铃酸与DNA的加合物。近年研究还认为,以往所称的巴尔干肾病(地方性慢性间质性肾炎),是长期食用混有AAs成分植物的面粉制品所致。本例出现典型的本病临床或病理表现,且检出肾皮质组织中的马兜铃酸DNA加合物,因此可能同属一类疾病。

AAN的临床类型有三种:①急性和亚急性起病,首发表现为急性肾衰竭。②慢性。③少数间断服用低剂量AAs则表现为肾小管功能障碍或Fanconi综合征。其中,慢性AAN占本病大多数,患者常有长期或间断反复服用含AAs中成药的历史,其临床表现隐匿,发病时可能已终止用药数年,其特征符合慢性间质性肾炎的一般特点,多数表现为慢性进展性肾衰竭,其中30%~40%的AAN患者可伴发尿路移行上皮细胞癌,肿瘤发病可出现在肾病前或后,甚或在透析后,从用药至发病的时间可能长达10年,肿瘤部位可位于肾盂、输尿管或膀胱,且复发率较高。联系本例,虽然在初诊时由于双肾已萎缩,无法获得肾病理的支持,但通过长期观察其病程演变,慢性AAN伴发尿路移行上皮细胞癌的诊断仍可获得确定。

从本例AAs致慢性进展性肾衰竭的进程看,初诊时已是内服排石冲剂后的第9年,血肌酐浓度已升高至274μmol/L,经中药＋饮食营养治疗(含复方α-酮酸)后,下降至245μmol/L及212μmol/L,结合小剂量ARB后,仍稳定在217μmol/L,再加小剂量糖皮质激素(20mg/d)后,又持续下降至182μmol/L→177μmol/L→163μmol/L→158μmol/L→146μmol/L,提示中药治疗及继后的中西医结合治疗确能延缓病情进展。患者先后治疗11年,若不伴发肾盂癌及手术创伤,可能延缓其病情进展的时间会更长些,但其疗效机制有待进一步研究和探讨。

由于本病临床表现,尤其是病因、病程及其演变规律的特殊性,往往会把1995年服排石冲剂、2001年血肌酐水平增高、2016年发生的肾盂癌相分割,这就不可能从病因上进行连贯性思考,做出正确的诊断。因此,熟悉疾病演变规律,详细询问病史,做到识病—辨证—治病/证,实属现代中医所必需。

病案 24

肾脏风毒流注

(系统性红斑狼疮,狼疮性肾炎Ⅲ$_A$)

孙某,女,32岁。2004年10月9日初诊。

第一阶段诊疗经过

病史:起病十月,始有发热,肩、腕及掌指关节肿胀、疼痛,继后出现面颊红斑,状若蝴蝶,手背、手指亦有红斑及肿胀。近3个月来多方就医,诊断为"系统性红斑狼疮"。2个半月前开始服泼尼松片（60mg/d，14天；50mg/d，14天；40mg/d，30天；30mg/d，17天），但皮肤及关节胀痛未已，且感全身乏力，心情纠结。

检查：血压120/85mmHg。脉细弦带数，苔薄舌淡，面颊红斑状若蝴蝶，腕及掌指关节轻度肿胀，指甲周围亦现红斑，指端轻度发绀。查心、肺、肝、脾无异常，肾区无叩痛。

检验：血白细胞计数$2.6×10^9$/L，中性粒细胞百分比76.1%，血红蛋白97g/L，血小板计数$63×10^9$/L，血肌酐70.7μmol/L，抗核抗体1：40，抗ds-DNA抗体阳性，抗Ro/SS-A抗体阳性，血IgG 2100mg/dl，补体C3 45.2mg/dl，尿蛋白痕迹，红细胞＋＋，但患者未同意进一步行肾病理检查。

诊断：肾脏风毒流注（系统性红斑狼疮肾损害）。

初诊（2004年10月9日）：由风湿毒邪流注皮肤、关节、肾络及营血，致关节肿胀，皮肤红斑，尿、血常规异常。因风为阳邪，善行数变，无处不到，为病多端；湿为阴邪，其性凝滞，常附风邪而袭人，每使病情缠绵难愈。今风湿兼挟毒邪，迁延时日，是以初病邪实，及久正伤。治当兼顾，宜祛风湿毒邪，调气血、脉络为治。

处方：(1)汉防己15g，生黄芪30g，茯苓30g，鸡血藤15g，红藤30g，忍冬藤30g，丹参10g，牡丹皮10g，赤、白芍各10g，白花蛇舌草30g，15剂。每剂水煎2汁，上下午分服。

嘱避日光，忌食芹菜、无花果、蘑菇、无鳞鱼及干咸海产品等。

(2)继用泼尼松片，30mg/次，每日1次，晨8:00顿服；钙尔奇D片，600mg/次，每晚1次。并嘱激素已服2个月余，不宜骤停，否则不仅病情可能加重，且有发生医源性肾上腺皮质功能不全等病变的可能，所以应按医嘱逐步减量。

二诊（2004年10月25日）：加减防己黄芪汤以祛风湿、调气血、清络脉后，关节痛及皮损均有好转，心态亦获改善，血压150/90mmHg。脉细弦带数，苔薄。

处方：(1)中药于原方加青蒿30g、生麦芽60g，以清解郁热。

(2)泼尼松龙用量同前。

三诊（2004年11月9日）：关节痛及皮损续有减轻，但面如满月，激素反应渐显。复查尿蛋白阴性，红细胞1～2/HP，比重1.025；血WBC $8.7×10^9$/L，N 71.4%，HB 113g/L，PLT $101×10^9$/L，补体C3 101mg/dl，血ALT 27U/L，ALB 49g/L，Scr 60μmol/L。脉细弦带数，苔薄，舌质转红。以上提示病情有所控制。

处方：(1)为进一步平稳撤减激素，拟在泼尼松片30mg/d基础上先加用小剂量硫唑嘌呤片（50mg/2d）。

(2)中药仍予原方8剂，服法同前。

四诊（2004年11月17日）：风湿从热而化，最易伤阴，拟再增滋肾育阴之品。

处方：(1)汉防己15g，生黄芪30g，茯苓30g，丹参15g，牡丹皮10g，知母10g，玄参 15g,赤、白芍各 10g,生、熟地各 15g,青蒿 30g,麦芽 60g,白花蛇舌草 30g,14剂。煎服法同前。

(2)泼尼松片减量为 30mg/双日和 25mg/单日,交替口服。硫唑嘌呤片,50mg/次,隔日 1 次。

五诊(2004 年 12 月 13 日):自觉诸症安和,脉细弦滑,苔薄。血、尿常规及肝功能均正常,仍按原方案续服中西药物。

六诊(2005 年 1 月 28 日):一般情况均好,心率偏快(90 次/min),血压 135/90mmHg,血 ALT 20U/L,ALB 49g/L,尿蛋白阴性,红细胞 3～4/HP,血 ANA 1∶40,抗 ds-DNA 抗体阴性,抗 ENA 抗体及抗 Ro/SS-A 抗体阳性,血 WBC $9.1×10^9$/L,N 71.8%,HB 118g/L,PLT $143×10^9$/L。脉细数,苔薄、舌尖红。拟益肾、滋阴、养血、清络,再减泼尼松片用量为 25mg/双日和 10mg/单日,硫唑嘌呤片用量不变。

处方:生黄芪 30g,鸡血藤 15g,当归 10g,杭白芍 10g,川芎 15g,生地黄 20g,女贞子 10g,积雪草 30g,杜仲 10g,地龙 10g,青蒿 30g,麦芽 60g,白花蛇舌草 30g,21剂。每剂水煎 2 汁,日服 1 汁。

七诊(2005 年 3 月 17 日):旬日前曾有轻度咽痛不适,微咳,服双黄连口服液后已愈,余无不适。查尿蛋白及红细胞均阴性,比重 1.020,血 WBC $4×10^9$/L,N 71%,HB 113g/L,PLT $126×10^9$/L,ANA 1∶40,抗 ds-DNA 抗体阴性,唯抗 ENA抗体及抗 Ro/SS-A 抗体仍阳性。脉细弦不数,苔薄。续减泼尼松片为 25mg/双日和 5mg/单日,并停用硫唑嘌呤片,随着病情改善及泼尼松片减量,血压亦趋正常(血压 130/80 mmHg)。中药续服原方,每剂水煎 2 汁,日服 1 汁。

此后,患者病情稳定,尿检持续阴性,至 2014 年激素(泼尼松片)已逐步、缓慢减量至 6mg/d～4mg/2d 维持,中药亦间歇服用,治则为滋肾育阴、养血行瘀、祛除风湿为主,有时仅服白芍总苷胶囊,2015 年至 2016 年未再至门诊复诊,直至 2017年初。

第二阶段诊疗经过

初诊(2017 年 1 月 2 日):患狼疮性肾炎 14 年,曾经中西医结合治疗,使病情长期缓解。近时因龋齿感染在口腔科治疗,但觉疲乏明显,尿泡沫增多,故再次至门诊就诊。查尿蛋白++,红细胞+,比重 1.020,尿蛋白定量 0.88g/24h 及 0.92g/24h,血 WBC $2.54×10^9$/L,N 55.5%,HB 116g/L,PLT $182×10^9$/L,ALB 39.8g/L,Scr 52μmol/L,血 ANA 1∶160,抗 ENA 抗体+,抗 SS-A 抗体+,抗 Ro52/SS-A抗体+,抗 Sm 抗体−,抗 ds-DNA 抗体−。血压 122/78mmHg。脉滑,苔薄。此为齿龈热毒引发肾脏风毒宿疾,建议肾病理检查,审定"内景",以利于精准治疗。予中药益肾养阴、祛风湿热毒病邪。

处方:(1)生黄芪 45g,山药 15g,薏苡仁 30g,生地黄 20g,女贞子 10g,金樱子

10g,旱莲草 30g,青蒿 30g,牡丹皮 10g,白花蛇舌草 30g,积雪草 30g,生麦芽 60g,14 剂。每剂水煎 2 汁,上下午分服。

（2）泼尼松龙片,25mg/次,每日 1 次,晨 8:00 顿服。氯沙坦钾片,50mg/次,每日 2 次。钙尔奇 D 片,600mg/次,每晚 1 次。

二至三诊（2017 年 1 月 27 日—2 月 16 日）:患者仍感疲乏,尿多泡沫。脉滑偏数,苔薄。结合肾脏病理显现的"内景",提示主要系新感风湿热毒的侵扰,而非迁延已久的"伏邪"（风湿毒邪）日趋加重,使肾络痹闭,肾内微癥积发展所致。治则虽可祛邪与扶正兼顾,但重点宜针对新感病邪,仍以中西药合力治之,望稳定病情。

处方:（1）青蒿 30g,麦芽 60g,白花蛇舌草 30g,豨莶草 30g,积雪草 30g,丹参 15g,牡丹皮 15g,生黄芪 30g,山药 15g,薏苡仁 30g,生地黄 20g,女贞子 10g,14 剂。每剂水煎 2 汁,上下午分服。

（2）泼尼松龙片、氯沙坦钾片、钙尔奇 D 片同前,并加服盐酸贝那普利片（2.5mg/次,每日 1 次）、骨化三醇胶丸（0.25μg/次,隔日 1 次）、替普瑞酮胶囊（50mg/次,每日 3 次）。

附肾病理报告:共获 26 个肾小球,其中 1 个肾小球缺血性硬化,1 个小球节段性细胞纤维性新月体形成,1 个球囊粘连,其余肾小球病变为弥漫性系膜细胞轻中度增生伴节段性内皮细胞增生和炎症细胞浸润,系膜基质轻中度增多。肾间质少量纤维化,少量淋巴细胞、单核细胞浸润,个别肾小管萎缩,肾小管上皮细胞浊肿,颗粒空泡变性,小血管未见明显病变。

IF:8 个小球,IgA＋（分枝状）弥,毛节,IgG＋＋（分枝状）弥,毛节,IgG_1＋＋＋＋（分枝状）弥,IgG_2＋节,IgG_3＋～＋＋（分枝状）弥,IgG_4－,IgM＋＋节,C3＋＋～＋＋＋系（分枝状）毛节,C4＋＋系（分枝状）弥,毛节,C1q＋＋系（分枝状）弥,毛节,F－,κ＋＋系（分枝状）弥,毛节。λ＋＋系（分枝状）弥,毛节。

IIF:HBsAg－,HBcAg－。Ⅳ型胶原 α_3 基底膜及 α_5 基底膜均连续阳性。

IHC:PLA2R－。

电镜:肾小球系膜轻度增生,块状电子致密物沉积,节段性内皮细胞增生伴炎症细胞浸润,内皮下条块状电子致密物沉积,上皮下少量颗粒状电子致密物沉积,足突部分融合。肾间质未见明显病变,肾小管溶酶体增多。

病理诊断:狼疮性肾炎Ⅲ（A）。

四诊（2017 年 3 月 9 日）:血压 140/70mmHg。一般状况好,唯两上肢有散在性红色小疹点,按之则红色消退,无瘙痒。脉细滑不数,苔薄。查尿 Pro－,RBC 3～4/HP,SG 1.015,尿蛋白定量 0.18g/24h,血 WBC 3.33×10^9/L(↓),N 65.3%,HB 105g/L,PLT 147×10^9/L,Scr 56μmol/L,ALB 40g/L。仍予益肾、清络、祛风湿方。

处方：(1)青蒿 30g，豨莶草 15g，汉防己 15g，白花蛇舌草 30g，麦芽 60g，茯苓 30g，生黄芪 45g，丹参 30g，杭白芍 30g，生地黄 20g，女贞子 10g，10 剂。每剂水煎 2 汁，日服 1 汁。

(2)泼尼松龙片，25mg/双日，20mg/单日，交替口服。氯沙坦钾片、盐酸贝那普利片、钙尔奇 D 片、骨化三醇胶丸、替普瑞酮胶囊均同前。

五诊(2017 年 5 月 29 日)：上肢小红疹已消。近日风热外感，咽干痛不适，微咳，无发热，一般情况好。查血 WBC 5.47×10⁹/L，N 78.4%(↑)，HB 97g/L(↓)，PLT 169×10⁹/L，尿 Pro−，RBC 0～1/HP，SG 1.020，尿蛋白定量 0.10g/24h。脉细滑，苔薄，舌质偏淡暗。拟加入玉屏风散及清风热、利咽喉方。

处方：(1)生黄芪 30g，防风 10g，炒白术 15g，茯苓 30g，薏苡仁 30g，当归 10g，杭白芍 30g，玄参 15g，知母 10g，炒牛蒡子 10g，鱼腥草（后下） 30g，白花蛇舌草 30g，青蒿 30g，麦芽 60g，10 剂。每剂水煎 2 汁，上下午分服，咽干痛消除，仍日服 1 汁。

(2)泼尼松龙片，25mg/双日，15mg/单日，交替口服。另加多糖铁复合物胶囊（150mg/次，每日 1 次），余药同前。

六诊(2017 年 6 月 30 日)：自觉无不适症状。查尿 Pro−，RBC 0～1/HP，SG 1.015，血 WBC 3.85×10⁹/L（参考值 3.50×10⁹～9.50×10⁹/L），N 64.7%，HB 106g/L(↓)，PLT 165×10⁹/L，血 ALB 40.8g/L，Scr 64μmol/L，UA 307μmol/L，BUN 3.61mmol/L。肝功能、血脂均正常。苔薄，舌质仍偏暗，脉细滑。中药予益肾养阴、行瘀、祛风湿治之。

处方：(1)生黄芪 30g，汉防己 20g，茯苓 30g，薏苡仁 30g，生麦芽 60g，丹参 30g，牡丹皮 10g，青蒿 30g，白花蛇舌草 30g，生地黄 20g，女贞子 10g，旱莲草 30g，14 剂。每剂水煎 2 汁，日服 1 汁。

(2)泼尼松龙片，25mg/双日，10mg/单日，交替口服。余药同前。

按：中医无"系统性红斑狼疮"的病名，但根据本例发热、关节肿胀疼痛、面颊、手腕、掌指均有红斑，以及血白细胞、血红蛋白、血小板减少，尿检有蛋白、红细胞的临床表现，中医宜诊断为肾脏风毒流注。《普济方·肾脏门》记有："夫肾脏风毒流注腰脚者，其状腰脚沉重，筋脉拘急，或作寒热，或为疼痛，或发疮疡是也。"《太平惠民和剂局方》亦谓："肾脏风毒上攻头面浮肿……瘾疹生疮，百节疼痛，皮肤麻痹。"

所以在治疗的第一阶段，重点从风湿毒邪着手，应用防己黄芪汤加味以祛风湿、调气血、清脉络为治，治后症状逐步缓解，血、尿常规亦明显改善。随访至 2014 年，在这 10 年中，病情始终稳定。2015—2016 年未再至门诊复诊。2017 年初，可能因齿龈感染诱发，但治后病况迅即被控制。

在 20 世纪 60 年代中叶以前，大部分有肾脏受累的红斑狼疮患者，在 10 年内就有进展至终末期肾衰竭甚至死亡。近年一项多中心研究报道，80%的狼疮性肾炎患者在确诊 10 年后,仍保存了能维持正常生理活动的肾功能,这与诊治水平的提高有密切关系。其中,肾病综合征、高血压、血肌酐升高,是病情进展的危险因素。

本例起病 13 年后始行肾穿刺,病理诊断为狼疮性肾炎Ⅲ(A)型,以局灶增生为主,病变仍具有活动性,经加用益肾、清络、祛风湿中药,结合小剂量糖皮质激素及 ACEI/ARB 多靶点治疗,病情迅即改善,目前仍在继续诊治观察中。

本例祛风湿仅用加减防己黄芪汤,未予雷公藤制剂,一是因为患者为育龄女性,二是激素只是缓慢、按序减量,希冀通过中西医药的整合,发挥优势互补、增效减毒的作用。

初诊及二、三诊均用防己黄芪汤,其中主药汉防己为祛风湿要药。现代研究发现,汉防己不仅具有抗免疫介导性炎症的作用,而且能降压、抗纤维化,这对狼疮性肾炎以及其他免疫性炎症介导的肾小球疾病都具有一定疗效,但临床应用的最佳剂型、有效剂量及疗程均尚待深入研究。

此外,在用药时必须辨别真伪,不能将马兜铃科的木防己、广防己等混入其中,因为此等药不仅不能护肾,而且对肾有严重的毒害作用。

曾有学者谓系统性红斑狼疮,中医可按"阴阳毒"论治,这可能有误。阴阳毒源自《金匮要略》谓"阳毒之为病,面赤斑斑如锦纹,咽喉痛,唾脓血,五日可治,七日不可治,升麻鳖甲汤主之","阴毒之为病,面目青,身痛如被杖,咽喉痛,五日可治,七日不可治,升麻鳖甲去雄黄蜀椒主之"。由此可见,阴阳毒是阴毒与阳毒的总称。继后的文献记载认为阴阳毒是一种剧烈的温毒病,而且具有传染性,如明代赵献可曰"此阴阳二毒,是感天地疫疠非常之气,沿家传染"。因该病多见于伤寒和时行瘟疫,巢元方在《诸病源候论》中有伤寒阴阳毒和时气阴阳毒的记载,何况阴毒和阳毒除发斑外均有咽喉痛的症状,且谓"五日可治,七日不可治"的警示,可见病程极短,所以系统性红斑狼疮参考阴阳毒辨治实为谬误。

▶▶ 病案 ㉕

消渴水肿,肝风,肥胖

(2 型糖尿病,糖尿病肾病Ⅳ期;高血压;肥胖;慢性乙型病毒性肝炎)

贾某,男,33 岁。2010 年 9 月 20 日初诊。

病史:平时喜食甘美多肥之品,体型肥胖,最重达 100kg。2 年前发现尿多泡沫,头晕伴血压增高(血压 160/100mmHg)。尿常规:尿蛋白++,尿糖++;尿蛋白定量 1.83g/24h,尿沉渣红细胞 80 万/ml,多形性;随机血糖 20mmol/L,血肌酐 100μmol/L。2009 年在某医院行肾病理检查,诊断为糖尿病肾病(中度)。予精蛋白锌重组赖脯胰岛素混合注射液（25R）、缬沙坦胶囊、盐酸贝那普利片、美托洛尔片、百令胶囊、清肾丸及呋塞米等治疗，血糖控制良好，体重下降 16kg，但出现乏力、两下肢凹陷性水肿日趋加重。7 年前患慢性乙型病毒性肝炎。既往无烟酒嗜好史，无家族性遗传病病史。

检查：血压 150/100mmHg。脉弦细滑，舌淡红，苔薄。面色欠华，下肢水肿（中度）。血 WBC $5.86×10^9$/L，N 60.1％，HB 110g/L，PLT $166×10^9$/L，空腹血糖 4.8mmol/L，餐后 2h 血糖 6.2mmol/L，糖化血红蛋白 4.2％，Scr 80.9μmol/L，BUN 7.7mmol/L，ALT 24U/L，ALB 37g/L，Ccr 78.6ml/min，尿蛋白＋＋＋，尿蛋白定量 3674mg/24h，血 HBsAg＋，HBeAb＋，HBcAb＋。

肾病理报告（2009 年 10 月 27 日）：19 个肾小球，3 个球性废弃伴纤维素样渗出及透明滴，余肾小球系膜区中重度增宽，系膜基质显著增多。多处 K-W 结节形成，见系膜溶解及毛细血管襻瘤样扩张，节段襻内皮细胞增殖、肿胀，中性粒细胞及单核细胞浸润，节段襻与囊壁粘连，囊壁增厚、分层，囊周纤维化，肾小管间质慢性病变中度，多灶性肾小管萎缩，基膜增厚，未萎缩的肾小管肥大，基膜亦增厚，间质单核细胞及少量浆细胞浸润，灶性聚集，间质灶性纤维化。小动脉弹力层增厚、节段及全层透明变性。免疫荧光：IgM＋，C3＋，乙肝标志物染色阴性。小结：符合糖尿病肾病，肾小球结节样病变。

诊断：消渴水肿，肝风，肥胖（2 型糖尿病，糖尿病肾病Ⅳ期；高血压；肥胖；慢性乙型病毒性肝炎）。

初诊（2010 年 9 月 20 日）：夙喜饮食甘肥，致形体肥胖，血糖及尿糖水平增高，继后水肿。结合尿蛋白增多，血压增高，肾脏病理改变，以及舌脉等宏观与微观所显示的证据，辨证当属肾气阴虚兼夹风湿、肝风及痰瘀互结。前医用降糖、降压、护肾等措施，血糖水平及血压增高已获控制，唯水疾反趋加重，实与人之精气随尿持续泄漏有关。溯其原委，乃风湿与肝风内外相合，使"开泄"与"疏泄"之性干预肾之封藏所致。从治疗反应及临床表现看，其治外风之力似欠不足，何况外来之风湿又与内生之痰瘀胶结，则收效更为微弱，宜在原方案基础上，增入祛风湿、行瘀痹、消癥积之剂方妥。

处方：（1）生黄芪 45g，炒苍、白术各 10g，汉防己 10g，猪、茯苓各 30g，薏苡仁 30g，车前子、草各 15g，当归 10g，丹参 15g，川芎 30g，鸡血藤 15g，积雪草 30g，桃仁 10g，熟大黄 10g。14 剂。

（2）另用雷公藤多苷片，3 片（30mg）分 3 次于餐后吞服。

（3）继用精蛋白锌重组赖脯胰岛素混合注射液[（25R）10U（晨）、6U（晚），餐前 30min 皮下注射]、盐酸贝那普利片（10mg/次，每日 2 次）、硝苯地平控释片（30mg/次，每日 2 次）、美托洛尔片（25mg/次，每日 2 次）。

（4）改变生活习惯,重视饮食营养治疗及合理运动。

二诊（2010 年 10 月 21 日）：前方共服 1 个月,自觉症状明显改善,无疲乏感,体重减轻 5kg,下肢水肿减而未消。尿常规：Pro－,RBC 2/HP,SG 1.025,尿蛋白定量 682mg/24h,血 ALB 39.3g/L,Scr 96.2μmol/L,UA 420μmol/L,K$^+$ 5.4mmol/L,ALT 24U/L。血压 108/80mmHg。脉弦细滑,苔薄。原治疗方案不变。中药予前方加泽泻 15g,14 剂,煎服法同前。

三诊（2010 年 11 月 28 日）：本月初有感冒,鼻塞、流涕、咽痛、低热(体温37.5℃),迁延旬日始愈,当时尿蛋白定量 1.05g/24h。现今诸症消失,查尿 Pro－,RBC 2/HP,SG 1.015,血 ALT 29U/L,AST 29U/L,Scr 77μmol/L。血压 110/78mmHg。脉滑,苔薄。治疗总体方案不变。

处方：（1）生黄芪 45g,太子参 10g,炒白术 10g,仙灵脾 15g,茯苓 30g,生、熟地各 15g,制首乌 15g,山药 15g,丹参 15g,焦山楂 15g,薏苡仁 30g。14 剂。

另用雷公藤多苷片,10mg/次,每日 3 次,餐后吞服。

（2）余用药同前。

以后患者基本每 1～2 个月复诊 1 次,至今已观察近 7 年,自觉症状好,下肢不肿,坚持上班。但在过于劳累,或遇节日、饮食自倍,有失节制时,尿蛋白会出现＋,尿蛋白定量 1.0g/24h 左右;重视休息及节制饮食后,尿检蛋白－,尿蛋白定量 0.3～0.5g/24h。一直坚持应用降糖降压西药,空腹及餐后血糖、糖化血红蛋白均控制在正常水平,血压正常。3 个月后中药汤剂改每剂水煎 2 汁,每次服 1 汁;雷公藤多苷片改为每月服 2 周、停 2 周。

最近一次门诊在 2017 年 1 月,无不适主诉,下肢不肿。尿 Pro－,RBC 1～2/HP,尿蛋白定量 304.5mg/24h,空腹血糖 4.12mmol/L,ALT 28U/L,AST 26U/L,ALB 40.4g/L,Scr 波动于 60～88μmol//L,血 K$^+$ 波动于 4.06～5.09mmol/L,血 WBC 5.5×10^9/L,N 59％,HB 141g/L,PLT 204×10^9/L。

按：糖尿病肾病是一种难治的代谢性疾病,在疾病经过中,一旦进入临床蛋白尿期(糖尿病肾病Ⅳ期),病情逆转的可能性极小。本例诊断有临床和病理的支持,初诊前已经过近 2 年的降糖、降压治疗,血糖、血压已获得理想控制,肥胖亦改善,但尿蛋白仍呈增多趋势,定量≥3.5g/24h。中医辨证除肾虚、肝风证外,还有风湿扰肾和肾络瘀瘀夹杂其中,这不仅临床上有所反映,而且肾病理上亦有提示,如"节段祥内皮细胞增殖、肿胀,中性粒细胞及单核细胞浸润""球囊粘连、分层,囊周纤维化"等,这些现象现代医学认为与"微炎症"相关,缘由免疫介导所致,可见中西医的医理有的是互通的。因此,宜在原方案基础上,应用《金匮要略》治风湿和风水的防己黄芪汤,合雷公藤多苷片,伍以调气血、消癥积的复方积雪草方。治疗结果证实,中西医结合能使病情获得改善,尿蛋白显著减少,而且治疗观察 7 年,病况稳定。

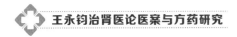

综上可见,糖尿病发展为糖尿病肾病,除代谢紊乱这一主要因素外,还有多因素参与其中,不论中医、西医,治疗都宜因人、因时、因病况变化而有所区别。对于疑难疾病,既要尊重已有的"指南"与"共识",更要有"穷则变,变则通"的思考,"变"方能寻求新的治疗措施和方药,从而提高疗效。

我们最初对复方雷公藤胶囊综合治疗糖尿病肾病进行了临床和实验研究,证实应用复方雷公藤胶囊＋格列喹酮＋贝那普利的治疗组,在减少尿蛋白、保护肾功能方面优于不用复方雷公藤胶囊的对照组。而对于链脲佐菌素诱导的糖尿病大鼠肾损伤模型,则能减轻肾小球高滤过,减少尿蛋白,显著降低尿内皮素-1（endothelin-1,ET-1）和肿瘤坏死因子 α（tumour necrosis factor-α,TNF-α）的增高幅度,并减轻肾脏病理损害。有关实验和临床研究报道分别发表于《中华肾脏病杂志》和《中国中医药科技》。

▶▶ 病案 26

痛风,肾痹,水疾
（尿酸性肾病,CKD 3 期;尿酸性关节炎）

李某,男,67 岁。2012 年 8 月 2 日初诊。

病史: 4 个月前开始相继发生视物模糊,睁眼有不适感,下肢水肿,夜尿 3～4 次,以致影响睡眠,至当地医院就诊,查尿蛋白阳性,诊断为肾炎。服盐酸贝那普利片、百令胶囊等,但效果不明显,故转来我科诊疗。详细问诊,乃诉近年曾两次发生大蹞趾关节处红热肿痛,应用镇痛药后缓解。家族中无类似病史。

检查: 血压 150/80mmHg。眼睑微肿,下肢有轻度可凹陷性水肿,四肢关节均无红肿及畸形,心、肺、肝、脾体检未发现异常,肾区无叩痛。脉细弦而滑,苔薄。B超示:左肾 8.8cm×4.8cm,内有小囊肿,右肾 9.3cm×3.6cm,双肾实质回声偏强。尿 Pro±,RBC 25.3/μl（0～13/μl）,SG 1.008,Scr 116～133μmol/L（正常参考值59～104μmol/L）,估测肾小球滤过率（eGFR·MDRD）68.39～49.59ml/min,血ALT 17.2U/L,ALB 44g/L,UA 1060μmol/L（↑）,TG 2.16 mmol/L（↑）,血WBC 9.0×10^9/L,N 54.3%,HB 128g/L,PLT 196×10^9/L。

诊断: 痛风、肾痹、水疾（高尿酸血症,尿酸性肾病,CKD 3 期;尿酸性关节炎）。

初诊（2012 年 8 月 2 日）:近四月来,视物模糊,下肢水肿,夜尿频多。既往有第一跖趾关节红肿痛,夜间发作为甚,服镇痛药有效。近查血尿酸水平明显增高,血肌酐水平亦高,双肾缩小,伴左肾小囊肿。脉细弦而滑,苔薄。脉症合参,结合检测所见,实为痛风而致肾痹,且伴发水疾,病延已久。王清任谈痹证,谓"如论虚弱,是因病而致虚,非因虚而致病",认为单以滋补,或单祛风寒湿热外邪,均难取效。证之本例,启迪良多,今宜中西医结合,扶正、祛邪、行瘀、逐痹兼治。

处方:(1)生黄芪30g,炒苍、白术各10g,汉防己15g,茯苓30g,晚蚕砂^(包)10g,薏苡仁30g,当归10g,白芍30g,川芎15g,地龙15g,积雪草30g,桃仁10g,熟大黄3g,14剂。每剂水煎2汁,上下午各服1汁。

(2)氯沙坦钾片,50mg/次,每日1次。碳酸氢钠片,1.0g/次,每日3次,餐后1.5h吞服。

(3)低盐、低嘌呤、优质低蛋白饮食,并鼓励多饮水。

二诊(2012年9月27日):前方共服月余,今测血压130/80mmHg,诉腰酸、视物模糊,下肢水肿改善,血肌酐亦呈下降趋势,但有眼疲劳感,夜尿1000～1500ml,明显多于白天。尿检Pro－,RBC 0～1/HP,SG 1.007～1.010,血ALT 33U/L,ALB 44g/L,UA 453μmol/L(↑),Scr 101μmol/L,TG 3.30mmol/L(↑)。脉细滑,苔薄。拟固肾气、益精血、化湿浊治之。

处方:(1)生黄芪60g,山药15g,仙灵脾15g,枸杞子10g,菟丝子10g,金樱子10g,桑螵蛸6g,当归10g,白芍30g,晚蚕砂^(包)10g,萆薢10g,14剂。每剂水煎2汁,日服1汁。

(2)西药同前。

三诊(2012年10月25日):夜尿仍多,余症渐安。测血压140/75mmHg,尿Pro－,RBC 0～7/HP,SG 1.007,血ALB 47.5g/L,ALT 15U/L,Scr 95μmol/L,UA 463μmol/L(↑),eGFR 73.12ml/min。脉细滑,苔薄。唯血尿酸虽较前有明显下降,但仍高于阈值(360μmol/L),再宜加减治之。

处方:(1)中药原方加大叶金钱草(30g/剂)。

(2)西药同前,加别嘌醇片(0.1g/次,每晚1次),待血尿酸下降至阈值后减量为0.1g/2d。

后续观察:患者以后每1～3个月复诊1次,治疗基本按原方案稍做增减,结果症状明显改善,仅在劳累后偶见下肢微肿。但夜尿仍多,晨起口干,血肌酐稳定在69～96μmol/L(参考值44～104μmol/L)。2013年4月,因水肿,服安体舒通(20mg/间日),却再次诱发痛风性关节炎,当时eGFR下降至72.03ml/min,服秋水仙碱[1片(1mg)/次,每日2次],一天后即疼痛缓解,以后未再发生。2014年6月查尿Pro－,RBC－,SG 1.025,Scr 86μmol/L,BUN 6.2mmol/L,UA 365μmol/L,eGFR 84.95ml/min,HB 131g/L,示肾功能显著改善。2015年7月复查血WBC 7.67×10⁹/L,N 44.8%,HB 127g/L,PLT 233×10⁹/L,尿Pro－,RBC 3～5/HP,SG 1.020。2016年10月复查,病情一直稳定。

按:患者主诉起病仅4个月,以下肢水肿为主症,但经仔细问诊获悉,既往有第一跖趾关节红肿热痛,夜间尤甚,服镇痛药有效;近则夜尿明显增多,联系当前出现下肢水肿,查尿蛋白阴性或痕迹,尿比重低,血尿酸水平明显增高,双肾缩小,估测肾小球滤过率降低等,病况前后衔接,当诊断为痛风性关节炎、尿酸性肾病(CKD 3—4 期)。若缺失既往史,则鉴别诊断可能增加难度。

本例中医诊断为痛风、肾痹、水疾。"痛风"这一病名最早见于元代朱震亨的《丹溪心法·痛风》,该书在这一篇中记有"四肢百节走痛是也,他方谓之白虎历节风证",还专门指出其疼痛有"昼静夜剧"的特点,认为成因"大率有痰、风热、风湿、血虚"。元代之前,在《内经》《金匮要略》《诸病源候论》诸书中,这类症状均包含在"痹证""历节病""历节风""白虎历节风"等范围论述,认为其发病与饮酒、风邪侵袭,血气虚、风邪与血气相搏交攻,或热毒留于四肢有关。至清代,叶天士更补充了"久病入络""非活血不足以化瘀,非搜风不足以剔邪",认为治疗宜加用"活血化瘀,虫蚁搜剔"之剂。

本例中医诊断为痛风、水疾,是容易理解的,但能否诊断为肾痹呢?《内经》论肾痹只提及"骨痹不已,复感于邪,内舍于肾""肾痹者,善胀,尻以代踵,脊以代头",本例无此等症状。其实《内经》是以"肾主骨"的角度,作为例子来阐述的。除肾主骨外,肾还有生髓、藏精、主水、司开阖等功能。当时肉眼观察肾的解剖形态,已知肾有 2 枚,且对其位置、重量、大小、高下、坚脆、端正和偏倾等都已有清晰记载。今又以 B 型超声这一现代检测技术,观察到两肾萎缩,则肾络自有痹阻,且已由体及用,功能减退,因此肾痹的诊断当正确无误。

痛风可表现为四肢百节走痛,且有昼静夜剧的特点,但与肾痹、肾石、水疾有无关联呢?古代由于缺乏 B 超、CT、MRI 及现代各种理化检测技术,因此三者相互间很难衔接,但现在通过高尿酸血症、低渗尿、肾尿酸结石、双肾萎缩、肾功能下降,就使一个疾病在不同阶段所发生的各种病象及其联系清晰暴露,使得"治未病"更有规范可循,其中若能早期管住"高尿酸血症"这一关口,当为"上工"。因此,辨证固然重要,但若能在"识病"的基础上辨证,便能更好地实现优势互补,提高疗效。

其他肾脏病病案

▶▶ 病案 **27**

湿热淋

（急性肾盂肾炎）

章某,女,40岁。1965年3月10日初诊。

病史: 20天前开始发生尿频急、尿道灼热、腰痛,近2天更畏寒发热,经服乌洛托品、合霉素、呋喃坦啶无效,更增头痛、肢楚,乃来医院诊治。以往无类似病史。

检查: 体温39.8℃。苔黄,微腻。左侧肾区叩痛阳性,余无阳性体征发现。尿检Pro+,WBC++++,脓细胞+++,红细胞0~1/HP,血WBC $11.2×10^9$/L,N 80%,L 18%,E 10%,尿爱迪氏计数WBC 180万,RBC 26.4万。洁尿培养有大肠杆菌生长,计数>10万。

诊断: 湿热淋(急性肾盂肾炎)。

初诊(1965年3月10日):患者20天前突发尿频急不适,尿次多,每次尿量却少,伴尿意不尽,尿道灼热。近日更感腰痛,右侧叩之其痛难忍,伴寒颤、发热(体温39.8℃),头痛肢楚。结合尿常规及洁尿培养等检测阳性,显系湿热淋证,缘由湿热秽浊之邪侵入膀胱,日久未愈,则由腑及藏,肾受累矣。脉滑数,苔黄微腻。拟先清湿热之邪。

处方: (1)苦参15g,萆薢15g,萹蓄15g,马齿苋15g,淡竹叶9g,连翘15g,忍冬藤12g,瓜蒌仁15g,三妙丸^(包煎)15g,3剂。每剂水煎2汁,上下午分服。

(2)鼓励饮水,2000ml/d以上。

二诊(1965年3月13日):前方服后高热渐退(体温38.2~37.5℃),尿频急好转,但腰痛依然,大便干结不畅,微咳。尿Pro±,WBC+++,RBC 0~1/HP,颗粒管型0~2/HP。脉滑数,苔薄腻。再拟原方增删。

处方: (1)苦参15g,萆薢15g,萹蓄15g,马齿苋15g,淡竹叶9g,菊花6g,连翘15g,忍冬藤12g,苦杏仁9g,浙贝母9g,甘草梢6g,三妙丸^(包煎)15g,3剂。每剂水煎2汁,上下午分服。

(2)鼓励饮水,嘱清洁外阴。

三诊(1965年3月16日):前药服后,热退、咳轻,小溲清长,无尿频急不适等症状,右肾叩击痛消失。血WBC $6.4×10^9$/L,N 80%,L 18%,E 10%。尿Pro±,

WBC＋,RBC 0～1/HP。洁尿培养阴性。脉滑,苔薄腻。病情虽有明显改善,但仍需祛邪务尽,以防复燃。

处方:(1)黄柏9g,萆薢9g,连翘12g,金银花12g,萹蓄9g,炒苍、白术各9g,木香9g,陈皮4.5g,赤苓9g,赤芍9g,甘草梢4.5g,3剂。煎服法同前。

(2)余同前。

四诊(1965年3月19日):患者纳食渐振,但食后腹中有气体流窜,矢气后缓解。查尿Pro±,WBC 2～3/HP,RBC－。脉滑略偏数,苔薄,舌根仍薄腻,示下焦热邪渐清,余湿续需化解。

处方:(1)黄柏9g,连翘12g,金银花12g,萆薢9g,滑石^(包)12g,桑枝15g,炒苍术9g,赤苓9g,赤芍9g,陈皮4.5g,3剂。每剂水煎2汁,上下午分服。

(2)余同前。

后续观察:患者四诊方药服后,无自觉不适。查尿常规阴性,尿爱迪氏计数在正常范围,继后复做洁尿培养,无细菌生长。

按:中医淋证,亦称淋沥,以小便频急、淋沥不尽、尿道涩痛、小腹拘急隐痛为特征,古代大致有"五淋"[热淋、血淋、气淋、膏淋、石淋(亦称砂淋)]之分,亦有将久治不愈的称劳淋,起病急卒的称暴淋、卒淋,妇人妊娠、产后的称子淋、产后淋,年迈的称老淋等。其中,热淋是最常见的一种。王肯堂认为:"淋证必由热甚生湿,湿生则水液浑,凝结而为淋。"所以,称湿热淋更为确切。

隋代巢元方在《诸病源候论》中认为"诸淋者,由肾虚而膀胱热故也",这是因为淋证的诊断,大都由排尿不适而感知,病位在膀胱、尿道,而肾与膀胱互为表里,膀胱受邪,治而不愈,每每上传于肾,所以病在膀胱,尚属轻浅,病至于肾,则治疗难度陡增,且久病又是致虚的常见原因,故称肾虚膀胱热。但肾亦有实证,如本例就是肾、膀胱的病证皆由湿热使然,这是因为病程不长,尚未致虚,若病情迁延不愈,则亦会"因病致虚",成为"肾虚膀胱热"的虚实夹杂证候。本例治疗应该是成功的,但治疗失败的确也不少,这就很值得思考了。

古代中医所称的"六淫",多数(但非全部)与细菌、病毒、支原体等致病微生物相关,湿热淋就是其中之一,但侵袭尿路的部位却有上下、深浅之别,侵入的湿热病邪,最多见的虽是致病性大肠杆菌,但亦非全部,即便大肠杆菌侵袭的数量亦有多少,治疗药物的反应有敏感和耐药,单从药物对病邪的作用分析,又有抑杀之别,侵袭的病邪与患病的机体之间相互关系既有单纯,亦有复杂的。而且"淋沥"的症状消除后,对湿热等病邪是否已达到"祛邪务尽"的目标,这些现实问题都是我们必须面对的。

近年来医药科学迅猛发展,对于古代的淋证,其发病机制、诊疗水平都已发生日新月异的变迁,如抗生素的不断更新换代,病邪(致病微生物)亦在千方百计的寻求对策抵抗,耐药菌株不断产生,正邪之争还在反复较量角逐之中。所以,如何促使新医药学的发展,确是我们应该研究的深层次问题。

▶▶ 病案 28

遗传性肾元虚损,伴肾内微癥积

(Alport 综合征,肾小球增生硬化伴中重度肾小管间质病变)

董某,女,25 岁。2001 年 4 月 6 日住院。

病史:患者 11 个月前(2000 年 5 月)发现下肢浮肿,腰酸,查尿蛋白＋＋,红细胞＋＋～＋＋＋,经中西药物(具体不详)治疗,尿检无改善,乃收住入院。

检查:血压 110/70mmHg。心肺阴性,心率 75 次/min,律齐。腹平软,未及肝脾,肾无叩痛,双下肢轻度凹陷性水肿,皮肤无紫癜。脉细滑,苔薄。实验室检查:尿蛋白＋,红细胞＋＋＋,红细胞计数 42.5 万/ml,形态大小不等,呈多形性。尿白蛋白 155mg/L,尿转铁蛋白 11.0mg/L,血 WBC $7.3×10^9$/L,N 73.1％,HB 105g/L;ALT 11U/L,AST 23U/L,Scr 63.21μmol/L,Ccr 137.8ml/min,尿渗透压 749mOsm/(kg·H_2O)。

肾病理片:光镜下仅 6 个小球,呈局灶节段性系膜细胞轻度增生,系膜基质轻度增多,肾间质小灶性纤维化,未见炎症细胞浸润,肾小管、小血管未见病变。免疫荧光:未见各种免疫球蛋白及补体沉积。电镜下未见肾小球。

病理诊断:轻度系膜增生性肾小球肾炎。

诊断:肾风(系膜增生性肾小球肾炎)。

治疗:住院期间(2001 年 4 月 6 日—2001 年 4 月 27 日)曾用雷公藤多苷片 10mg/次,每日 3 次(10 天),后改 20mg/次,每日 3 次(5 天);复方芦丁片 2 片/次,每日 3 次;血尿安胶囊 4 粒/次,每日 3 次。并带药出院。

门诊治疗全程分三个阶段。

第一阶段:初诊至十四诊

(2001 年 5 月 14 日—2002 年 8 月 28 日)

初诊:已病延一年,自觉腰酸乏力,有时下肢浮肿,血压 110/70mmHg,尿检有蛋白及异形红细胞(Pro＋＋,RBC＋＋＋),肾病理示呈轻度系膜增生性肾炎。中医诊断为肾风,乃风湿伤肾,使封藏失职,精微(精血)下泄为其病机。肾为水脏,其府在腰,故兼有腰酸、乏力、浮肿、脉细滑苔薄。拟益肾之气阴,宁肾之脉络,并以雷公藤制剂祛风湿治之。

处方:(1)生黄芪 30g,当归 6g,生地黄 20g,女贞子 10g,旱莲草 30g 杭白芍 30g,白茅根 30g,大、小蓟各 15g,生茜草 30g,海螵蛸(先煎)30g,4 剂。另予雷公藤多苷片,20mg/次,每日 3 次,吞服。2 周后复查血、尿常规及肝、肾功能。

(2)盐酸贝那普利片,2.5mg/次,每日 1 次,晨间吞服;若无不适反应,增至 5mg/次,每日 1 次。

但患者在二诊时(2001 年 6 月 11 日)诉头晕,由坐位起立时为甚,血压 85/55mmHg,乃停服盐酸贝那普利片。三诊时(2001 年 7 月 9 日)雷公藤多苷片已服 75 天,虽未再发生水肿,亦无明显不良反应,但尿检疗效不著,故停服。改用防己黄芪汤、玉屏风散、二至丸,加当归、白芍、仙鹤草、白茅根。三诊及续诊时,均在此方基础上加减,较常选用的有参芪地黄汤、左归饮(或丸)、水陆二仙丹、大补阴丸等处方中的药味,以及豨莶草、青风藤、蒲黄、苎麻根及三七制剂,均不用甘草。但在 2001 年 8 月初,患者曾自行停服前述方药,去"民间医生"治疗 2 周,无处方,故用药不详。2001 年 11 月底出现右侧腰痛、肾区叩痛,但未做洁尿培养,当地医院用左氧氟沙星注射液静脉滴注 5 天后缓解。2001 年 12 月 13 日诉有脱发,膝关节痛,局部无红肿及触痛,查血 ANA、抗 ds-DNA 抗体等均阴性,仍以原方加减,未予特殊处理后症状消除。此阶段先后达 15 个月,治疗效果不理想,虽自觉无明显不适,但尿检 Pro+~++,RBC++~+++,始终无改善,且患者补充其母亦曾患肾病,患者自身又对 ACEI 类药物有低血压反应,故拟加用糖皮质激素及免疫抑制剂小剂量多靶点治疗,但患者对此有抵触及顾虑,故仍以中药原方案处理。

第二阶段:十五诊及后续诊治

(2005 年 7 月 11 日—2012 年 6 月 7 日)

自 2002 年 9 月开始,患者又去外地找某"民间医生"服用无处方的中草药 1 年余。2003 年 8 月妊娠,2004 年 5 月顺利分娩一男童,产后仍停药哺乳,后又自服雷公藤多苷片及盐酸贝那普利片,近 2 个月加用泼尼松片(25mg/d),但半个月前又自行停服。此次因乏力,体重明显减轻(减轻 7.5kg),尿 Pro+~+++,RBC++++,WBC 少许,故再次来我处复诊。查无水肿,脉细滑,苔薄,舌淡,血压 114/72mmHg,血 WBC $6.0×10^9$/L,N 61%,HB 109g/L,PLT $237×10^9$/L,Scr 76~82μmol/L,eGFR 109ml/min,BUN 5.79mmol/L,UA 309μmol/L,ALT 18U/L,AST 22U/L,ALB 43g/L,HBsAb+,HBeAb+,HBcAb+,HBV-DNA<1000 拷贝/ml,乃建议重复肾活检。

重复肾活检报告:光镜下见 47 个肾小球,其中 24 个肾小球球性硬化,1 个节段纤维性新月体形成,2 个小球包氏囊增厚,其余小球系膜细胞轻度增生,系膜基质轻中度增多,间质片状纤维化(约 50%),多灶性炎症细胞浸润,肾小管多灶性萎缩,小血管壁增厚伴灶性透明变性。免疫荧光:IgA+,IgG±,F+。电镜下基底膜未增厚,系膜细胞增生,未见电子致密物沉积。

病理诊断:增生硬化性肾炎。

此后患者基本能每 1～2 个月至门诊复诊 1 次,持续 7 年之久。

辨证:肾风日久,病变由气及血,由经入络,由瘀成痹。其实肾痹多由络瘀和原有之风湿、肾虚,以及痰浊诸因素相互影响,日积月累凝结而成,现称"肾内微型癥积"。此次肾活检的诸多病象,均可按不同层面的微癥积进行认识和处理。结合苔脉,拟益肾气、养荣血、通脉络、消癥积中药结合慢作用抗风湿西药进行联合序贯治疗,并再三告知疾病危害及遵从医嘱,医患互动的重要性。

处理:(1)加减复方积雪草方(自拟方:生黄芪、当归、积雪草、桃仁、炒三棱、炒莪术)及补阳还五汤、左归饮(去甘草)、四物汤、二至丸、水陆二仙丹、小蓟饮子、白茅根汤等加减化裁。开始处方均每剂煎 2 汁,上下午分服,2 周后每剂煎 2 汁,日服 1 汁。

(2)小剂量、多靶点、联合、序贯应用慢作用抗风湿药(slow acting antirheumatic drugs,SAARDs),具体包括甲泼尼龙片、吗替麦考酚酯胶囊、来氟米特片、雷公藤多苷片、白芍总苷胶囊等,并加用 ACEI 或 ARB 类药物。其中,慢作用抗风湿药一般 2～3 种同用,如甲泼尼龙片、吗替麦考酚酯胶囊,或甲泼尼龙片、来氟米特片,或甲泼尼龙片、雷公藤多苷片、白芍总苷胶囊,或甲泼尼龙片、吗替麦考酚酯胶囊、来氟米特片,或吗替麦考酚酯胶囊、来氟米特片,或雷公藤多苷片、白芍总苷胶囊。每种药剂量均由小剂量逐渐减至维持量,然后序贯更药。ACEI/ARB 类药由于患者基础血压偏低,用量均小。在此期间,患者自觉症状少,除偶感疲乏、夜寐欠安,或偶有感冒(风寒或风热)外,一般情况下尿检 Pro－～＋,RBC＋～＋＋,唯在 2007 年 5 月至 11 月的半年内,尿检蛋白持续阴性,但尿异形红细胞＋＋左右依然不减,血肌酐波动于 57～76μmol/L。在 2012 年 6 月 7 日诊治后,患者未再继续门诊复诊。

第三阶段

(2012 年 6 月 7 日—2015 年 5 月 5 日)

与患者失联 3 年,2015 年始获患者联系方式,乃随访,获知自觉无不适症状,故 3 年来未再就医服药,经同意加号复诊。查尿 Pro－～±,RBC＋～＋＋＋(60～65/HP),Scr 71μmol/L,BUN 5.15mmol/L,UA 344μmol/L。复阅病史及两次肾病理报告,结合其母的肾脏病病史,对第二次肾活检的电镜报告心存疑虑,乃从原出具报告的单位借来保存的蜡块,重做电镜检查(2005 年我院尚无电镜设备),结果显示:肾小球系膜轻中度增生,未见电子致密物沉积,部分基底膜偏薄,约 200nm,2～3 处基底膜厚薄不均伴分层,最厚处约 600nm,足突部分融合。继而对患者及其母亲进行上臂皮肤活检(IIF),均示:Ⅳ型胶原 α_1 皮肤基底膜连续阳性,Ⅳ型胶原 α_5 皮肤基底膜节段缺失。后又对患者的儿子(11 岁)进行尿检,同样发现尿蛋白及尿异形红细胞。综上可见:①该患者直系亲属成员中存在家族史;②持续性血尿且能排除薄基底膜肾病、多囊肾及 IgA 肾病;③母女皮肤活检均有Ⅳ型胶原

α_5 基底膜节段缺失;④电镜显示肾小球基底膜厚薄不均伴分层。因此,符合 Gregory 等提出的 X 连锁显性遗传型 Alport 综合征的诊断标准。目前患者及其儿子仍继续应用中药及氯沙坦钾片治疗。

按:本例从轻度系膜增生性肾炎→增生硬化性肾炎→确诊 X 连锁显性遗传型 Alport 综合征,且病理损害已呈肾小球增生硬化伴中重度肾小管间质损害。中医对此病证的诊断,亦经历了肾风病:风湿扰肾,致肾虚络瘀→遗传性肾元虚损伴肾内微癥积形成的认识过程。上述诊断上的差异皆由首次肾活检,电镜缺乏肾小球,重复肾活检时电镜阅片失误,以及在临床产生疑点时下决心解决问题的犹豫态度导致,患者在初诊 15 年后始获正确诊断。联系太史公"人之所病病疾多,而医之所病病道少"的名言和章次公先生著《道少集》例选的深意,更觉"医无完医""学无止境""学然后知不足"的正确。当今科技迅猛发展,使得人们对人体生命异常现象的认识不断深化和拓展,这对医者既是挑战,又是机遇,只有"与时俱进"才能满足社会的需求。

患者两次肾病理检查仅时隔 5 年,其光镜所见,已从轻度系膜增生发展至肾小球增生硬化及中重度肾小管间质损伤,这对一例年轻女性的 Alport 患者来说,病情进展之快,是较少见的。究其原因,除考虑可能与两次找"民间医生"服用无处方的中草药长达 1 年之久外,更重要的是患者在病情未获稳定的情况下孕育有关。多项医学研究证实,孕妇的肾体积可较孕前增加 30%,肾有效血浆容量增多,肾小球滤过率可增加 30%~50%,处于高灌注、高滤过状态,这对一个病情未趋稳定的肾脏病患者来说,会加重肾脏损害,严重者还会导致肾功能的失代偿。我就曾遇 3 例慢性肾小球病患者,在孕育前后均行肾病理检查,发现在孕育后发生了肾损害加重的相似现象。

患者自 2005 年 8 月重复肾活检至今,已近 12 年,虽当时肾病理已呈现 24/47 的小球硬化及肾间质片状纤维化、肾小管多灶性萎缩,但经应用复方积雪草方加味,以益气养血、行瘀宁络、消癥散结,结合小剂量、多靶点、联合、序贯应用慢作用抗风湿药(糖皮质激素及免疫抑制剂)与 ACEI/ARB 类药治疗 7 年,患者目前无自觉不适,除尿检异常(2015 年 7 月查尿 Pro-,RBC+++,SG 1.020;尿微量蛋白检查示 ALB 168mg/L,转铁蛋白 13.2mg/L,IgG 25.4mg/L)外,血压 120/65mmHg,Scr 71μmol/L,ALB 41g/L,BUN、UA 及血脂、电解质等均处于正常参考值内,这虽与患者系女性有关,但上述中西药物对病情的干预,亦可能起到了延缓发展的作用。

▶▶ **病案 29**

肾风病,虚、瘀、风湿三联证伴先天性家族性黄疸

(慢性肾炎,CKD 3 期,伴 Gilbert 综合征)

金某,女,49 岁。2004 年 2 月 14 日入院。

病史:自幼有面、目、皮肤黄染,诊为"黄疸",每遇疲劳,或感冒发热时黄色加深,平时则无自觉不适,40 多年来缠绵未愈。3 周前发现下肢浮肿,当地卫生院检查尿蛋白＋＋,尿蛋白定量 1.98g/24h,血肌酐 151μmol/L,尿素氮 10.1mmol/L,尿酸 514μmol/L,血红蛋白 95g/L,血总胆红素 137.4μmol/L,间接胆红素 108.9μmol/L,遂来我院就诊。

家族史:4 个兄弟姐妹中 3 人同样有黄疸病史,但其中 2 人无浮肿病史。

检查:血压 120/90mmHg,巩膜皮肤黄染,咽不红,扁桃体无肿大,心肺无殊,腹软,肝脾未及,无触痛,胆囊触痛征阴性,双肾区无叩痛,下肢无明显凹陷性水肿。尿蛋白＋＋,尿蛋白定量 1.82g/24h,尿胆红素及尿胆原均阴性,HB 85g/L(↓),ESR 55mm/h(↑),Scr 146μmol/L,BUN 8.8mmol/L,eGFR 37.3ml/(min・1.73m^2),UA 502μmol/L(↑),血 ALB 35g/L(↓),Ca^{2+} 1.99mmol/L(↓),C3 55mg/dl(↓)。乙肝三系示:HBcAb＋,HBeAb＋,HBV-DNA＜1000 拷贝/ml。血 IgA 451mg/dL(↑),血总胆红素 248μmol/L(↑),直接胆红素 9.6μmol/L,间接胆红素 238.4μmol/L(↑)。B 超双肾偏小(左肾 9.2cm×4.8cm×3.8cm,实质厚 0.9cm;右肾 8.9cm×4.7cm×3.9cm,实质厚 0.9cm)。脉细滑,苔薄。应用苯巴比妥片治疗后黄疸减轻。

出院诊断:(1)慢性肾小球肾炎,CKD 3 期伴肾性贫血、高尿酸血症。

(2)Gilbert 综合征(家族性非结合性高胆红素血症)。

(3)HBcAb 及 HBeAb 阳性。

嘱出院后肾内科继续门诊。出院带药:苯巴比妥片,30mg/次,每日 2 次。盐酸贝那普利片,10mg/次,每日 1 次。别嘌醇片,0.1g/次,每晚 1 次。碳酸氢钠片,1.0g/次,每日 3 次。维铁缓释片,1 片/次,每日 1 次。重组人促红素注射液,3000U/次,皮下注射,每周 2 次。

门诊初诊(2004 年 4 月 12 日):体质素弱,幼小即患先天性家族性黄疸。近时住院,经苯巴比妥片治疗,黄疸有所改善。唯一月来腰际酸痛,肢体困乏加重,下肢偶现浮肿,纳少,便溏,尿检蛋白定量多次不低于 1.0g/24h,且肾体偏小,而肾用减弱(Scr 158μmol/L,eGFR 37.3ml/min)伴血尿酸水平增高,此风湿困扰脾肾气化,虽觉病起月余,而实为久病而未察觉,若审察"内景",则肾络必有瘀痹之证。脉细滑,苔薄。拟祛风湿、健脾肾、行瘀痹治之。

处方：(1)生黄芪 30g，炒苍术 10g，茯苓 30g，仙灵脾 15g，焦山楂 15g，当归 10g，川芎 30g，赤、白芍各 20g，汉防己 15g，豨莶草 30g，14 剂。每剂水煎 2 汁，上下午分服。服后如无特殊不适，原方可续服 14 剂。

(2)苯巴比妥片 30mg/次，每日 2 次。盐酸贝那普利片，10mg/次，每日 1 次。别嘌醇片，0.1g/次，每晚 1 次。碳酸氢钠片，1.0g/次，每日 3 次。于餐后 1.5h 吞服。维铁缓释片，1 片/次，每日 1 次。重组人促红素注射液，3000U/次，每周 2 次，皮下注射。并告知别嘌醇片不宜与维铁缓释片同时服用，以免影响铁剂吸收。

(3)饮食营养调理：忌茶。予优质低蛋白饮食＋复方 α-酮酸片(4 片/次，每日 3 次，餐中吞服)。

二诊(2004 年 5 月 17 日)：药后黄疸续有减轻，血间接胆红素降至 132.8μmol/L，但仍困乏，纳呆，便溏，每日 1～2 次，有头晕，干咳及血压偏低(血压 90/65mmHg)，乃自行停服盐酸贝那普利片、别嘌醇片、碳酸氢钠片及复方 α-酮酸片诸药。今查 Scr 159μmol/L，BUN 10.3mmol/L，UA 522μmol/L，WBC 4.9×10^9/L，N 58.8%，HB 96g/L，PLT 155×10^9/L。脉弦细滑，苔薄。治疗仍按原方案，并告之若有药物反应，可及时与医师沟通，但不宜自行随意增减和撤停。

处方：(1)生黄芪 45g，炒党参 10g，炒苍、白术各 15g，山药 15g，焦山楂 15g，仙灵脾 15g，当归 6g，赤芍 15g，川芎 30g，汉防己 15g，豨莶草 30g，14 剂。煎服法同前。如无特殊反应，可续服 14 剂。

(2)停用盐酸贝那普利片，改用氯沙坦钾片(50mg/次，每日 1 次)。余药同前，嘱按时服用。

三至四诊(2004 年 6 月 12 及 7 月 19 日)：血压 105～130/80～90mmHg，头不晕，纳食有增加，仍感困乏无力，大便溏，每日 1～2 次，粪便常规阴性。复查 Scr 122μmol/L，BUN 8.22mmol/L，UA 465μmol/L，间接胆红素 107.9μmol/L，显示肾损伤趋向改善，困乏无力可能与长期口服苯巴比妥片镇静剂有关，而 Gilbert 综合征一般预后良好，无需特殊治疗，故予停服。脉滑，苔薄，治按原方案增减：

处方：(1)中药于前方减汉防己，加煨木香 10g，黄连 6g，14 剂，煎服法同前。另每日予 5% 葡萄糖液 500ml＋黄芪注射液 20ml，静脉滴注 5 天。

(2)继服氯沙坦钾片、别嘌醇片、碳酸氢钠片、维铁缓释片、复方 α-酮酸片，以及皮下注射重组人促红素注射液，剂量同前。

五至九诊(2004 年 8 月 2 日—2005 年 1 月 17 日)：病情稳定，困乏改善，血红蛋白提高，但便溏需加盐酸洛哌丁胺胶囊(4mg/d)始获改善。2004 年 10 月 16 日曾有水泻、肠鸣、腹隐痛不适，当天查 Scr 153μmol/L，BUN 11.1mmol/L，但泻止后 Scr 又降至 124μmol/L(正常参考值 33～134μmol/L)，尿 Pro±，RBC 2～3/HP，SG 1.026。脉滑，苔薄。

处方:(1)生黄芪 45g,党参 10g,炒苍、白术各 15g,山药 15g,防风 10g,茯苓 30g,仙灵脾 20g,炮姜 6g,黄连 6g,白芍 15g,豨莶草 30g。每剂水煎 2 汁,上下午分服。于第七诊时,乃去炮姜、黄连,加附子 12g,先煎。改每剂水煎 2 汁,日服 1 汁。

(2)停用重组人促红素注射液;复方 α-酮酸片减量为 2 片/次,每日 3 次;别嘌醇片减为 0.1g/间日;维铁缓释片及氯沙坦钾片应用同前;另加叶酸片,10mg/次,每日 3 次。

十诊(2005 年 2 月 17 日):血压 130/80mmHg,精神好,大便日行一次,溏而不泄,仍有黄疸,他无不适,尿 Pro±,RBC-,SG 1.020,血 WBC 3.8×10^9/L,N 56%,HB 96g/L,PLT 102×10^9/L,Scr 113μmol/L。脉滑,苔薄,舌胖。

处方:(1)生黄芪 45g,党参 10g,炒苍、白术各 15g,山药 20g,防风 10g,茯苓 30g,仙灵脾 20g,杭白芍 30g,豨莶草 30g,积雪草 30g,14 剂。每剂水煎 2 汁,日服 1 汁。

(2)氯沙坦钾片,50mg/次,每日 1 次;别嘌醇片,0.1g/次,隔日晚间 1 次;碳酸氢钠片,1.0g/次,每日 3 次;维铁缓释片,1 片/次,每日 1 次;叶酸片,10mg/次,每日 3 次。

随诊:患者因病情改善,在 2005—2006 年基本每 2~3 个月复诊 1 次,2006 年 3 月后,每年复诊仅 2~3 次。在此期间,血压平稳,尿常规阴性,血肌酐波动于 102~124μmol/L(正常参考值 33~134μmol/L),血尿酸 353μmol/L,肝功能正常,血间接胆红素水平仍增高,他无不适。2008 年 8 月,因头胀、呕恶,当地卫生院诊为"中暑",血肌酐浓度增高达 160μmol/L,经处理后又降至 135μmol/L。但在 2009 年后的 4~5 年,未再诊治。2015 年 5 月,因照料孕育的媳妇及初生的小孙女,过度操劳,困乏加重,傍晚下肢有轻度水肿,按之凹陷,尿蛋白++,红细胞 0~1/HP,比重1.020,血肌酐 135μmol/L,尿素氮 13.95mmol/L,尿酸 457μmol/L,血红蛋白 85g/L,示肾功能较稳定时有所下降。但与 11 年前初诊时比较,其病情发展已获得延缓,目前仍在门诊继续治疗中。

按:患者初诊时,除 Gilbert 综合征外,还有血压增高,尿蛋白++,尿蛋白定量 1.98g/24h,双肾缩小,血肌酐及尿酸水平增高,肾小球滤过率下降,故未做肾病理检查。临床诊断:①慢性肾小球肾炎,CKD 3 期,伴高尿酸血症、肾性高血压及肾性贫血。②Gilbert 综合征。③乙肝,HBcAb 及 HBeAb 阳性。但重点关注的是慢性肾炎的治疗,中医按肾风病,风湿、肾虚、瘀痹三联证诊治。经防己黄芪汤、玉屏风散加益脾肾、养荣血、行瘀痹中药,结合西药降压、降尿酸等,并予饮食营养调治,从而有效延缓了病情进展。而且在治疗的前 4~5 年内,蛋白尿转阴,血肌酐恢复正常,获得明显疗效。处方中应用豨莶草,主要用意是增强防己黄芪汤的祛风湿作用。据《唐本草》记载,豨莶草能"消浮肿";《本草经疏》认为是"祛风除湿,兼活血之要药"；《活人方汇编》则以豨莶草一味，晒干、研末、蜜丸，用治风湿成痹、血脉凝涩者，并谓"无论痛风，痛痹，湿痰，风热，宜于久服"。陈士铎在《本草新编》中更谓"豨莶入肾……肾犯风邪湿气，最为难治……防己可祛肾内之风湿，存防己何必复取豨莶？正以豨莶功用胜于防己，其耗散精血亦逊于防己，所以存防己而仍存豨莶。盖防己治肾内之风湿，止可一用以出奇，不可再用以贻害，若豨莶则不妨一用而至于再用，但不可久用耳"。现代出版的《中药大辞典》亦有该药"祛风湿、利筋骨、降血压"的记述。由此可见，自《内经》首先提出肾风病及其临床症状后，《金匮要略》又以防己黄芪汤兼治"风湿"与"风水"。《华氏中藏经》、隋唐时的《诸病源候论》、宋代的《太平圣惠方》，以及明代的《证治要诀》，历代均有医药大师指出，肾风是由风湿病邪（风湿毒邪）为主的网络病因所引发；至明末清初，陈士铎在《本草新编》中更提出"肾内风湿"一词，明白阐述"风湿扰肾"理论在中医药学发展中的脉络。此外，陈氏还比较了防己与豨莶药效的异同，认为"防己治肾内之风湿，止可一用而出奇，不可再用而贻害""豨莶则不妨一用而至于再用"，所以主张"存防己而仍存豨莶"，从而在药物层面丰富和拓展了仲景用防己治风湿犯肾的临床实践。其实陈氏提法可能还与防己的科属品种、药效、毒性有关，因为防己既有防己科的汉防己，又有马兜铃科的广防己和木防己，后者可致马兜铃酸肾病，且可伴发肿瘤，所以治肾风必须应用汉防己。我们研究发现，肾风病在不同阶段，其本证有风湿扰肾证、肾气阴（血）虚证、肾络瘀痹证、肝风内动证、溺毒内留证，其中风湿不仅是肾风的始作俑者，更是导致疾病进展的危险因素，且可致肾虚、致瘀痹，若与肝风内外相合，则为害更甚。至于汉防己与豨莶草治肾内风湿的药效、量效、时效，以及有效成分、中毒剂量、解救方法等，应是很有价值的科研课题，尚有待现代中、西医药学家进行深入研究。

关于 Gilbert 综合征，又称家族性非结合型胆红素增高症，这是先天性黄疸中最常见的一种，但肝功能及肝组织学可无明显异常。已知该综合征主要由肝细胞游离胆红素障碍及微粒内葡萄糖醛酸转移酶不足所致，也可能因结合胆红素与蛋白分离障碍有关。该综合征的诊断：①一般无其他不适，或仅感到乏力、消化不良、肝区不适等症状，但可因劳累、感染、发热、妊娠、手术诱发和加重；②以非结合胆红素增高为主，常在 $22.2\sim51.3\mu mol/L$（正常参考值 $1.7\sim10.2\mu mol/L$），最高一般不超过 $102.6\mu mol/L$；③患者发育正常，一般情况好；④肝脾不肿大；⑤肝功能正常；⑥无溶血证据；⑦肝活检无异常；⑧胆囊正常显影；⑨无需特殊处理，预后良好。但本例非结合胆红素增高明显，在不服用苯巴比妥片时，间接胆红素为 $198.9\sim271.5\mu mol/L$，应用时为 $85.1\mu mol/L$，所以本例似乎还宜排除 Crigler-Najjar 综合征 Ⅱ 型的可能。此外，非结合胆红素为脂溶性的，因与蛋白结合在一起，故不能从肾小球滤过，但本例肾小球滤过屏障已有病损，若从肾小球滤过，其对肾损害的影响如何,似尚未见报道。

▶▶▶ 病案 30

子肿,先兆子痫后遗肾损伤

(先兆子痫后遗肾损伤,伴高尿酸血症)

史某,女,34 岁。2015 年 4 月 22 日初诊。

病史:2012 年在妊娠 6 个月时,发生血压增高,下肢水肿,查尿蛋白++,次月尿蛋白定量增多至 10.1g/24h,水肿加重。分娩后水肿消除,血压及尿蛋白有所改善,但未继续诊治。近年来体重持续下降达 4kg,夜尿多,血肌酐与血尿酸水平增高,故来我科诊治。

检查:面容憔悴,血压 108/70mmHg,巩膜清,扁桃体不肿大,甲状腺未扪及肿块。心肺听诊阴性,腹软,肝脾未及,肾区无叩痛,下肢无明显水肿。尿 Pro±,RBC 1~2/HP,SG 1.010,HB 110g/L,Scr 87μmol/L(由 73μmol/L→80μmol/L→87μmol/L 逐步增高,参考值为 45~84μmol/L),UA 476μmol/L。ECT 查 GFR:左肾 29.3ml/min,右肾 31.29ml/min,校正后总 GFR 76.76ml/min。B 超:左肾 8.3cm×3.4cm×2.7cm,实质厚 1.0cm;右肾 8.9cm×3.5cm×2.8cm,实质厚 1.0cm;轮廓模糊,包膜欠光滑,皮质回声增强,皮髓质分界欠清。

初诊(2015 年 4 月 22 日):3 年前孕育时患"子肿"及"先兆子痫",此为胎碍脏腑,机括不灵,使肾藏精、主水、司开阖的功能损伤,且有肝阴亏乏、肝风欲动之兆。分娩后,水肿、血压高渐趋改善,尿蛋白等精微(精血)泄漏亦有减轻。但之后便疏于检查,直至近 2 年来体重持续下降,伴有疲乏、夜尿多、大便干,双肾 B 超及肾功能检查示"肾体缩小""肾用减退",且血尿酸水平亦渐次增高。此为肾气虚弱,痰、瘀、浊毒留著所致,乃病情进展之象。脉细弦,苔薄。治宜益肾消癥。

处方:(1)生黄芪 30g,生地黄 20g,女贞子 10g,旱莲草 30g,白芍 30g,川芎 30g,当归 10g,桃仁 10g,火麻仁 10g,积雪草 30g,炒三棱 15g,炒莪术 15g,14 剂。每剂水煎 2 汁,上下午各服 1 汁。

(2)别嘌醇片,0.1g/次,每晚 1 次;碳酸氢钠片,1.0g/次,每日 3 次,餐后 1.5h 服用。

(3)低盐、低嘌呤、优质低蛋白饮食+复方 α-酮酸片(4 片/次,每日 3 次,于进餐中间吞服)。

二诊(2015 年 5 月 5 日):疲乏改善,每晚仍有夜尿 2~3 次,伴心烦、少寐。查尿 Pro—,RBC 2~3/HP,SG 1.015,血 ALT 13U/L,ALB 42.8g/L,Scr 80μmol/L,UA 417μmol/L,血 WBC 3.8×10^9/L,N 53.1%,HB 114g/L,PLT 110×10^9/L。

脉弦细,苔薄。中药仍按原方案,加益肾气、固肾精之品。

处方:(1)生黄芪 30g,党参 10g,炒白术 10g,山药 15g,仙灵脾 15g,菟丝子 10g,金樱子 10g,枸杞子 10g,当归 10g,生地黄 20g,白芍 30g,炒酸枣仁 30g,生石决明^(先煎)30g,14 剂。煎服法同前。如病情稳定,2 周后可续配 7 剂,每剂水煎 2 汁,日服 1 汁。

(2)西药用量及服法同前。

(3)饮食营养管理同前,复方 α-酮酸片用量减至 2 片/次,每日 3 次。

三诊(2015 年 6 月 9 日):自觉体力续有增加,夜间尿次减少,尿检蛋白一,RBC 3～4/HP,SG 1.020,ALT 8U/L,AST 15U/L,ALB 41.9g/L,UA 452μmol/L,Scr 72μmol/L,血 WBC 4.5×10^9/L,N 59.1%,HB 117g/L,PLT 117×10^9/L。其中尿酸升高可能与前 2 天进食海鲜过多有关,已嘱宜加强饮食管控。脉细弦滑,苔薄。原方续服 14 剂,每剂水煎 2 汁,日服 1 汁。西药及饮食治疗方案不做变动。

四诊(2015 年 7 月 8 日):近日工作繁忙,感胃脘部饥嘈,心烦,少寐,他无不适。查尿蛋白一,RBC 0～1/HP,SG 1.030,Scr 73μmol/L,BUN 4.14mmol/L,UA 356μmol/L,ALB 42g/L,ALT 12U/L,AST 17U/L,血 WBC 5.4×10^9/L,N 52.3%,HB 119g/L,PLT 115×10^9/L。脉细滑,苔薄。拟健脾益肾,和胃安寐。

处方:(1)生黄芪 30g,党参 10g,炒白术 10g,仙灵脾 15g,姜半夏 10g,陈皮 6g,甘松 10g,薏苡仁 30g,丹参 30g,炒枣仁^(打)30g,生龙骨、牡蛎^(各、先煎)30g。煎服法同前。

(2)碳酸氢钠片减量为 0.5g/次,每日 3 次,服法同前。别嘌醇片减量为 0.1g/次,隔日 1 次。

(3)低盐、低嘌呤、优质低蛋白饮食,并应保持热量合理补给,建议定期至肾病饮食营养门诊随诊。

按:妊娠期高血压国外曾称水肿、蛋白尿、高血压综合征、妊娠诱发高血压或先兆子痫等,国内曾称妊娠中毒症、妊娠高血压综合征(简称妊高征)。妊高征按病情轻重,一般可分为妊娠高血压、先兆子痫、子痫三型,其中是否含有蛋白尿,是临床鉴别妊娠高血压和先兆子痫的要点。

近时随着产后肾穿刺活检术的开展,越来越多的病理资料显示,妊高征的肾脏病理表现呈多样性趋势,除先兆子痫的典型病理改变外,尚可见到毛细血管内增生性肾小球肾炎、系膜增生性肾小球肾炎、膜性肾病、局灶节段性肾小球硬化症及轻微病变性肾炎。甚至有的观察表明,即使妊娠结束后,一些肾病理改变也会长期存在。由此推断,妊娠是引起一些免疫介导性肾脏病的病因。同时亦提示,妊高征并不是一种疾病,而是由一组疾病所组成的。

联系本例,在妊娠 6 个月时出现血压增高、水肿、大量蛋白尿,故先兆子痫的诊断需要考虑。当时虽经积极治疗，得以顺利分娩，且在分娩后血压、水肿、蛋白尿亦获改善，但却疏于继续诊治，使肾损伤在隐匿的状态下日趋加重，导致肾萎缩，血肌酐水平增高，病情进一步加重。转我科诊治后，虽经中西医结合处理，使血肌酐及尿酸水平下降，肾损伤进展获得一定程度的延缓，但毕竟因双肾缩小，已失去肾病理诊断的机会，亦即失去正确认识病情，以期积极治疗促使病情逆转的最佳时间窗，实属惋惜。

实验研究篇

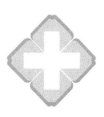

实验研究篇汇集了王永钧教授自 20 世纪 80 年代开始应用肾损伤动物模型展开的部分实验研究,包括单侧肾切除联合阿霉素双次尾静脉注射诱导的局灶节段性肾小球硬化、牛血清白蛋白和葡萄球菌肠毒素 B 联合腹腔注射四氯化碳建立的 IgA 肾病、5/6 肾切除致慢性肾衰、腹腔多次注射嘌呤霉素致肾病综合征、链脲菌素鼠尾静脉及腹腔注射致糖尿病肾病,以及单侧输尿管结扎致肾小管间质纤维化、庆大霉素腹腔注射致氨基糖苷类抗生素肾毒性等十余种动物模型。自 90 年代以来,成功实施了人、大鼠肾小球系膜细胞和小鼠肾小管上皮细胞原代培养技术,并陆续从国内外引进了大鼠系膜细胞株、人和小鼠肾小管上皮细胞株、小鼠肾足细胞株、人和大鼠内皮细胞株。在细胞造模或共培养的基础上,运用逆转录-聚合酶链反应、基因芯片、蛋白免疫杂交、流式细胞术、酶联免疫吸附等现代研究方法,对中药组方及单味药在肾脏病治疗中的作用进行了深入研究,为中医药防治肾病提供了可靠的依据。

本篇分三个部分。第一部分是根据王永钧教授提出的"肾气阴(血)两虚、肾络瘀痹"病机展开的整体动物和细胞实验研究,包括复方积雪草组方和积雪草、大黄单体对肾小球系膜细胞增生、清道夫受体的表达水平、补体 C3 的分泌、肾小管上皮细胞表型转化、信号通路转导,肾小球足细胞 Nephrin 和 Podocin 的保护,以及细胞外基质沉积、肾组织炎症因子的表达在防治肾纤维化中的作用等。第二部分祛风湿药物,是根据王永钧教授创立和逐步完善了"风湿致肾病"理论展开的相关基础研究,包括雷公藤内酯醇及其复方制剂对肾小管上皮细胞表型转化,肾组织炎症因子、补体 C3 的表达,对肾内高压牵张系膜细胞血管内皮生长因子和转化生长因子 β_1 的调控与糖尿病肾病大鼠肾功能的保护作用;青藤碱、白芍总苷和汉防己甲素及其复方制剂改善肾小管间质纤维化的作用与机制的研究。第三部分是王永钧教授在长期临证实践中,治疗肾功能衰竭的有效组方的验证,包括尿毒净改善肾小球硬化大鼠的肾功能及肾脏病理、对肾小球系膜细胞细胞周期及细胞周期蛋白 D_1、细胞周期蛋白依赖性激酶 4 表达的影响,黄芪川芎嗪防治庆大霉素致急性肾衰竭,黄芪金樱子合剂改善大鼠肾系膜细胞凋亡、膜性肾病的氧自由基损伤,冬虫夏草多毛孢菌菌粉降低肾小管上皮细胞凋亡及纤维化生长因子表达等多项疗效研究。

本篇运用现代科学技术,对中医在肾脏病治疗中的作用展开研究,使得中医肾病证候客观化、规范化,弥补了临床上主观性、多歧性的不足,两者相互贯通、扬长避短,显示出诊治肾病的优势,为进一步阐明中医方药的治疗效果与治疗原理、揭示中医理论的本质、研究新的理论起到积极的推进作用。

复方积雪草的实验研究

　　复方积雪草,是王永钧教授根据慢性肾脏疾病肾气阴(血)两虚、肾络瘀痹的病机,结合自身长期临床实践而制定的一组临床验方。该组方由两张古方化裁而成:方中黄芪、当归源自于李东垣《脾胃论》当归补血汤,积雪草、桃仁、熟大黄乃由张仲景《金匮要略》下瘀血汤去䗪虫加积雪草而来。积雪草是治疗皮肤瘢痕的药物,实验研究其可抑制成纤维细胞增殖,防止粘连发生,缓解粘连形成。大黄能通过抑制肾小球代偿性肥大、高代谢和系膜细胞生长等途径来防治肾小球疾病。桃仁能够抑制活化的贮脂细胞增殖,减少细胞内及分泌至细胞外的胶原生成,明显提高人肾成纤维细胞(kidney fibroblasts,KFB)分泌的 I 型胶原酶活性,抑制人 KFB 增殖及 I 型胶原表达,促进人 KFB 凋亡,具有抗纤维化的作用。该组方在临床治疗慢性肾脏病中具有较好的效果,在临床有效的基础上,王永钧教授领衔的研究团队对以上组方进行了系列实验研究。

一、复方积雪草对肾小球系膜细胞及细胞外基质的影响

　　肾小球系膜细胞增殖是多种肾小球疾病的重要病理改变。由于增生的系膜细胞分泌多种炎症因子加重肾小球炎症,以及分泌的细胞外基质(extracellular matrix,ECM)沉积,逐渐使肾小球硬化。因此,尽可能在发病早期阶段设法控制系膜细胞增殖、抑制 ECM 沉积,对防止肾小球硬化具有至关重要的意义。

　　研究采用大鼠肾小球系膜细胞(mesangial cell,MsC)进行培养。细胞在含 10% 胎牛血清(fetal calf serum,FCS)的 1640 培养液中培养传代,经 0.25% 胰酶/0.02% EDTA 消化后,转种于培养板上。以 10^{-6} mmol/L 血管紧张素 II(angiotensin II,Ang II)刺激 MsC,建立 MsC 增殖模型。分别加入 1.25%、2.50% 和 5.00% 的复方积雪草含药血清、在孵育 24h 及 48h 时,应用氮蓝四唑盐(methylthiazolyldiphenyl-tetrazolium,MTT)方法测细胞计数,检测细胞增殖水平。当复方积雪草浓度达 1.25% 时,即抑制系膜细胞增殖($P<0.01$),且存在浓度及时间依赖关系($P<0.01$),见表 3-1-1。

表 3-1-1　不同浓度、不同作用时间复方积雪草对系膜细胞增殖水平的影响($\bar{x}\pm s$)

组别	浓度	作用时间	
		24h	48h
正常组		0.209 ± 0.026	0.204 ± 0.014
模型组	1.25%	$0.324\pm0.036^{\triangle}$	$0.344\pm0.018^{\triangle}$
（不同浓度正常血清＋Ang Ⅱ	2.50%	$0.324\pm0.038^{\triangle}$	$0.491\pm0.066^{\triangle}$
10^{-6} mmol/L）	5.00%	$0.335\pm0.017^{\triangle}$	$0.487\pm0.065^{\triangle}$
治疗组	1.25%	$0.270\pm0.015^{\triangle\,*}$	$0.273\pm0.030^{\triangle\,*}$
（不同浓度含药血清＋Ang Ⅱ	2.50%	$0.270\pm0.030^{\triangle\,*}$	$0.354\pm0.065^{\triangle\,*}$
10^{-6} mmol/L）	5.00%	$0.268\pm0.024^{\triangle\,*}$	$0.419\pm0.040^{\triangle\,*}$

注：与正常组比较，$^{\triangle}P<0.01$；与相应血清浓度的模型组比较，$^{*}P<0.01$。

应用流式细胞术分析细胞 DNA 倍体，检测细胞增殖周期，治疗组 G_0/G_1 期细胞的比值较模型组明显增高，S 期及 G_2/M 细胞的比值则明显降低（$P<0.01$），且存在浓度及时间依赖关系（$P<0.01$），见表 3-1-2 和图 3-1-1，提示复方积雪草抑制了系膜细胞的增殖。

表 3-1-2　不同浓度、不同作用时间复方积雪草对系膜细胞 DNA 倍体的影响($\bar{x}\pm s$)

组别	浓度	作用时间			
		24h		48h	
		G_0/G_1	$S+G_2/M$	G_0/G_1	$S+G_2/M$
正常组	1640 培养液	75.85 ± 0.79	24.15 ± 0.79	79.50 ± 1.10	20.50 ± 1.10
模型组	1.25%	$38.33\pm0.44^{\triangle}$	$61.68\pm0.44^{\triangle}$	$60.90\pm0.69^{\triangle}$	$39.10\pm2.43^{\triangle}$
（不同浓度正常血清＋	2.50%	$38.33\pm0.33^{\triangle}$	$61.68\pm1.03^{\triangle}$	$55.18\pm0.69^{\triangle}$	$44.83\pm0.69^{\triangle}$
Ang Ⅱ 10^{-6} mmol/L）	5.00%	$43.13\pm2.57^{\triangle}$	$56.83\pm2.55^{\triangle}$	$50.38\pm0.13^{\triangle}$	$49.63\pm0.13^{\triangle}$
治疗组	1.25%	$47.60\pm1.60^{\triangle\,*}$	$52.40\pm1.60^{\triangle\,*}$	$64.23\pm1.91^{\triangle}$	$35.80\pm1.93^{\triangle}$
（不同浓度含药血清＋	2.50%	$46.03\pm2.73^{\triangle\,*}$	$53.98\pm2.73^{\triangle\,*}$	64.35 ± 0.64	$35.65\pm0.64^{\triangle\,*}$
Ang Ⅱ 10^{-6} mmol/L）	5.00%	$51.95\pm1.53^{\triangle\,*}$	$48.30\pm2.02^{\triangle\,*}$	$60.38\pm0.79^{\triangle}$	$39.63\pm0.79^{\triangle\,*}$

注：与正常组比较，$^{\triangle}P<0.01$；与相应血清浓度的模型组比较，$^{*}P<0.01$。

研究结果表明，MsC 是复方积雪草发挥诊疗作用的主要靶细胞之一，抑制 MsC 增生、减少 ECM 沉积是复方积雪草防治肾小球硬化的重要作用机制之一。

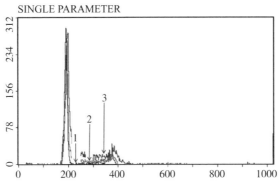

图 3-1-1　复方积雪草对系膜细胞 DNA 倍体的影响

1.正常组；2.模型组；3.治疗组

〔复方积雪草对肾小球系膜细胞及细胞外基质的影响.中国中西医结合肾病杂志,2002,3(11):632-634.〕

二、复方积雪草对人肾系膜细胞清道夫受体表达的影响

肾小球系膜细胞具有表达清道夫受体(scavenger receptor,SR)的能力。脂质在肾内沉积,可导致肾病进展,其中氧化型低密度脂蛋白(oxidative low densitylipoprotein,OX-LDL)起到了重要作用,而细胞摄取 OX-LDL 必须通过表面 SR。研究表明,血管紧张素Ⅱ可刺激肾小球系膜细胞 SR 上调,导致脂质在肾局部沉积和泡沫细胞的形成,促进肾病的发展。

研究采用原代人肾小球系膜细胞进行培养,取第 2—4 代肾小球系膜细胞进行实验。使用佛波酯(phorbol 12-myristate 13-acetate,PMA)诱导系膜细胞 SR 上调,然后应用流式细胞仪和逆转录聚合酶链反应(reverse transcription-polymerase chain reaction,RT-PCR)检测体外培养人肾小球系膜细胞在 PMA 刺激后,复方积雪草对系膜细胞 SR 的 mRNA 的表达。RT-PCR 半定量结果表明,系膜细胞在 PMA 的刺激下能大量表达 SR mRNA,且随着 PMA 浓度的提高,表达量也随之增加,呈剂量依赖关系;而复方积雪草对 PMA 诱导人肾小球系膜细胞 SR 上调具有抑制作用,且存在量效关系,详见表 3-1-3、表 3-1-4。

表 3-1-3　不同浓度复方积雪草含药血清对系膜细胞表达 SR mRNA 的抑制作用

组别	含药血清		
	低浓度	中浓度	高浓度
对照组	0.77 ± 0.07	0.77 ± 0.07	0.77 ± 0.07
缬沙坦组	$0.61\pm0.09^{*}$	$0.42\pm0.11^{*}$	$0.29\pm0.08^{**}$
复方积雪草组	0.71 ± 0.12	$0.43\pm0.05^{*}$	$0.31\pm0.06^{**}$

注:与对照组比较, $^{*}P<0.05$, $^{**}P<0.01$ 。

表 3-1-4　高浓度复方积雪草含药血清不同作用时间对系膜细胞表达 SR mRNA 的抑制作用

组别	作用时间		
	4h	12h	24h
对照组	0.84±0.32	0.84±0.32	0.84±0.32
缬沙坦组	0.62±0.08[*]	0.43±0.10[*]	0.32±0.08[**]
复方积雪草组	0.59±0.12[*]	0.41±0.07[*]	0.29±0.09[**]

注:与对照组比较,[*] $P<0.05$,[**] $P<0.01$。

研究结果提示,复方积雪草在一定浓度下能下调病理状态下异常高表达的 SR,进而减少脂质在肾脏中的沉积,延缓慢性肾小球疾病的发展;其作用机制可能是抑制人肾小球系膜细胞 SR mRNA 的表达,这是复方积雪草发挥肾脏保护作用的途径之一。

[复方积雪草对人肾系膜细胞清道夫受体表达的影响. 中国中医药科技,2005,12(2):89-91.]

三、积雪草苷合大黄素对肿瘤坏死因子 α 诱导的肾系膜细胞 C3 表达的影响

补体系统是天然免疫的重要组成部分,补体激活、促炎介质合成等因素造成肾小球肾炎的发生、发展,最终导致终末期肾衰竭。其中,补体3(complement 3,C3)起到了中枢作用,因为三条补体途径的激活都要通过活化 C3 才得以实现。当补体活化时,可引起各种肾脏免疫疾病,如致病的循环免疫复合物形成过多的系统性红斑狼疮、产生或输注针对内源性肾小球抗原的抗体的 Goodpasture 综合征、异种或同种肾移植的排斥反应等。此外,还可引起各种肾脏非免疫疾病,如非选择性蛋白尿、肾缺血、动脉栓塞性疾病,以及病变肾产氨增多,导致膜攻击复合物(membrane attack complex,MAC)C5b-9 在肾组织中沉积增加。

研究采用 BALB/C 小鼠肾小球系膜细胞原代培养,传代至第 3—5 代肾小球系膜细胞进行实验。在肿瘤坏死因子 α(TNF-α)诱导的同时,分别以复方积雪草主要有效成分积雪草苷合大黄素进行干预,于 24h 后分别应用 RT-PCR 和酶联免疫吸附测定(enzyme-linked immunosorbent assay,ELISA)分别检测肾小球系膜细胞 C3 mRNA 和蛋白的表达。

研究结果显示,TNF-α 对系膜细胞 C3 mRNA 的存在诱导高表达作用,且存在剂量依赖关系(见图 3-1-2)。积雪草苷合大黄素对 TNF-α 刺激的系膜细胞 C3 mRNA 表达、C3 蛋白表达均有抑制作用,且存在一定的浓度依赖关系(见图 3-1-3、图 3-1-4)。

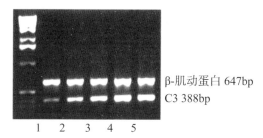

图 3-1-2　不同浓度 TNF-α 对系膜细胞 C3 mRNA 表达的影响

1.正常组;2.TNF-α 0.5ng/ml 组;3.TNF-α 1.0ng/ml 组;4.TNF-α 5.0ng/ml 组;

5.TNF-α 10.0ng/ml 组

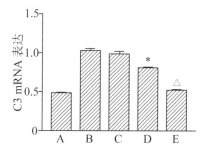

图 3-1-3　积雪草苷合大黄素对系膜细胞 C3 mRNA 表达的影响

A.正常组;B.模型组;C.模型＋积雪草苷 1.0μg/ml 合大黄素 0.1μg/ml;D.模型＋积雪草

苷 2.0μg/ml 合大黄素 0.2μg/ml;E.模型＋积雪草苷 4.0μg/ml 合大黄素 0.4μg/ml

注:与模型组比较,$^*P<0.05$,$^\triangle P<0.01$。

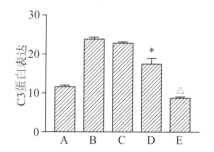

图 3-1-4　积雪草苷合大黄素对系膜细胞 C3 蛋白表达的影响

A.正常组;B.模型组;C.模型＋积雪草苷 1.0μg/ml 合大黄素 0.1μg/ml;D.模型＋积雪草

苷 2.0μg/ml 合大黄素 0.2μg/ml;E.模型＋积雪草苷 4.0μg/ml 合大黄素 0.4μg/ml

注:与模型组比较,$^*P<0.05$,$^\triangle P<0.01$。

　　故研究认为,积雪草苷合大黄素通过抑制 TNF-α 上调肾局部 C3 的过度产生,减轻了局部的免疫反应,具有保护肾功能、延缓疾病进展的作用。

　　[积雪草苷合大黄素对肿瘤坏死因子 α 诱导的肾系膜细胞 C3 表达的影响.中国临床药理学与治疗学,2006,11(4):414-417]

四、复方积雪草含药血清对肾小管上皮细胞表型保护作用的研究

多种肾脏疾病，肾功能的恶化很大程度上取决于间质损害的严重性，而间质纤维化是非常值得重视的过程。肾小管间质纤维化（renal tubulointerstital fibrosis，RIF）是小管间质病变最主要的表现和肾小球病变转归的主要因素，也是慢性肾衰竭的共同途径与最终归属。现已证实，肌成纤维细胞（myofibroblast，MyoF）与RIF 的发生关系最为密切，是 RIF 发生的重要效应细胞。而肾间质固有成纤维细胞和肾小管上皮细胞向 MyoF 的表型转化是 MyoF 的主要来源之一，也是导致RIF 的重要机制。

研究应用白介素-1β（interleukin-1 beta，IL-1β）10ng/ml 刺激原代小鼠肾小管上皮细胞，并用低、中、高（0.5％、1.0％、2.0％）浓度的复方积雪草含药血清进行干预，对照组福辛普利钠含药血清至终浓度为 2.0％，用 MTT 法测定复方积雪草含药血清的细胞毒性；用免疫印迹法（Western blot）和 RT-PCR 法分别测定细胞α-平滑肌动蛋白（α-smooth muscle actin，α-SMA）、波形蛋白（vimentin）和基因表达，以探讨复方积雪草含药血清对炎症介质诱导的肾小管上皮细胞表型转化的干预作用。

研究观察到正常培养的原代肾小管上皮细胞为典型的鹅卵石样形态；IL-1β 刺激 5 天，细胞形态已发生明显变化，细胞拉长、肥大，呈成纤维细胞样长梭形改变；而且亦证实，IL-1β 可刺激原代小鼠肾小管上皮细胞极高表达成纤维细胞骨架蛋白 Vimentin 和肌成纤维细胞标志骨架蛋白 α-SMA。同时，多数用复方积雪草含药血清干预的肾小管上皮细胞基本保持正常上皮细胞形态，仅少量细胞发生形态变化。用复方积雪草含药血清干预对 IL-1β 诱导的肾小管上皮细胞 α-SMA、Vimentin 的过高表达有明显的抑制作用（见表 3-1-5、表 3-1-6），该作用有助于对肾间质纤维化的防治。

表 3-1-5　复方积雪草对肾小管上皮细胞 α-SMA、Vimentin 基因表达的影响（$\bar{x}\pm s$）

组别	n	α-SMA/GAPDH	Vimentin/GAPDH
正常组	3	0.561±0.030	0.582±0.021
模型组	3	0.820±0.045△	1.059±0.182△
福辛普利钠组	3	0.606±0.062*	0.642±0.042*
复方积雪草低剂量组	3	0.597±0.044*	0.818±0.142*
复方积雪草中剂量组	3	0.529±0.021*	0.588±0.179*
复方积雪草高剂量组	3	0.516±0.109*	0.613±0.210*

注：与正常组比较，△ $P<0.01$；与模型组比较，* $P<0.05$。

表 3-1-6　复方积雪草对肾小管上皮细胞 α-SMA、Vimentin 蛋白表达的影响($\bar{x}\pm s$)

组别	n	α-SMA/β-actin	Vimentin/β-actin
正常组	3	0.167±0.030	0.383±0.218
模型组	3	0.641±0.236△△	1.213±0.739△△
福辛普利钠组	3	0.499±0.165△△	0.129±0.131*
复方积雪草低剂量组	3	0.440±0.071	0.489±0.169**
复方积雪草中剂量组	3	0.389±0.108*	0.417±0.135**
复方积雪草高剂量组	3	0.310±0.058*	0.143±0.163*

注：与正常组比较，△△ $P<0.01$；与模型组比较，* $P<0.05$，** $P<0.01$。

［复方积雪草含药血清对肾小管上皮细胞表型保护作用的研究.中国中医药科技，2008，15(5)：329-330.］

五、复方积雪草含药血清对肾小管上皮细胞激活蛋白 A 和 TGF-β₁ mRNA 表达的调节作用

激活蛋白 A(activin A)是转化生长因子 β(transforming growth factor-β，TGF-β)家族的一员，它不仅可抑制肾小管上皮细胞的增殖，而且可诱导细胞转化及凋亡。激活蛋白 A 的过度表达与肾纤维化密切相关，并与前纤维化因子 TGF-β 表达时相一致。

研究采用 IL-1β 刺激肾小管上皮细胞，用 0.5%、1.0% 和 2.0% 复方积雪草含药血清进行干预，并用血管紧张素转换酶拮抗剂——福辛普利含药血清作为对照。采用 RT-PCR 测定激活蛋白 A 和 TGF-β₁ 基因表达，以探讨复方积雪草对炎症因子刺激下肾小管上皮细胞生物活性改变的干预作用。

研究结果显示，IL-1β 刺激可以明显提升肾小管上皮细胞激活蛋白 A 与 TGF-β₁ 基因表达(见表 3-1-7 和图 3-1-5)。

表 3-1-7　IL-1β 对肾小管上皮细胞激活蛋白 A 基因表达的影响($\bar{x}\pm s$)

组别	n	激活蛋白 A/GAPDH	TGF-β₁/GAPDH
对照组	3	0.806±0.093	0.406±0.061
IL-1β 刺激 12h 组	3	0.949±0.119	0.439±0.074
IL-1β 刺激 36h 组	3	1.019±0.117▲	0.716±0.042▲★◆
IL-1β 刺激 60h 组	3	0.909±0.111	0.328±0.073

注：与对照组比较，▲ $P<0.05$；与 IL-1β 刺激 12h 组比较，★ $P<0.05$；与 IL-1β 刺激 60h 组比较，◆ $P<0.05$。

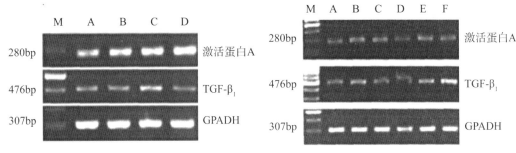

图 3-1-5　RT-PCR 检测 IL-1β 对肾小管上皮
细胞激活蛋白 A、TGF-β₁ 基因表达的影响
M. Mark；A. 对照组；B. IL-1β 刺激 12h 组；
C. IL-1β 刺激 36h 组；D. IL-1β 刺激 60h 组

图 3-1-6　复方积雪草对 IL-1β 诱导的肾小管上皮细
胞激活蛋白 A 及其受体 Act R I 基因表达的影响
M. Mark；A. 对照组；B. 模型组；
C. 复方积雪草低浓度组；D. 复方积雪草中浓度组；
E. 复方积雪草高浓度组；F. 福辛普利组

　　分别用低、中、高浓度的复方积雪草含药血清进行干预，干预组激活蛋白 A 基因表达水平均较模型组显著下降，而福辛普利含药血清无明显下调激活蛋白 A 基因表达的作用，结果见表 3-1-8 和图 3-1-6。

表 3-1-8　复方积雪草对肾小管上皮细胞激活蛋白 A、Act Riv 和 TGF-β₁ 基因表达的影响（$\bar{x}\pm s$）

组别	n	激活蛋白 A/GAPDH	Act Riv/GAPDH	TGF-β₁/GAPDH
对照组	3	0.627±0.073	0.437±0.120	0.548±0.069
模型组	3	0.813±0.047▲	0.789±0.173▲	1.026±0.097▲
复方积雪草低浓度组	3	0.683±0.075	0.487±0.028★	0.784±0.286
复方积雪草中浓度组	3	0.648±0.088★	0.337±0.027★	0.799±0.046
复方积雪草高浓度组	3	0.585±0.105★	0.325±0.031★	0.744±0.031★
福辛普利组	3	0.750±0.117♦	0.794±0.030	0.646±0.197★

注：与对照组比较，▲ $P<0.05$；与模型组比较，★ $P<0.05$；与复方积雪草高浓度组比较，♦ $P<0.05$。

　　用 IL-1β 诱导的细胞 TGF-β₁ 基因表达增高，再用复方积雪草含药血清进行干预。各浓度复方积雪草含药血清均有下调 TGF-β₁ 基因表达的作用，其中高浓度组与模型组比较，差异有统计学意义。福辛普利含药血清下调 TGF-β₁ 基因表达的作用明显，与模型组比较，差异显著，结果见表 3-1-8 和图 3-1-7。

　　研究结果显示，复方积雪草含药血清可显著抑制 IL-1β 诱导的 TGF-β₁、激活蛋白 A 在肾小管上皮细胞中的异常表达。福辛普利含药血清抑制肾小管上皮激活蛋白 A 及其受体 Act Riv 高表达的作用不明显，但对 TGF-β₁ 基因表达的抑制作用要优于复方积雪草。因此，复方积雪草和福辛普利对 IL-1β 诱导的肾小管上皮细胞生物学行为改变的作用途径可能不同，福辛普利可能主要通过抑制 TGF-β

的表达起作用,而复方积雪草则可能通过抑制 TGF-β 和激活蛋白 A 两个途径起作用,也可能有其他途径参与其中。

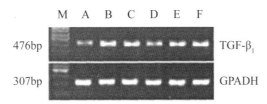

图 3-1-7　复方积雪草对 IL-1β 诱导的肾小管上皮细胞 TGF-β₁ 基因表达的影响

M. Mark;A. 对照组;B. 模型组;C. 复方积雪草低浓度组;

D. 复方积雪草中浓度组;E. 复方积雪草高浓度组;F. 福辛普利组

[复方积雪草含药血清对肾小管上皮细胞激活蛋白 A 和 TGF-β₁ mRNA 表达的调节作用. 中华中医药学刊,2008,26(7):1511-1513.]

六、复方积雪草有效组分干预肾小管上皮细胞 Toll 样受体 4 表达的实验研究

Toll 样受体 4(Toll-like receptor 4,TLR4)为 Toll 家族的主要成员,是脂多糖信号向细胞内传导的门户蛋白,它最突出的生物学功能是通过信号传导途径转导出相应的 mRNA,从而合成细胞因子并释放到细胞外,引起粒细胞、巨噬细胞趋化聚集,毛细血管通透性增高,淋巴细胞浸润等失控性炎症反应。在肾脏感染时,肾小管上皮细胞在结合细菌胞壁成分后,通过 TLR 途径被激活;在肾脏纤维化过程中,增生的细胞外基质暴露出 TLR 的内源性配体,通过 TLR4 途径使坏死的肾小管上皮细胞识别并结合相应的配体,与此同时,致炎因子和趋化因子也不断被分泌,白细胞也浸润到组织,导致间质纤维化。由此可见,TLR4 在肾脏病的发生及病程进展中起着重要的作用。

研究利用肿瘤坏死因子 α(tumor necrosis factor-α,TNF-α)诱导肾小管上皮细胞 TLR4 表达增加的细胞模型,以不同浓度的积雪草苷合大黄素进行干预,于 24h 后分别提取细胞 RNA 及上清,应用 RT-PCR 和流式细胞术(flow cytometry,FCM)分别检测小鼠肾小管上皮细胞(tubular epithelia cell,TEC)TLR4 mRNA 和膜蛋白的表达,以探讨复方积雪草有效组分——积雪草苷合大黄素干预 TNF-α 诱导的小鼠 TEC TLR4 mRNA 及蛋白的表达水平。

研究结果显示,将各浓度(0.5ng/ml、1.0ng/ml、5.0ng/ml)TNF-α 作用于培养的小鼠 TEC 24h,发现各组 TLR4 mRNA 表达均增加,且存在剂量依赖关系,以 5.0ng/ml 浓度最为显著(见图 3-1-8)。

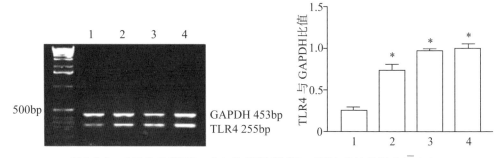

图 3-1-8　不同浓度 TNF-α 对小鼠 TEC TLR4 mRNA 表达的影响($\bar{x}\pm s$)

注:1 为正常组;2、3、4 分别为 TNF-α 0.5ng/ml、1.0ng/ml、5.0ng/ml 组。与正常组比较,$^*P<0.01$。

积雪草苷合大黄素对 TNF-α 诱导的小鼠 TEC TLR4 mRNA 表达影响的研究结果显示,当积雪草苷浓度为 $1\sim2\mu g/ml$、大黄素浓度为 $0.1\sim0.2\mu g/ml$ 时,小鼠 TEC TLR4 mRNA 表达轻度下降;当积雪草苷浓度达到 $4\mu g/ml$、大黄素浓度达到 $0.4\mu g/ml$ 时,小鼠 TEC C3 mRNA 表达明显下降,与模型组比较,差异有统计学意义($P<0.05$),且存在一定的浓度依赖关系(见图 3-1-9)。

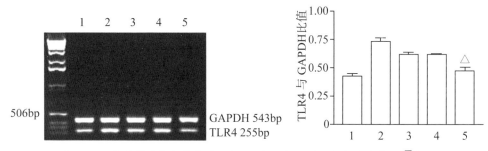

图 3-1-9　积雪草苷合大黄素对小鼠 TEC TLR4 mRNA 表达的影响($\bar{x}\pm s$)

注:1. 正常组;2. 模型组;3. 治疗 1 组;4. 治疗 2 组;5. 治疗 3 组。与模型组比较,$^\triangle P<0.05$。

积雪草苷合大黄素对 TNF-α 诱导的小鼠 TEC TLR4 蛋白表达影响的研究结果显示,小鼠 TEC 经 TNF-α 作用 24h 后,与正常组比较,含量显著增加($P<0.01$);经 $4\mu g/ml$ 积雪草苷和 $0.4\mu g/ml$ 大黄素作用后,与模型组比较,TLR4 蛋白表达下降19.6%(见表 3-1-9、图 3-1-10)。

表 3-1-9　积雪草苷合大黄素对 TNF-α 诱导的小鼠 TEC TLR4 蛋白表达的影响($\bar{x}\pm s$)

组别	TLR4
阴性对照组	1.66 ± 0.28
正常组	$24.80\pm1.77^\star$
模型组	42.03 ± 2.20
治疗 3 组	$33.80\pm1.40^*$

注:与模型组比较,$^*P<0.05$,$^\star P<0.01$。

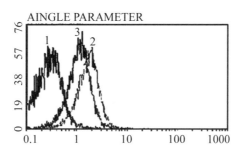

图 3-1-10　积雪草苷合大黄素对 TNF-α 诱导的小鼠 TEC TLR4 蛋白表达的影响

1. 正常组；2. 模型组；3. 治疗 3 组

研究结果提示，积雪草苷合大黄素可以抑制 TNF-α 诱导的肾小管上皮细胞 TLR4 的过度表达，减轻了肾脏局部的失控性炎症反应。

[复方积雪草有效组分干预肾小管上皮细胞 Toll 样受体 4 表达的实验研究. 中国临床药理学与治疗学，2009，14(2)：171-174.]

七、复方积雪草有效组分对人肾小管上皮细胞补体 C3 表达的影响

补体活化是补体系统发挥生物学效应的前提，而 C3 是三条活化途径的核心。TNF-α 可由肾脏固有细胞分泌，经与相关受体结合，激活多条信号传导途径，使多种转录因子、细胞因子、黏附分子表达增强，并可介导中性粒细胞、单核细胞与内皮细胞结合，刺激系膜细胞增生、成纤维细胞生长和局部胶原增加，在肾损伤的纤维化中发挥作用。

研究通过干预 TNF-α 诱导人肾近曲小管上皮细胞(proximal tubular epithelia cell，PTEC)补体 C3 的表达，采用积雪草苷、大黄素、积雪草苷合大黄素对 C3 的基因和蛋白表达实施干预，探讨复方积雪草有效组分对 TNF-α 诱导的人 PTEC 补体 C3 mRNA 及蛋白表达的影响。

TNF-α 诱导人 PTEC C3 mRNA 及蛋白表达的研究结果显示，人 PTEC 有表达 C3 的功能，随着 TNF-α 刺激浓度提高，各组 C3 mRNA 及蛋白表达逐渐增加，且存在剂量依赖关系，以 10.0ng/ml 浓度最为显著(见表 3-1-10)。

表 3-1-10　不同浓度 TNF-α 对人 PTEC C3 蛋白表达的影响($\bar{x}\pm s$)

TNF-α 浓度 /(ng/ml)	0	2.5	5.0	10.0	20.0
C3 蛋白表达/ [ng/(10^5 cell · 24h)]	3.95±0.15	10.98±0.17**	12.37±0.56**	13.96±1.21**	10.78±0.99**

注：与 TNF-α 0ng/ml 比较，** $P<0.01$。

确定 TNF-α 刺激浓度为 10.0ng/ml，分别观察复方积雪草有效组分(积雪草苷、大黄素、积雪草苷合大黄素)对 TNF-α 诱导的人 PTEC C3 mRNA 及蛋白表达的影响，结果发现，经 3 种不同浓度的积雪草苷合大黄素(积雪草苷浓度为 5μg/ml、

$10\mu g/ml$、$20\mu g/ml$，大黄素浓度为 $0.5\mu g/ml$、$1.0\mu g/ml$、$2.0\mu g/ml$）均能下调人 PTEC C3 mRNA 及蛋白表达水平，并呈一定的剂量依赖关系，而且具有协同作用（见图 3-1-11—图 3-1-13、表 3-1-11）。

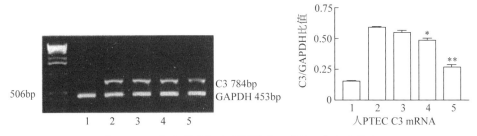

图 3-1-11　积雪草苷组人 PTEC C3 mRNA 表达的影响

注：1.正常组；2.模型组；3.积雪草苷低浓度组；4.积雪草苷中浓度组；5.积雪草苷高浓度组。与模型组比较，$^* P < 0.05$，$^{**} P < 0.01$。

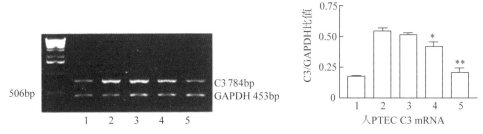

图 3-1-12　大黄素组人 PTEC C3 mRNA 表达的影响

注：1.正常组；2.模型组；3.大黄素低浓度组；4.大黄素中浓度组；5.大黄素高浓度组。与模型组比较，$^* P < 0.05$，$^{**} P < 0.01$。

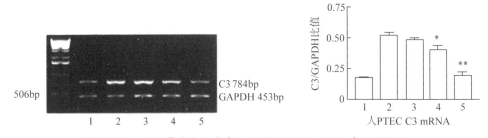

图 3-1-13　积雪草苷合大黄素组人 PTEC C3 mRNA 表达的影响

注：1.正常组；2.模型组；3.积雪草苷合大黄素低浓度组；4.积雪草苷合大黄素中浓度组；5.积雪草苷合大黄素高浓度组。与模型组比较，$^* P < 0.05$，$^{**} P < 0.01$。

表 3-1-11　积雪草苷、大黄素及积雪草苷合大黄素对 TNF-α 诱导的人 PTEC C3 蛋白表达的影响($\bar{x} \pm s$)

组别	C3 表达/[ng/(10^5cell · 24h)]		
	积雪草苷	大黄素	积雪草苷合大黄素
正常组	3.25±0.04	3.55±0.29	3.03±0.33
模型组	8.91±1.66	10.62±1.73	11.64±2.38
低浓度	8.34±2.44	10.04±2.16	9.06±2.06*
中浓度	7.39±1.13*	8.15±1.12*	7.05±1.51**
高浓度	3.65±0.67**	4.27±1.19**	2.90±0.26**

注：与模型组比较，* $P<0.05$，** $P<0.01$。

通过以上对复方积雪草有效提取成分积雪草苷及大黄素在补体系统进行的实验研究可知，复方积雪草可以下调人 PTEC C3 mRNA 及蛋白表达水平，并呈一定的剂量依赖关系，而且具有协同作用。故认为该药通过抑制 TNF-α 上调肾小管上皮细胞补体 C3 的过度表达，减轻了局部的免疫反应，具有保护肾功能、延缓疾病进展的作用，并为进一步的临床应用提供理论依据。

［复方积雪草有效组分对人肾小管上皮细胞补体 C3 表达的影响.中国中西医结合肾病杂志，2007,8(3):131-134.］

八、复方积雪草对 TGF-β 诱导的肾小管上皮细胞 JNK1 信号转导通路的调控作用

肾间质纤维化发病机制涉及多个环节，TGF-β_1 是其中公认的关键致纤维化因子。近年研究发现，TGF-β_1 是上皮细胞向间充质细胞转分化（epithelial-mesenchymal transition，EMT）的重要诱导剂和经典调节因子。肾小管上皮细胞获得间充质细胞表型后迁移能力增强，得以从肾小管微环境转移到间质腔中，生成胶原成分，从而形成瘢痕组织，并逃脱潜在的凋亡作用。有超过三分之一的成纤维细胞起源于肾小管上皮细胞，因此 EMT 及其调节日益被认为是 RIF 的重要环节，并与疾病的严重程度相关。丝裂原活化蛋白激酶（mitogen activated protein kinase，MAPK）级联系统是 TGF-β_1 下游重要的细胞内信号转导通路之一，主要包括细胞外信号调节激酶（extracelular signal regulated protein kinases，ERK）、Jun 激酶（Jun-N-terminal kinase，JNK）/应激活化的蛋白激酶（stress-activated protein kinase，SAPK）、P38 丝裂原活化蛋白激酶（P38 MAPK）、巨丝裂原活化蛋白激酶 1 四个亚族。JNK 在成年人的肾脏中表达很丰富，主要表达部位在肾小球脏层上皮、近端和远端小管。有研究表明，慢性肾病鼠中 ERK 和 P38 活性均无明显变化，但肾小球和肾小管上皮的 JNK 明显激活。已有研究提示，JNK-C-Jun/AP-1 信号通路参与了实验性肾炎肾组织中单核细胞趋化蛋白-1（monocyte chemoattratctant protein-1,MCP-1)的表达,表明 RIF 病变相关的异常细胞生物学效应与 TGF-β_1-JNK1 的细胞内信号转导途径有密切关系。

研究取原代培养的 BALB/C 小鼠肾小管上皮细胞,用 TGF-β_1 刺激 24h,加入 2.5%、5.0% 和 10.0% 复方积雪草及 10% 盐酸贝那普利含药血清干预,观察各组细胞形态学变化并检测肾小管上皮细胞 JNK1 mRNA 和蛋白表达情况,以探讨该组方防治肾间质纤维化的部分细胞生物学机制。

研究结果显示,正常培养的原代肾小管上皮细胞具有典型的鹅卵石样形态特征,经 TGF-β_1 刺激 24h 后,肾小管上皮细胞部分形态发生变大、伸长,呈梭形。而经复方积雪草和盐酸贝那普利干预的细胞形态又变为卵圆形,表现出与正常肾小管上皮细胞相似的形态特征。

加复方积雪草干预后,从基因到蛋白水平均显著下调细胞内 JNK1 的病理性增多,而加盐酸贝那普利的对照组蛋白表达虽有明显下调,但基因表达下调不明显(见图 3-1-14、图 3-1-15、表 3-1-12)。

表 3-1-12　复方积雪草对肾小管上皮细胞 JNK1 mRNA 和蛋白表达的影响

组别	JNK1/GAPDH	JNK1/β-Actin
对照组	0.64 ± 0.25	0.75 ± 0.27
模型组	1.06 ± 0.21▲▲	1.65 ± 0.44▲▲
盐酸贝那普利片组	0.85 ± 0.07	0.79 ± 0.20**
复方积雪草低浓度组	0.82 ± 0.10*	0.68 ± 0.20**
复方积雪草中浓度组	0.73 ± 0.13**	0.69 ± 0.22**
复方积雪草高浓度组	0.77 ± 0.13**	0.84 ± 0.21**

注:与正常组比较,▲▲ $P<0.01$;与模型组比较,* $P<0.05$,** $P<0.01$。

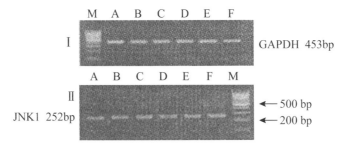

图 3-1-14　RT-PCR 检测肾小管上皮细胞 JNK1 mRNA 表达

Ⅰ.GAPDH 的 RT-PCR 电泳分析图;Ⅱ.JNK1 的 RT-PCR 电泳分析图

A.正常组;B.模型组;C.复方积雪草低浓度组;D.复方积雪草中浓度组;

E.复方积雪草高浓度组;F.盐酸贝那普利片组;M.Mark

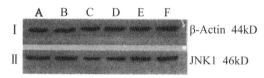

图 3-1-15　Western blot 检测肾小管上皮细胞 JNK1 蛋白表达

Ⅰ.β-Actin 的 Western blot 电泳分析图；Ⅱ.JNK1 的 Western blot 电泳分析图

A.正常组；B.模型组；C.复方积雪草低浓度组；D.复方积雪草中浓度组；

E.复方积雪草高浓度组；F.盐酸贝那普利片组

由此推测，复方积雪草汤可能是通过调节 TGF-β_1-JNK1 信号转导通路，阻抑肾纤维化病理信号的传导，干预 TGF-β_1 下游病理生物学效应的产生，从而防治肾间质纤维化。

［加味当归补血汤对 TGF-β_1 诱导的肾小管上皮细胞 JNK1 信号转导通路的调控作用.中国中医药科技，2006，13(6)：386-388.］

九、复方积雪草对小管上皮细胞 TGF-β_1/SMADs 信号转导通路的影响

Smads 蛋白是 TGF-β 下游的细胞内信号转导途径之一，分为以下三类：①途径限制型或受体调节型(R-Smad)，其中 Smad2/3 是 TGF-β 特异的信号底物。②公共介体型(Co-Smad)，Smad4 是目前所知唯一的 Co-Smad，哺乳动物中，Smad4 在 TGF-β/Smads 信号转导中是否绝对需要目前尚不清楚。近来有研究提示，TGF-β 的某些作用可不依赖 Smad4。③抑制型(I-Smad)，如 Smad6、Smad7，可抑制 R-Smad 介导的信号转导。TGF-β 与其细胞膜表面Ⅰ、Ⅱ受体结合以后，促使 R-Smad(Smad2/3)发生磷酸化，处于激活状态，活化的 R-Smad 和 Co-Smad(Smad4)结合形成寡聚复合物并进入核内，通过直接与 DNA 结合或与其他 DNA 结合蛋白结合等方式参与启动或抑制转录因子而发挥作用，控制细胞增生、分化、凋亡和 ECM 产生。已有的研究显示，TGF-β_1 下游的 Smad2/3、Smad4、Smad7 的表达异常推动了肾纤维化的进展。因此，维持 R-Smads 与 I-Smads 的生理平衡对 TGF-β_1 信号应答至关重要，这可能是治疗 RIF 的一个重要方面。

原代培养 BALB/C 小鼠肾小管上皮细胞，用 TGF-β_1(1ng/ml)刺激 24h，然后用复方积雪草汤及盐酸贝那普利含药血清进行干预，观察其对 TGF-β_1 刺激的小鼠肾小管上皮细胞 Smad3、Smad4、Smad7 信号转导通路的影响，并探讨该组方防治肾间质纤维化的细胞分子生物学机制。

与正常组比较，TGF-β_1 刺激 24h 后，肾小管上皮细胞 Smad3、Smad4 mRNA 表达显著增加，Smad7 mRNA 的表达显著减少($P<0.05$)。与模型组比较，各浓度复方积雪草(2.5%、5.0% 和 10.0%)均可显著下调细胞 Smad3、Smad4 mRNA 表述，上调 Smad7 mRNA 表达($P<0.05$，$P<0.01$)；盐酸贝那普利亦可显著下调

Smad3、Smad4 mRNA 表达,但对 Smad7 mRNA 表达无显著影响($P>0.05$)(见图 3-1-16、表 3-1-13)。

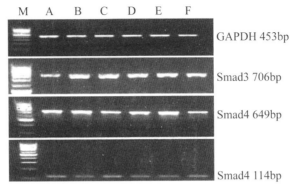

图 3-1-16 肾小管上皮细胞 Smad3、Smad4、Smad7 的 RT-PCR 电泳分析

M. Mark;A. 正常组;B. 模型组;C. 复方积雪草汤低剂量组;D. 复方积雪草汤中剂量组;

E. 复方积雪草汤高剂量组;F. 盐酸贝那普利片组

肾小管上皮细胞经 TGF-β_1 刺激 24h 后,Smad3、Smad4 蛋白表达明显增加,Smad7 蛋白表达减少,模型组与正常组比较,差异有统计学意义($P<0.05$)。各浓度复方积雪草能显著下调 Smad3 蛋白表达,上调 Smad7 蛋白表达($P<0.05$,$P<0.01$);而对 Smad4 蛋白表达有一定下调趋势,但与模型组相比,差异无统计学意义($P>0.05$)。盐酸贝那普利亦能显著下调 Smad3、Smad4 蛋白表达,但对 Smad7 蛋白表达上调无显著影响($P>0.05$)(见图 3-1-17、表 3-1-13)。

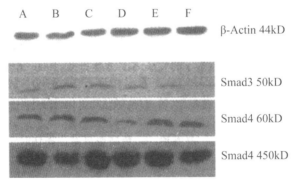

图 3-1-17 肾小管上皮细胞 Smad3、Smad4、Smad7 的 Western blot 电泳分析

A. 正常组;B. 模型组;C. 复方积雪草低剂量组;D. 复方积雪草中剂量组;

E. 复方积雪草高剂量组;F. 盐酸贝那普利片组

表 3-1-13　肾小管上皮细胞 Smad3、Smad4、Smad7 基因及蛋白积分光密度比值（$\bar{x}\pm s$）

组别	Smad3/GAPDH	Smad4/GAPDH	Smad7/GAPDH	Smad3/β-Actin	Smad4/β-Actin	Smad7/β-Actin
正常组	1.26±0.21	1.65±0.49	0.39±0.07	0.45±0.27	0.22±0.03	0.72±0.21
模型组	1.71±0.32△	2.40±0.67△	0.16±0.12△	0.87±0.54△	0.35±0.02△	0.48±0.16△
复方积雪草低浓度组	1.21±0.19**	1.73±0.51*	0.44±0.15**#	0.46±0.26*	0.32±0.03	0.82±0.15**
复方积雪草中浓度组	1.15±1.20**	1.76±0.48*	0.34±0.09*	0.40±0.25*	0.20±0.03*	0.72±0.19*
复方积雪草高浓度组	1.29±0.15**	1.81±0.53*	0.42±0.06**#	0.33±0.21*	0.31±0.01	0.77±0.18**
盐酸贝那普利片组	1.15±0.20**	1.72±0.44*	0.22±0.17	0.31±0.20**	0.29±0.05*	0.58±0.18

注：与正常组比较，△$P<0.05$；与模型组比较，*$P<0.05$，**$P<0.01$；与盐酸贝那普利片组比较，#$P<0.05$。

研究结果显示，TGF-β_1 刺激 24h 后，肾小管上皮细胞内 Smad3、Smad4 mRNA 和蛋白表达显著增加，Smad7 mRNA 和蛋白表达显著减少。复方积雪草可从蛋白到基因水平显著下调肾小管上皮细胞过度表达的 Smad3，上调 Smad7，且对 Smad7 作用优于盐酸贝那普利；对 Smad4 基因表达有显著下调作用，但下调其蛋白表达的程度不显著。综上推测，调节肾小管上皮细胞 TGF-β_1/Smad3/7 的表达平衡，是复方积雪草防治 RIF 的重要环节和靶点。

［加味当归补血汤对肾小管上皮细胞 TGF-β_1/SMADs 信号转导通路的影响. 中国中西医结合肾病杂志，2007，8(9)：503-506.］

十、复方积雪草对脂质诱导小鼠肾小球足细胞增殖影响的实验研究

肾小球足细胞是一种高度分化的终末细胞，在正常生理状态下不能增殖，但在病理条件下，其可因功能失调而恢复到可以增生的状态。肾小球在增殖时表型会发生变化，即可能失去成熟足细胞部分特有的分化表型，而重新表达一些未成熟幼稚足细胞的表型。也就是说，足细胞在增殖的同时会去分化。脂质能对肾脏造成损伤已是不争的事实，众多实验也已证实脂质（低密度脂蛋白、氧化型低密度脂蛋白）可以同时对肾系膜细胞、内皮细胞和足细胞造成损伤，而足细胞可能是首先受到损伤的细胞。本研究采用不同浓度低密度脂蛋白（LDL）和氧化型低密度脂蛋白（OX-LDL）诱导小鼠肾小球足细胞增殖，再用不同浓度加减下瘀血汤及泼尼松龙、缬沙坦的含药血清进行刺激干预，然后用 MTT 法检测足细胞增殖情况。

研究结果显示，经 LDL、OX-LDL 刺激后，足细胞有明显增殖表现，其中在浓度为 25μg/ml 的 LDL 与 100μg/ml 的 OX-LDL 的刺激下增生达峰值（见表 3-1-14、表 3-1-15）。

表 3-1-14　LDL 对足细胞增殖的影响($\bar{x} \pm s$)

组别	n	作用时间		
		24h	48h	72h
正常组	8	0.192±0.016	0.228±0.063	0.197±0.019
6.25μg/ml LDL 组	8	0.228±0.030＊＊	0.282±0.030	0.185±0.003▽
12.50μg/ml LDL 组	8	0.241±0.033＊＊	0.298±0.066＊	0.217±0.025▽
25.00μg/ml LDL 组	8	0.293±0.057＊＊	0.274±0.022＊	0.208±0.015▽
50.00μg/ml LDL 组	8	0.271±0.055＊＊	0.270±0.039＊	0.211±0.012▽
100.00μg/ml LDL 组	8	0.225±0.050	0.237±0.022＊	0.195±0.032▽

注：与正常组比较，▽ $P>0.05$，＊ $P<0.05$，＊＊ $P<0.01$。

表 3-1-15　OX-LDL 对足细胞增殖的影响($\bar{x} \pm s$)

组别	n	作用时间		
		24h	48h	72h
正常组	8	0.192±0.016	0.228±0.063	0.197±0.019
6.25μg/ml OX-LDL 组	8	0.183±0.016▽	0.180±0.036▽	0.191±0.027▽
12.50μg/ml OX-LDL 组	8	0.275±0.054＊＊＊	0.204±0.035▽	0.216±0.025▽
25.00μg/ml OX-LDL 组	8	0.289±0.052＊＊＊	0.216±0.041▽	0.210±0.016▽
50.00μg/ml OX-LDL 组	8	0.327±0.068＊＊＊	0.238±0.042▽	0.211±0.018▽
100.00μg/ml OX-LDL 组	8	0.376±0.072＊＊＊	0.250±0.044▽	0.202±0.035▽

注：与正常组比较，▽ $P>0.05$，＊＊＊ $P<0.001$。

　　根据上述结果，选择脂质诱导浓度分别为 25.00μg/ml 的 LDL 与 100.00μg/ml 的 OX-LDL 进行刺激，观察复方积雪草、泼尼松龙、缬沙坦对脂质诱导足细胞增殖的影响。结果显示，复方积雪草的高、低剂量，泼尼松龙的中、高剂量及缬沙坦的中、高剂量含药血清有明显抑制足细胞增殖作用(见表 3-1-16)。

　　目前研究已经证实，肾小球足细胞与系膜细胞上均表达有 LDL 受体和清道夫受体的特异性受体，可造成 OX-LDL 与细胞不可逆结合，它们是脂质进入肾小球细胞的基础。根据文献资料，足细胞在增殖过程中可发生表型变化，即可能发生去分化。去分化的足细胞失去成熟足细胞特有的足突结构，造成足突融合，继之与基膜脱离，使基底膜裸露，从而造成球囊粘连、肾小球节段球性硬化。因此，结合研究结果，脂质对足细胞的影响有：一方面，足细胞摄入有毒害作用的 LDL、OX-LDL 等脂质，造成细胞的空泡变性等损害，以及干扰正常足细胞的功能，造成促肾纤维化因子分泌合成增多；另一方面，脂质的刺激还促进足细胞增殖，而这些增殖的足细胞有可能发生高度去分化，从而使足细胞失去正常形态并造成损伤，这也可能是脂质代谢紊乱对肾脏足细胞损害的作用机制之一。

表 3-1-16　LDL、OX-LDL 刺激 24h 对足细胞增殖及各药物含药血清的影响($\bar{x}\pm s$)

组别	n	LDL OD 值	OX-LDL OD 值
空白组	8	$0.211\pm0.012^{\#\,*}$	$0.433\pm0.056^{\#\,*}$
正常组	8	$0.206\pm0.010^{*}$	$0.417\pm0.045^{*}$
模型组	8	0.269 ± 0.030	0.493 ± 0.016
泼尼松龙低剂量组	8	0.245 ± 0.010	0.459 ± 0.035
泼尼松龙中剂量组	8	$0.225\pm0.047^{\triangledown}$	$0.447\pm0.050^{\triangledown}$
泼尼松龙高剂量组	8	$0.218\pm0.024^{\triangledown}$	$0.429\pm0.044^{\triangledown}$
缬沙坦低剂量组	8	0.244 ± 0.025	0.448 ± 0.044
缬沙坦中剂量组	8	$0.200\pm0.013^{\triangledown}$	$0.439\pm0.039^{\triangledown}$
缬沙坦高剂量组	8	$0.222\pm0.012^{\triangledown}$	$0.435\pm0.046^{\triangledown}$
复方积雪草低剂量组	8	$0.236\pm0.012^{\triangledown}$	$0.411\pm0.066^{\triangledown}$
复方积雪草中剂量组	8	0.241 ± 0.033	0.453 ± 0.049
复方积雪草高剂量组	8	$0.230\pm0.012^{\triangledown}$	$0.429\pm0.057^{\triangledown}$

注:正常组与空白组比较,$^{\#}P>0.05$;正常组、空白组与模型组比较,$^{*}P<0.01$;各组与模型组比较,$^{\triangledown}P<0.05$。

　　此外,研究结果还显示,复方积雪草含药血清的 2.50% 和 1.25% 组、泼尼松龙的 2.50% 和 1.25% 组、缬沙坦的 2.50% 和 1.25% 组均有明显抑制足细胞增殖的作用,提示复方积雪草、泼尼松龙和缬沙坦可抑制脂质诱导的足细胞增殖。因此,推测在本研究中,复方积雪草抑制足细胞增殖的可能机制有:抑制脂质刺激造成的炎症介质表达,稳定细胞膜,减轻细胞炎症反应;抑制脂质与胞膜脂质受体结合进入胞内,从而减轻脂质毒性损害。至于是否有抑制足细胞去分化(细胞表型转变)的作用,从而逆转由足细胞去分化引起的增殖现象,则有待进一步的深入研究。

　　[加减下瘀血汤对脂质诱导小鼠肾小球足细胞增殖影响的实验研究.中国中医药科技,2006,13(6):377-379.]

十一、复方积雪草防治局灶节段肾小球硬化模型大鼠足细胞损伤的实验研究

　　局灶节段性肾小球硬化(focal segmental glomerulosclerosis,FSGS)是临床上比较棘手的一种病理类型。近年来,随着对局灶节段性肾小球硬化发病机制研究的逐步深入,已证实足细胞损伤是导致 FSGS 的起始和发展因素之一,而足细胞裂孔膜(slit diaphragm,SD)蛋白在其中发挥了关键性作用。因此,减轻足细胞损伤

对延缓肾小球硬化具有至关重要的意义。

研究将 72 只雄性 SD 大鼠编号后，根据随机数字表分为 6 组，分别为正常组、模型组、模型＋复方积雪草低剂量组（复方 1 组）、模型＋复方积雪草中剂量组（复方 2 组）、模型＋复方积雪草高剂量组（复方 3 组）、模型＋贝那普利组（西药组），每组 12 只大鼠。模型组和各治疗组用氯胺酮 50mg/kg 腹腔注射，待大鼠麻醉后行左肾摘除术，术后第 1 周用阿霉素 5mg/kg 尾静脉注射，1 个月后重复注射阿霉素 3mg/kg。于第 8 周末宰杀大鼠。正常组用氯胺酮 50mg/kg 腹腔注射，待大鼠麻醉后行假手术，并予等量生理盐水尾静脉注射。自实验开始，各组经灌胃给药，疗程 8 周。复方 1 组给予复方积雪草膏剂 0.2g/(kg·d)灌胃；复方 2 组给予复方积雪草膏剂 0.4g/(kg·d)灌胃；复方 3 组给予复方积雪草膏剂 0.8g/(kg·d)灌胃；西药组给予贝那普利混悬液 4mg/(kg·d)灌胃；正常组和模型组给予等量蒸馏水灌胃。

RT-PCR 结果显示，模型组足细胞 Nephrin、Podocin mRNA 表达与正常组相比明显降低（$P<0.01$）。而各治疗组中，复方 2 组、3 组以及西药组 Nephrin mRNA 表达较模型组有明显增加（$P<0.05$），其中以复方 2 组和 3 组增加最为明显（$P<0.01$）。复方 1 组、3 组及西药组 Podocin mRNA 表达较模型组有明显增加（$P<0.05$），与正常组相比虽有降低，但差异无统计学意义（$P>0.05$）（见表 3-1-17、图 3-1-18、图 3-1-19）。

表 3-1-17　各组大鼠肾小球 Nephrin、Podocin mRNA 的表达（$\bar{x}\pm s$）

组别	n	光密度值	
		Nephrin/GAPDH	Podocin/GAPDH
正常组	3	0.784 ± 0.029	0.920 ± 0.154
模型组	3	$0.292\pm0.055^{\triangle\triangle}$	$0.456\pm0.242^{\triangle\triangle}$
复方 1 组	3	$0.395\pm0.036^{\triangle\triangle}$	$0.731\pm0.059^{*}$
复方 2 组	3	$0.541\pm0.100^{\triangle\triangle**}$	$0.642\pm0.070^{\triangle*}$
复方 3 组	3	$0.497\pm0.119^{\triangle\triangle**}$	$0.722\pm0.044^{*}$
西药组	3	$0.450\pm0.061^{\triangle\triangle*}$	$0.712\pm0.066^{*}$

注：与正常组比较，$^{\triangle}P<0.05$，$^{\triangle\triangle}P<0.01$；与模型组比较，$^{*}P<0.05$，$^{**}P<0.01$。

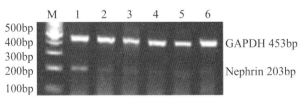

图 3-1-18　各组大鼠 Nephrin mRNA 表达的改变

M.Mark；1.正常组；2.模型组；3.复方 1 组；4.复方 2 组；5.复方 3 组；6.西药组

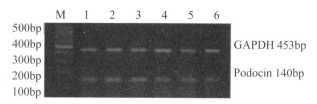

图 3-1-19　各组大鼠 Podocin mRNA 表达的改变

M. Mark;1.正常组;2.模型组;3.复方 1 组;4.复方 2 组;5.复方 3 组;6.西药组

　　免疫组化结果显示,模型组大鼠足细胞 Nephrin、Podocin 蛋白表达较正常组明显减少($P<0.05$),而各复方组及西药组 Nephrin 蛋白表达与模型组比较均有明显增加($P<0.01$),其中尤以复方 2 组和西药组增加最为明显($P<0.001$),且各治疗组与正常组比较,蛋白表达虽有下降,但差异无统计学意义($P>0.05$)。复方 2 组和西药组 Podocin 蛋白表达较模型组有明显增加($P<0.05$),其余各组表达虽较模型组增加,但差异无统计学意义($P>0.05$)(见表 3-1-18、图 3-1-20、图 3-1-21)。

表 3-1-18　各组大鼠肾小球 Nephrin、Podocin 蛋白表达($\bar{x}\pm s$)

组别	n	平均光密度值	
		Nephrin/GAPDH	Podocin/GAPDH
正常组	3	0.505±0.003	0.402±0.021
模型组	3	0.438±0.010△△	0.350±0.020△
复方 1 组	3	0.483±0.013**	0.386±0.024
复方 2 组	3	0.502±0.028**	0.405±0.031*
复方 3 组	3	0.485±0.013**	0.391±0.025
西药组	3	0.504±0.017**	0.402±0.021*

注:与正常组比较,△ $P<0.05$,△△ $P<0.01$;与模型组比较,* $P<0.05$,** $P<0.01$。

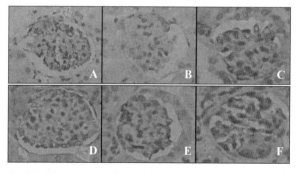

图 3-1-20　各组大鼠肾小球 Nephrin 蛋白表达（10×40）

A.正常组;B.模型组;C.复方 1 组;D.复方 2 组;E.复方 3 组;F.西药组

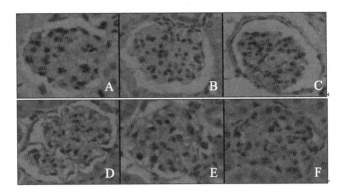

图 3-1-21 各组大鼠肾小球 Podocin 蛋白表达（10×40）

A. 正常组；B. 模型组；C. 复方 1 组；D. 复方 2 组；E. 复方 3 组；F. 西药组

综上可知，复方积雪草能上调 FSGS 模型大鼠 Nephrin、Podocin mRNA 和蛋白表达，从而减少足细胞凋亡、脱落，稳定肾小球滤过屏障，其对足细胞的保护作用与贝那普利相似，这可能是其防治肾小球硬化的重要机制之一。

［复方积雪草防治局灶节段性肾小球硬化模型大鼠足细胞损伤的实验研究.中国中西医结合肾病杂志，2013，14(6)：480-483.］

十二、复方积雪草对低密度及氧化型低密度脂蛋白诱导小鼠肾足细胞血管内皮生长因子分泌的干预作用

血管内皮生长因子(vascular endothelial growth factor, VEGF)具有增加血管通透性、促进内皮细胞分裂增殖、血管生成维持和细胞聚钙等作用，主要由肾脏足细胞产生。一方面，VEGF 在肾脏微血管损伤和大血管重塑中起着重要的作用，能够通过保护内皮细胞或刺激血管形成，保证有效的毛细血管袢数目，延缓肾脏纤维化进展；另一方面，VEGF 分泌增加又可以引起肾小球肥大，滤过率增高，蛋白尿形成，同时减少肾小球基底膜阴离子数而影响电荷屏障，并通过影响肾小球内皮细胞来调节滤过膜机械屏障，因而 VEGF 被认为是调节肾小球通透性的重要因子。研究已表明，VEGF 与蛋白尿的形成有密切的关系，在蛋白尿的形成、肾脏疾病的进展中起到了重要作用。现已知低密度脂蛋白(LDL)和氧化型低密度脂蛋白(OX-LDL)在肾脏病的发生中起着重要的作用，而 LDL 和 OX-LDL 是否能够引起肾脏足细胞 VEGF 的异常分泌增多进而造成肾脏损害，目前尚未见有相关报道。本研究观察不同浓度下 LDL 和 OX-LDL 对小鼠肾足细胞分泌 VEGF 的影响，再用不同浓度加减下瘀血汤含药血清进行干预，分别用 RT-PCR 及 ELISA 检测足细胞分泌 VEGF 的变化，旨在了解 LDL 和 OX-LDL 对肾足细胞分泌 VEGF 的影响及复方积雪草的保护作用。

研究结果显示,经 LDL 及 OX-LDL 刺激后,足细胞 VEGF mRNA 表达及细胞培养液中 VEGF 的含量均有增加,且呈浓度依赖关系(见表 3-1-19、图 3-1-22、图 3-1-23)。

表 3-1-19　LDL、OX-LDL 对足细胞 VEGF mRNA 表达和培养上清中 VEGF 含量的影响($\bar{x}\pm s$)

组别	LDL		OX-LDL	
	VEGF mRNA (VEGF/GAPDH)	培养液中 VEGF 含量/(pg/ml)	VEGF mRNA (VEGF/GAPDH)	培养液中 VEGF 含量/(pg/ml)
空白组	0.48±0.02	3.93±0.10	0.24±0.01	3.96±0.06
7.5μg/ml 组	0.53±0.01	4.00±0.12	0.31±0.08	4.14±0.10*
15.0μg/ml 组	0.71±0.01*	4.35±0.10*	0.40±0.01*	4.67±0.10**
30.0μg/ml 组	0.94±0.19*	4.67±0.10**	0.44±0.05*	5.48±0.06**
60.0μg/ml 组	0.98±0.20*	4.92±0.16**	0.48±0.05*	5.73±0.10**

注:与正常组比较,* $P<0.05$,** $P<0.01$。

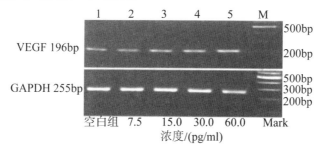

图 3-1-22　不同浓度 LDL 对肾小球足细胞 VEGF mRNA 表达的影响

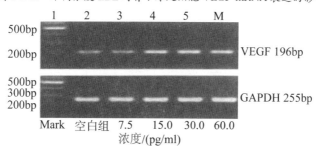

图 3-1-23　不同浓度 OX-LDL 对肾小球足细胞 VEGF mRNA 表达的影响

复方积雪草含药血清(浓度为 2.5%、5.0%、10.0%)可以明显抑制脂质诱导肾足细胞 VEGF 的高表达(见表 3-1-20、图 3-1-24、图 3-1-25)。

研究以浓度依赖性的上调足细胞 VEGF 的分泌表达,因此推测 LDL 和 OX-LDL 可能通过促使足细胞产生过多的 VEGF,从而造成肾脏早期损害,并进一步加重脂质肾毒性。复方积雪草可以明显降低以 30.0μg/ml 浓度的 LDL 及 OX-LDL 刺激体外培养足细胞后 VEGF mRNA 的高表达及细胞培养液中高 VEGF 的含量,提示加减下瘀血汤可通过抑制足细胞分泌 VEGF,从而保护足细胞脂质损伤,减少蛋白尿形成，进一步从基因与蛋白两个层面阐明加减下瘀血汤防治慢性肾脏病、脂质肾损害的机制，也为该药在临床进一步的应用与推广奠定了理论基础。

表 3-1-20　药物对 LDL、OX-LDL 刺激下足细胞 VEGF mRNA 表达和培养上清中 VEGF 含量的影响（$\bar{x}\pm s$）

组别	LDL		OX-LDL	
	VEGF mRNA（VEGF/GAPDH）	培养液中 VEGF 含量/（pg/ml）	培养液中 VEGF 含量/（pg/ml）	VEGF mRNA（VEGF/GAPDH）
正常组	0.46±0.02	3.89±0.06	0.45±0.02	3.86±0.06
模型组	1.01±0.14*	4.77±0.10*	0.76±0.13*	5.45±0.06*
低浓度组	1.00±0.21	4.74±0.06	0.69±0.18	5.38±0.06
中浓度组	0.08±0.15	4.37±0.10	0.59±0.10	4.92±0.06△
高浓度组	0.72±0.11△	4.42±0.12△	0.52±0.02△	4.39±0.06△

注：与正常组比较，* $P<0.01$；与模型组比较，△ $P<0.05$。

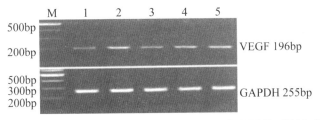

图 3-1-24　加减下瘀血汤含药血清对 LDL 刺激下足细胞 VEGF mRNA 表达的影响
M.Mark；1.正常组；2.模型组；3.高浓度组；4.中浓度组；5.低浓度组

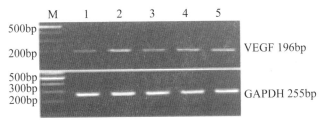

图 3-1-25　加减下瘀血汤含药血清对 OX-LDL 刺激下足细胞 VEGF mRNA 表达的影响
M.Mark；1.正常组；2.模型组；3.高浓度组；4.中浓度组；5.低浓度组

［加减下瘀血汤对低密度及氧化型低密度脂蛋白诱导小鼠肾足细胞血管内皮生长因子分泌的干预作用.中国中西医结合肾病杂志，2007,8(5)：255-258.］

十三、复方积雪草防治肾小球硬化的实验研究

细胞外基质（ECM）增生是肾小球硬化的早期形态学改变之一，由 ECM 产生增多或（和）降解减少所致，尤其是基质金属蛋白酶（matrix metalloproteinase，

MMP)及其组织金属蛋白酶抑制剂(tissue inhibitor of metalloproteinase,TIMP)功能紊乱与ECM过多增生关系密切。TGF-β_1可促进ECM的沉积,其中TGF-β_1可明显增加胶原蛋白(collagen,Col)Ⅰ、Ⅲ、Ⅳ以及纤连蛋白(fibronectin,FN)mRNA的表达,抑制ECM的降解。血管紧张素转换酶抑制剂能减少蛋白尿形成、降低肾小球内压力、减轻肾小球肥大,从而延缓肾小球硬化。研究制作单侧肾切除双次注射阿霉素的肾小球硬化大鼠模型,在造模的同时予以复方积雪草干预,以模型及模型加贝那普利干预作为对照观察。

研究结果显示,模型组尿蛋白明显升高,在整个实验期内均明显高于正常组($P<0.01$),肾脏指数(肾重/体重)亦显著增加($P<0.05$或$P<0.01$),内生肌酐清除率(endogenous creatinine clearance rate,Ccr)明显下降($P<0.01$或$P<0.05$),胆固醇(cholesterol,Chol)、甘油三酯(triglyceride,TG)显著升高($P<0.05$或$P<0.01$)。与模型组比较,复方组和西药组尿蛋白排泄明显下降($P<0.05$),肾脏指数明显降低($P<0.05$),高脂血症明显改善($P<0.05$),Ccr明显上升($P<0.05$)(见表3-1-21和表3-1-22)。

表 3-1-21　各组大鼠尿蛋白、肾脏指数变化比较($\bar{x}\pm s$)

组别	n	尿蛋白(mg/24h)				
		0 周	2 周	4 周	6 周	8 周
正常组	8	4.08±1.32	4.77±0.51	7.47±3.80	11.40±3.66	8.70±3.54
模型组	8	5.93±1.85	139.62±38.13△△	272.37±110.60△△	440.46±147.08△△	398.00±98.44△△
复方组	8	7.49±2.80	66.99±29.16△△▲▲	149.00±70.72△△▲	238.15±108.24△△▲	270.04±108.24△△
西药组	8	8.08±2.73	49.34±19.56△△▲▲	146.69±47.16△△▲	218.03±118.35△△▲	258.53±102.32△△

注:与正常组比较,△△$P<0.01$;与模型组比较,▲$P<0.05$,▲▲$P<0.01$。

肾脏病理观察显示:PAS染色光镜下可见模型组多数肾小球系膜细胞高度增生,ECM增多,球囊粘连,局灶节段性硬化,肾小管多灶状萎缩和代偿性肥大,多数肾小管腔内有蛋白管型,肾间质多灶状单核细胞浸润。复方组和西药组少数肾小球系膜细胞增生和ECM增多,偶见球囊粘连和节段硬化,少数肾小管腔内有蛋白管型,肾间质异常不明显。

表 3-1-22　各组大鼠肾脏指数、肾功能、血脂变化比较($\bar{x}\pm s$)

组别	n	肾脏指数	Chol/(mmol/L)	TG/(mmol/L)	Ccr/(ml/min)
正常组	8	4.00±0.76	2.17±0.62	1.36±0.42	233.1±20.9
模型组	8	9.82±1.54△△	8.50±3.39△△	5.14±1.46△△	66.5±16.5△△
复方组	8	8.12±1.39△△▲	5.35±1.28△△▲	2.34±0.40△▲	149.8±17.2△△▲
西药组	8	7.93±0.86△△▲	6.05±1.45△△▲	3.67±1.60△▲	143.00±17.3△▲

注:与正常组比较,△$P<0.05$,△△$P<0.01$;与模型组比较,▲$P<0.05$。

图像分析显示：模型组系膜基底膜面吸光度较正常组明显增加（$P<0.01$），毛细血管祥面吸光度较正常组明显减小（$P<0.01$）；而复方组和西药组系膜基底膜面吸光度较模型组明显减小（$P<0.01$），毛细血管祥面吸光度较模型组明显增加（$P<0.01$）。

免疫组化提示：模型组 ECM［层粘连蛋白（laminin，LN）、纤连蛋白（FN）、胶原蛋白Ⅳ（Col Ⅳ）］及 TGF-β_1、TIMP-1 表达较正常组明显增加（$P<0.05$），而复方组 ECM 和 TGF-β_1、TIMP-1 的表达明显受到抑制（$P<0.05$），疗效与西药贝那普利相似。其中，对 FN、Col Ⅳ 表达的抑制，复方组较西药组更强（$P<0.05$）（见表3-1-23）。

表3-1-23　各组大鼠肾组织系膜细胞、系膜基质、ECM、TGF-β_1 及 TIMP-1 表达（$\bar{x}\pm s$）

组别	n	系膜基底膜面吸光度	毛细血管祥面吸光度	LN/ (mmol/L)	FN/ (mmol/L)	Col Ⅳ / (mmol/L)	TGF-β_1	TIMP-1
正常组	8	0.231±0.073	0.769±0.073	11.20±4.65	10.00±3.06	16.57±3.17	0.026±0.003	8.75±6.32
模型组	8	0.459±0.044△	0.541±0.074△	72.72±19.86△	70.20±20.15△	78.46±29.20△	0.139±0.038△	49.97±20.38△
复方组	8	0.383±0.039▲△	0.617±0.039▲△	19.05±9.07▲△	18.47±7.02▲*△	20.32±7.36▲*△	0.065±0.026△▲	26.34±9.12△▲
西药组	8	0.389±0.044▲△	0.611±0.044▲△	24.76±10.36△▲	33.62±9.98△▲	31.48±10.52△▲	0.058±0.034△▲	23.42±7.65△▲

注：与正常组比较，△$P<0.05$；与模型组比较，▲$P<0.05$；与西药组比较，*$P<0.05$。

研究结果初步证实，在肾小球硬化大鼠模型中，复方积雪草能减少 24h 尿蛋白排出，降低血脂，提高 Ccr，抑制 ECM 增生，下调肾内 LN、FN、Col Ⅳ 以及 TGF-β_1、TIMP-1 的表达，而对 FN、Col Ⅳ 表达的抑制较贝那普利强，因此具有防治肾小球硬化的作用。

［复方积雪草防治肾小球硬化的实验研究. 中华肾脏病杂志，2001，17（3）：199-200.］

十四、复方积雪草对局灶硬化性肾小球肾炎模型小鼠肾组织内细胞因子表达的调控作用

细胞因子（cytokine，CK）是一类由免疫细胞（淋巴细胞、单核巨噬细胞）和相关细胞（成纤维细胞、内皮细胞、基质细胞等）产生的，具有调节细胞功能及其活性的蛋白多肽。CK 主要包括造血生长因子和白细胞介素两大类，它们之间有着许多共同之处，而且相互协调、相互作用。白细胞介素-9（interleukin-9，IL-9）主要由辅助性 T 细胞（helper T cell，Th 细胞）产生，可促进某些 Th 细胞克隆生长，协同 IL-3 促进肥大细胞的增殖和刺激红细胞集落形成。IL-7R2 属于 CK 受体超家族，主要分布在前 B 细胞及骨髓细胞表面，能促进前 B 细胞增生分化；协同或直接刺激胸腺早期 T 细胞亚群（CD4$^-$ CD8$^-$ 和 CD4$^+$ CD8$^+$）增生，促进细胞毒性 T 淋巴细胞（cytotoxic T lymphocyte，CTL）的增生分化并增强其杀伤活性；同时促进周围血单个核细胞分化为淋巴因子激活的杀伤细胞（lymphokine-activted killer cell，LAK

细胞）。血小板衍生生长因子（platelet derived growth factor，PDGF）A、PDGF-B、PDGF 受体、VEGF 属于 PDGF 家族。PDGF 主要由血小板、内皮细胞、巨噬细胞、成纤维细胞等产生。PDGF 的生物学效应为：①促进成纤维细胞、平滑肌细胞、上皮及内皮细胞增殖；②趋化中性粒细胞、单核细胞、成纤维细胞和血管平滑肌细胞；③引起血管收缩，其效应比血管紧张素Ⅱ强。癌基因 $c\text{-}myc$ 的主要作用是参与转录，在转录过程中激活启动而诱导细胞周期进程和分化，产生程序性细胞死亡（即细胞凋亡）。此外，Jun 基因也是一种癌基因，它可以促进细胞的增殖、分化，以及诱导细胞凋亡。

研究通过 BALB/C 小鼠尾静脉一次性注射阿霉素（11mg/kg），诱导制成局灶硬化性肾小球肾炎（FGS）模型，另设正常对照组。以复方积雪草制剂灌胃治疗 4 周，分别取 1 周、4 周肾组织，提取其总 RNA，通过反转录掺入荧光素 CY3-dUTP/CY5-dUTP，将转录产物与细胞因子基因芯片杂交，芯片扫描并进行图像分析。

阿霉素注射后第 5 天出现蛋白尿，第 7 天达到高峰，在整个实验周期尿蛋白都呈高水平。阿霉素注射后初期小鼠体重有所下降，1 周后开始逐渐恢复。模型组早期（1 周）为肾小管和间质炎症—以单核巨噬细胞和 T 淋巴细胞浸润为主，晚期（4 周）表现为局灶性肾小球硬化伴有中度的间质增宽，以上变化基本符合上述 FGS 的病变特点，与学者 Wang Y 等的造模结果相似。而复方积雪草组上述病理改变明显减轻。

在芯片杂交实验中，复方积雪草组与模型组第 1 周肾组织的 cDNA 与芯片重叠杂交结果见图 3-1-26，复方积雪草组与模型组比较，7 条基因发生差异表达，除粒细胞巨噬细胞集落刺激因子（granulocyte-macrophage colony stimulating factor，GM-CSF）表达上调外，其余 6 条基因，如 IL-9、巨噬细胞移动抑制蛋白（macrophage migration inhibitory protein，MIP）、癌基因 Jun、癌基因 $c\text{-}myc$、PDGF-A 和 PDGF-B 表达下调，见表 3-1-24。实验第 4 周的杂交结果见图 3-1-27，复方积雪草组与模型组比较，有 6 条基因发生差异表达，除 GM-CSF 表达上调外，其余 5 条基因，如 IL-7R2、VEGF、PDGF-A 和 PDGF-B 及其 PDGF 受体表达下调，见表 3-1-25。

表 3-1-24　复方积雪草干预治疗 1 周后差异表达基因

芯片上对应位置（行/列）	差异表达基因名称	比值	基因表达情况
1.7/5.7	IL-9	0.34	下调
2.11/6.11	GM-CSF	2.26	上调
4.3/8.3	癌基因 Jun	0.42	下调
4.6/8.6	MIP	0.38	下调
4.9/8.9	癌基因 $c\text{-}myc$	0.44	下调
7.3	PDGF-A	0.47	下调
7.4	PDGF-B	0.39	下调

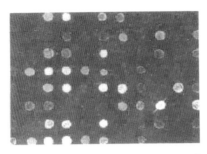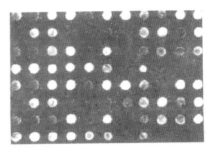

图 3-1-26 不同组织样本(复方积雪草组-Cy5 标记/模型组-Cy3 标记)1 周双色荧光标记叠加图

图 3-1-27 不同组织样本(复方积雪草组-Cy5 标记/模型组-Cy3 标记)4 周双色荧光标记叠加图

表 3-1-25 复方积雪草干预治疗 4 周后差异表达基因

芯片上对应位置(行/列)	差异表达基因名称	比值	基因表达情况
2.4/6.4	TL-7R2	0.31	下调
2.11/6.11	GM-CSF	3.12	上调
3.3	PDGF-A	0.42	下调
3.4/7.4	PDGF-A	0.32	下调
3.5/7.5	PDGF 受体	0.28	下调
3.7/7.7	VEGF	0.37	下调

研究结果显示,复方积雪草能抑制 IL-9、IL-7R2、MIP 等因子的 mRNA 表达,抑制肾组织中癌基因 *c-myc*、*Jun* 的表达,说明其抗肾纤维化可能与上述凋亡基因的表达变化有密切关系。同时,复方积雪草还可抑制 PDGF-A、PDGF-B、PDGF 受体、VEGF mRNA 的表达,表明其可抑制成纤维细胞增殖,提示这可能是复方积雪草的免疫调控机制之一。

[复方积雪草对局灶硬化性肾小球肾炎模型小鼠肾组织内细胞因子表达的调控作用.中国临床药理学与治疗学,2003,8(6):638-641.]

十五、复方积雪草对糖尿病肾病大鼠肾脏保护作用及对血红素加氧酶-1、NADPH 氧化酶 4 蛋白表达的影响

糖尿病肾病(diabetic nephropathy,DN)是糖尿病最重要的长期的并发症之一。近年来的文献表明,在全世界范围内,DN 已成为终末期肾病发生最常见的原因。DN 的发病机制十分复杂,迄今尚未完全阐明。近年来,有越来越多的证据表明,氧化应激在 DN 的进展中起到了关键作用。王永钧教授根据慢性肾脏病虚、瘀、风湿的病机特点,结合临证经验,筛选古方(下瘀血汤、当归补血汤)并重组而成复方积雪草。我们临床观察发现,复方积雪草能减少 DN 3—4 期患者 24h 尿蛋白

排出量,改善肾功能。前期基础研究亦表明,复方积雪草能够抑制多种炎症相关因子,如肿瘤坏死因子 α(TNF-α)、γ 干扰素(IFN-γ)、白介素-6(IL-6)、核因子-κB(NF-κB)等的 mRNA 及蛋白的表达,从而防治肾脏纤维化。

本研究通过链脲霉素(streptozocin,STZ)联合高脂高糖饮食,制作 DN 大鼠模型,以观察 DN 大鼠肾脏血红素加氧酶-1(heme oxidase-1,HO-1)、NADPH 氧化酶-4(NADPH oxidase 4,NOX4)蛋白表达的变化及复方积雪草对其干预后获得的效应。

复方积雪草成人每日剂量为积雪草 30g,黄芪 30g,雷公藤 20g,当归 10g,桃仁 10g,熟大黄 10g。按照体表面积公式 $A = k(W^{2/3})/10000$[A 为体表面积(m^2),W 为体重(g),k 为常数(大鼠 $k=9.1$)]推算,转化为单只大鼠每日剂量分别为0.80g、0.80g、0.53g、0.27g、0.27g、0.27g。将上述中药水煎后定容,最后体积约2ml/(d·大鼠)。每只大鼠氯沙坦钾给药剂量为 4.5mg/(kg·d)。实验第 112 天处死所有大鼠。对大鼠空腹血糖、24h 尿蛋白定量、血肌酐进行检测。予 HE 染色及 PAS 染色观察肾脏病理改变,透射电镜观察肾脏超微结构。使用氧化试剂盒检测超氧化物歧化酶(SOD)活性和丙二醛(MDA)含量。采用 Western blot 法检测肾组织中 HO-1、NOX4 蛋白含量。采用免疫组化法观察肾组织中 HO-1、NOX4 蛋白表达的部位及强度。

研究显示,实验第 1 天,比较正常对照组、模型组、氯沙坦钾组和复方积雪草组空腹血糖,差异无统计学意义。实验第 32、112 天,与正常对照组相比,其他三组空腹血糖明显升高,均值大于 16.7mmol/L,差异有统计学意义($P<0.05$),见表 3-1-26。

比较两药物干预组与模型组空腹血糖,差异无统计学意义。比较复方积雪草组与氯沙坦钾组空腹血糖,差异亦无统计学意义。实验第 1 天,比较四组 24h 尿蛋白定量,差异无统计学意义。实验第 112 天,模型组 24h 尿蛋白定量较正常对照组明显升高,差异有统计学意义($P<0.05$)。与模型组相比,两药物干预组 24h 尿蛋白定量有所下降($P<0.05$),但复方积雪草组与氯沙坦钾组两组比较,差异无统计学意义,见表 3-1-27。

表 3-1-26　各组大鼠空腹血糖比较($n=5, \bar{x} \pm s$)

组别	空腹血糖/(mmol/L)		
	实验第 1 天	实验第 32 天	实验第 112 天
复方积雪草组	6.60±0.49	26.76±4.87*	29.12±4.30*
氯沙坦钾组	6.44±0.31	28.24±4.85*	27.02±3.11*
模型组	6.06±0.87	28.18±6.05*	28.98±3.10*
正常对照组	6.00±0.77	5.84±0.69	5.84±0.89

注:与正常对照组比较,* $P<0.05$。

表 3-1-27　各组大鼠 24h 尿蛋白定量比较($n=5,\bar{x}\pm s$)

组别	24h 尿蛋白定量/mg	
	实验第 1 天	实验第 112 天
复方积雪草组	98.36±61.40	434.48±136.20*△
氯沙坦钾组	106.16±47.88	405.84±41.23*△
模型组	90.22±12.32	857.98±70.30*
正常对照组	100.72±40.09	125.36±23.75

注:与正常对照组比较,* $P<0.05$;与模型组比较,△ $P<0.05$。

实验第 112 天,四组血肌酐及尿素氮组间比较,差异无统计学意义,见表 3-1-28。

表 3-1-28　各组大鼠血肌酐、尿素氮比较($n=5,\bar{x}\pm s$)

组别	血肌酐/(μmol/L)	尿素氮/(mmol/L)
复方积雪草组	27.40±6.27	7.73±1.26
氯沙坦钾组	27.80±8.90	7.35±2.06
模型组	29.40±6.50	8.74±3.26
正常对照组	26.78±4.94	7.52±0.57

从肾脏病理 HE 染色及 PAS 染色结果看,正常对照组大鼠肾组织无明显病理改变。而模型组大鼠出现平均肾小球体积增大,系膜细胞增多,基质增生,肾小管上皮细胞空泡变性,间质可见散在炎症细胞。复方积雪草组及氯沙坦钾组系膜及基质增生有所减轻,小管上皮细胞空泡变性有所缓解,间质炎症细胞减少,平均肾小球体积减小($P<0.05$),系膜基质指数下降($P<0.05$)(见图 3-1-28—图 3-1-30)。

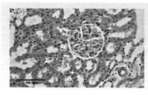
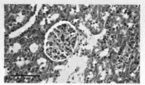

复方积雪草组　　　　　　　氯沙坦钾组

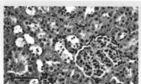
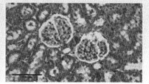

模型组　　　　　　　正常对照组

图 3-1-28　各组大鼠肾组织 HE 染色变化(400×)

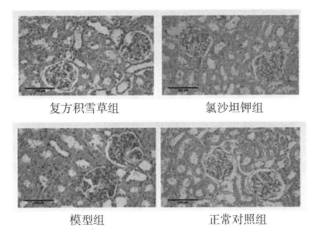

图 3-1-29　各组大鼠肾组织 PAS 染色变化(400×)

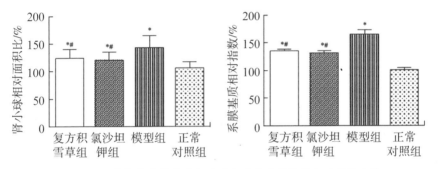

图 3-1-30　各组大鼠肾小球相对面积比和系膜基质相对指数比较

注：与正常对照组比较，$^*P<0.05$；与模型组比较，$^{\#}P<0.05$。

从透射电镜结果看，正常对照组足细胞完整且排列整齐。然而，模型组出现足细胞广泛融合及脱落。经复方积雪草或氯沙坦钾组干预后，足细胞病变明显改善，足突融合率下降($P<0.05$)（见图 3-1-31、图 3-1-32）。

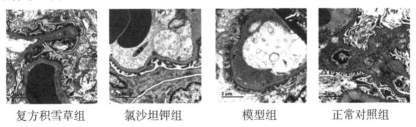

图 3-1-31　各组大鼠透射电镜下超微结构改变(8000×～10000×)

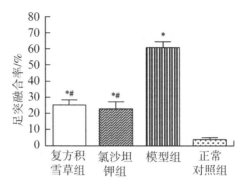

图 3-1-32　各组大鼠足突融合率比较

注：与正常对照组比较，$^* P<0.05$；与模型组比较，$^\# P<0.05$。

与正常对照组比较，模型组肾组织中的 SOD 活性明显下降，MDA 含量显著增加（$P<0.05$）。与模型组比较，复方积雪草组及氯沙坦钾组 SOD 活性有所上调，MDA 含量有所下调（$P<0.05$）。比较复方积雪草组与氯沙坦钾组 SOD 活性及 MDA 含量，差异无统计学意义，见表 3-1-29。

表 3-1-29　各组大鼠肾组织中 SOD 活性及 MDA 含量变化（$n=5,\bar{x}\pm s$）

组别	SOD 活性（U/mg prot）	MDA 含量（nmol/mg prot）
复方积雪草组	$19.59\pm2.63^{*\triangle}$	$5.65\pm0.53^{*\triangle}$
氯沙坦钾组	$21.15\pm2.30^{*\triangle}$	$5.38\pm0.57^{*\triangle}$
模型组	$16.37\pm1.55^{*}$	$6.94\pm0.57^{*}$
正常对照组	24.19 ± 3.45	4.05 ± 0.23

注：与正常对照组比较，$^* P<0.05$；与模型组比较，$^\triangle P<0.05$。

采用 Western blot 法检测肾组织中 NOX4、HO-1 蛋白含量，与正常对照组比较，模型组肾组织中 NOX4 蛋白含量升高，HO-1 蛋白含量下降，差异有统计学意义（$P<0.05$）。与模型组比较，复方积雪草组及氯沙坦钾组 NOX4 蛋白含量有所下调，HO-1 蛋白含量有所上调（$P<0.05$），但氯沙坦钾组 HO-1 蛋白含量较复方积雪草组高，差异有统计学意义（$P<0.05$）。比较两治疗组 NOX4 蛋白含量，差异无统计学意义（见图 3-1-33）。

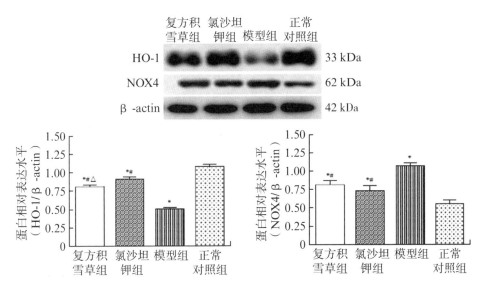

图 3-1-33　各组大鼠肾组织中 NOX4、HO-1 相对表达水平

注：与正常对照组比较，* $P<0.05$；与模型组比较，# $P<0.05$；与氯沙坦钾组比较，△ $P<0.05$。

肾组织 NOX4、HO-1 免疫组化：正常肾组织中 HO-1 主要定位于肾小管上皮细胞的胞质和肾小球毛细血管襻，阳性表达为黄棕色颗粒及线状。与正常对照组比较，模型组 HO-1 表达明显减弱，两治疗组 HO-1 表达有所增强。与模型组比较，两治疗组 HO-1 蛋白表达均有所增强。在正常情况下，肾组织内肾小管上皮细胞、肾间质有极少量 NOX4 表达，肾小球系膜细胞几乎无表达。与正常对照组比较，模型组 NOX4 蛋白表达明显增强，主要定位于肾小管上皮细胞胞质、间质及肾小球系膜细胞，阳性表达为黄棕色线状及颗粒状。与模型组比较，两治疗组 NOX4 蛋白表达有所减弱。AOD 值显示，与正常对照组比较，模型组 HO-1 下降，NOX4 增加，差异有统计学意义（$P<0.05$）。经干预后，两药物组 HO-1 有不同程度升高，NOX4 有不同程度下降。两药物组 HO-1、NOX4 的 AOD 值组间比较，差异均无统计学意义（见图 3-1-34、图 3-1-35）。

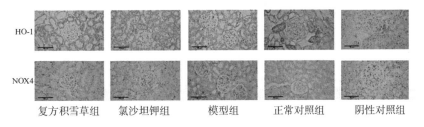

图 3-1-34　各组大鼠肾组织 NOX4、HO-1 免疫组化情况

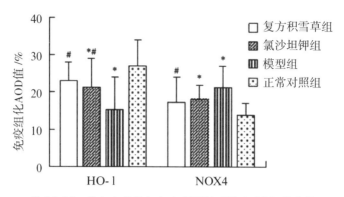

图 3-1-35 各组大鼠肾组织中 NOX4、HO-1 AOD 值比较

注:与正常对照组比较,$^*P<0.05$;与模型组比较,$^#P<0.05$。

研究结果显示,复方积雪草能减少蛋白尿,减轻肾病理变化,还可以降低 DN 大鼠肾组织中的 MDA 含量,下调 NOX4 蛋白表达,并增强 SOD 活力,上调 HO-1 蛋白表达。该结果与治疗 DN 经典阳性对照药物氯沙坦钾结果相似。

综上所述,复方积雪草能够减少 DN 大鼠蛋白尿,改善肾病理,具有一定的抗氧化能力。

[复方积雪草对糖尿病肾病大鼠肾脏保护作用及对血红素加氧酶-1、NADPH 氧化酶 4 蛋白表达的影响. 中国中西医结合肾病杂志,2021,22(2):111-115.]

十六、复方积雪草合剂对 IgA$_1$ 诱导的大鼠系膜细胞增殖及 IL-6 与 TGF-β$_1$ 表达的影响

白介素-6(IL-6)、转化生长因子 β$_1$(transforming growth factor-β$_1$,TGF-β$_1$)是两种重要的具有生物活性的炎症因子,与肾脏病存在着密切的关系。IL-6 水平增高与 IgA 肾病(IgA nephropathy,IgAN)蛋白尿的发生及肾病理的一些慢性组织学改变有关。而 TGF-β$_1$ 是目前已知作用最强的致纤维化因子之一,它能促进多种胶原和 ECM 的合成、抑制 ECM 的降解,是导致系膜区基质沉积和肾小球进行性硬化的重要因素之一。IgAN 是以系膜病变为特征的疾病,虽然其发病机制目前尚不完全清楚,但已经证实沉积在肾小球系膜区的 IgA 为多聚 IgA$_1$,而血清 IgA$_1$ 与大鼠系膜细胞(MsC)结合可诱发大鼠 MsC 增殖和炎症反应。研究采用体外实验的方法,将 MsC 经培养及传代,分成正常组,模型组,复方积雪草高、中、低浓度组(10.0%、5.0% 和 2.5% 含药血清浓度),泼尼松组(10% 含药血清浓度)及缬沙坦组(10% 含药血清浓度);经浓度为 $100\mu g/ml$ IgA$_1$ 诱导后,分别给予上述各药含药血清进行干预,探讨复方积雪草合剂对 IgA$_1$ 诱导的大鼠 MsC 的增殖及分泌 IL-6、TGF-β$_1$ 的影响。

研究结果显示,经 IgA$_1$ 诱导,大鼠 MsC 及 IL-6、TGF-β$_1$ 分泌明显增多,详见

表 3-1-30、图 3-1-36－图 3-1-38。

表 3-1-30　各组大鼠 MsC 增殖及 IL-6、TGF-β₁ 蛋白表达比较（$\bar{x}\pm s$）

组别	大鼠 MsC 数 /（10⁶ Cell/ml）	IL-6 蛋白表达 /（/Cell）	TGF-β₁ 蛋白表达 /（/Cell）
正常组	1.333±0.122**	0.656±0.226**	1.784±0.217**
模型组	3.633±0.076	1.479±0.525	2.546±0.064
复方积雪草高浓度组	1.543±0.090**	0.434±0.133**	1.638±0.669**
复方积雪草中浓度组	1.683±0.040**	0.535±0.139**	1.768±0.104**
复方积雪草低浓度组	1.787±0.031**	0.624±0.336**	1.802±0.079**
泼尼松组	1.720±0.020**	0.651±0.246**	1.416±0.057**
缬沙坦组	1.720±0.040**	0.570±0.345**	1.552±0.075**

注：与模型组比较，** $P<0.01$。

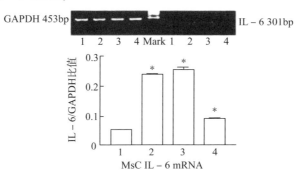

图 3-1-36　不同时间 IgA₁ 对大鼠 MsC IL-6 mRNA 表达的比较

注：1.0h组；2.12h组；3.24h组；4.48h组。与 0h 组比较，* $P<0.05$。

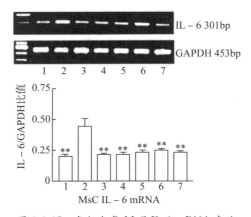

图 3-1-37　各组大鼠 MsC IL-6 mRNA 表达

注：1.正常组；2.模型组；3.复方积雪草高浓度组；4.复方积雪草中浓度组；5.复方积雪草低浓度组；6.泼尼松组；7.缬沙坦组。与模型组比较，** $P<0.01$。

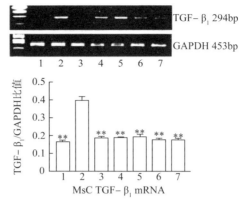

图3-1-38　各组大鼠 MsC TGF-β₁ mRNA 表达

注:1.正常组;2.模型组;3.复方积雪草高浓度组;4.复方积雪草中浓度组;5.复方积雪草低浓度组;6.泼尼松组;7.缬沙坦组。与模型组比较,$**P<0.01$。

研究结果显示,IgA_1 在体外刺激大鼠系膜细胞 24h 后,细胞增殖明显。经复方积雪草、泼尼松、缬沙坦干预,细胞增殖出现了不同程度的抑制,且复方积雪草组呈现出一定的量效关系,与模型组比较,差异有统计学意义,复方积雪草高、中浓度组的抑制程度优于泼尼松组及缬沙坦组($P<0.01$)。此外,研究还发现,IgA 作用于大鼠 MsC 后,引起 IL-6 mRNA、TGF-β₁ mRNA 及其蛋白高表达,药物干预各组对大鼠 MsC 分泌 IL-6 mRNA、TGF-β₁ mRNA 及其蛋白均有明显的下调作用,尤其是中、高浓度的复方积雪草对 IL-6 mRNA 及其蛋白的抑制作用更强,较泼尼松组及缬沙坦组更好。综上提示,IgA_1 诱导大鼠 MsC IL-6 mRNA、TGF-β₁ mRNA 及其蛋白的产生及表达,可能与其抑制大鼠 MsC 增殖,进而阻断或降低后续部分炎症因子的产生有关,并最终延缓 IgAN 的发展。

［复方积雪草合剂对 IgA_1 诱导的大鼠系膜细胞增殖及 IL-6 与 TGF-β₁ 表达的影响.中国中西医结合肾病杂志,2007,8(12):692-695.］

十七、复方积雪草 2 号治疗 IgA 肾病大鼠的实验研究

IgA 肾病(IgAN)是原发性肾小球疾病中最常见的病理类型。研究采用复合免疫法制造大鼠 IgAN 模型,分设正常对照组、模型组、缬沙坦组、复方积雪草高剂量、中剂量、低剂量组(10％、5％和 2.5％含药血清浓度)6 组(复方积雪草 2 号由复方积雪草加雷公藤组合而成)。观察各组大鼠尿红细胞、尿蛋白及肾组织病理变化。

研究结果显示,模型组尿红细胞、尿蛋白较正常组明显增多,各治疗组的血尿、蛋白尿均较模型组改善($P<0.05$),其中复方积雪草改善血尿作用优于缬沙坦($P<0.05$),见表 3-1-31、表 3-1-32。

表 3-1-31　各组大鼠各时段尿沉渣镜下红细胞变化($\bar{x}\pm s$)

组别	n	剂量	红细胞/(个/HP)			
			0周	7周	10周	12周
正常组	8	—	0	0.30±0.76△△	0.25±0.46△△	0.13±0.35△△
模型组	8	—	0	4.60±1.51	8.20±1.99	8.90±1.37
缬沙坦组	8	18.0mg/kg	0	0.49±1.55	6.25±1.28	6.00±1.60
复方积雪草低剂量组	8	7.5g/kg	0	4.25±1.28	3.50±0.76△△▲	2.00±0.53△△▲
复方积雪草中剂量组	8	15.0g/kg	0	5.00±2.27	4.00±1.41△△	2.25±0.89△△
复方积雪草高剂量组	8	30.0g/kg	0	4.13±1.25	3.63±1.19△△▲	2.38±0.74△△▲

注:与模型组比较,△△$P<0.01$;与缬沙坦组比较,▲$P<0.05$。

表 3-1-32　各组大鼠各时段尿蛋白定量变化($\bar{x}\pm s$)

组别	n	剂量	尿蛋白定量/(mg/24h)			
			0周	7周	10周	12周
正常组	8	—	1.73±0.82	5.44±0.82△	7.84±3.02△△	7.65±2.80△
模型组	8	—	1.45±0.48	21.61±5.22	27.30±4.79	22.24±4.43
缬沙坦组	8	18.0mg/kg	1.48±0.51	23.96±7.67	9.65±1.16△△	8.86±2.83△
复方积雪草低剂量组	8	7.5g/kg	1.96±0.22	25.77±5.64	9.07±2.68△△	8.74±1.89△
复方积雪草中剂量组	8	15.0g/kg	2.11±0.67	25.34±5.94	9.09±3.80△△	7.92±2.70△
复方积雪草高剂量组	8	30.0g/kg	1.77±0.55	23.35±0.55	9.75±3.68△△	9.18±1.38△

注:与模型组比较,△$P<0.05$,△△$P<0.01$。

　　光镜下观察各组大鼠肾组织,可见模型组多数肾小球系膜细胞和基质局灶性增生,毛细血管袢受挤压,有管腔狭窄或闭塞;系膜区可见有免疫复合物沉积;部分系膜细胞增生较明显,有的肾小球囊发生粘连;足细胞肿胀,偶见胞质空泡样改变。各治疗组与模型组比较,病变明显减轻。

　　病理图像半定量分析显示,模型组系膜基底膜面密度较正常组明显增加,而毛细血管袢面密度较正常组明显减小,见表 3-1-33、图 3-1-39。

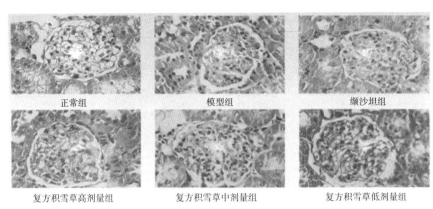

正常组　　　　　　　模型组　　　　　　　缬沙坦组

复方积雪草高剂量组　　　复方积雪草中剂量组　　　复方积雪草低剂量组

图 3-1-39　各组大鼠肾组织光镜下组织形态学变化（HE 染色，40×）

进一步用电镜观察肾脏微观组织形态学变化，正常组基底膜未增厚，系膜细胞未增生，无沉积物，足突形态正常，排列整齐。模型组多数肾小球系膜细胞增生，系膜基质明显增多，系膜区增宽，有球块状电子致密物沉积，足突大部分融合。各治疗组系膜细胞增生不明显，足突极小部分融合。经图像分析，结果显示模型组的平均足突宽度较正常组和各治疗组明显增加（$P<0.01$），见表 3-1-33。

表 3-1-33　各组大鼠肾组织系膜细胞及系膜基质、足突平均宽度比较（$\bar{x}\pm s$）

组别	n	剂量	基底膜面密度	毛细血管袢面密度	足突平均宽度/nm
正常组	8	—	$0.290\pm0.037^{\triangle\triangle}$	$0.710\pm0.037^{\triangle\triangle}$	$346.20\pm31.99^{\triangle\triangle}$
模型组	8	—	0.469 ± 0.050	0.531 ± 0.050	3694.27 ± 298.77
缬沙坦组	8	18.0mg/kg	$0.303\pm0.030^{\triangle\triangle}$	$0.697\pm0.030^{\triangle\triangle}$	$491.48\pm48.18^{\triangle\triangle}$
复方积雪草低剂量组	8	7.5g/kg	$0.303\pm0.017^{\triangle\triangle}$	$0.697\pm0.017^{\triangle\triangle}$	$455.52\pm38.88^{\triangle\triangle}$
复方积雪草中剂量组	8	15.0g/kg	$0.306\pm0.027^{\triangle\triangle}$	$0.694\pm0.027^{\triangle\triangle}$	$449.52\pm47.59^{\triangle\triangle}$
复方积雪草高剂量组	8	30.0g/kg	$0.315\pm0.023^{\triangle\triangle}$	$0.685\pm0.023^{\triangle\triangle}$	$506.04\pm51.47^{\triangle\triangle}$

注：与模型组比较，$\triangle\triangle P<0.01$。

研究以治疗肾病常用药缬沙坦作为阳性对照，结果发现复方积雪草与缬沙坦均能明显减少 IgA 肾病模型大鼠蛋白尿、血尿的发生，且减少血尿的疗效较缬沙坦明显为优，证实了复方积雪草的有效性。

此外，研究还发现，IgA 肾病模型大鼠除有明显的蛋白尿与血尿、肾组织在光学显微镜下有明显的系膜细胞增生、部分管腔狭窄或闭塞等外，还可见到肾小球足细胞肿胀、细胞胞质空泡样改变；透射电子显微镜观察虽未见到 IgA 肾病模型大鼠足突全部消失，但部分足细胞已出现足突扁平或融合，同时有足细胞胞质空泡样改变。至正常情况下,足细胞之所以能保持其特殊的构型,有赖于细胞骨架的支持作用,以及足细胞特异性抗原、肾小球蛋白等成分的正常分布。研究中的肾脏微观病理变化提示,IgA 肾病病变可能涉及细胞骨架以及膜蛋白的结构及分布。通过药物干预,发现复方积雪草与缬沙坦均能减少 IgA 在系膜区的沉积,减少肾小球系膜细胞及基质的增生,并明显改善肾脏足细胞的融合情况。

[复方积雪草 2 号治疗 IgA 肾病大鼠的实验研究. 中国中医药科技,2009,16(2):99-101.]

十八、复方积雪草 2 号对 IgA 肾病大鼠肾组织电镜形态及 Nephrin 表达的影响

Nephrin 是 1998 年瑞典科学家克隆出的一个人类新基因,特异地表达于肾组织足细胞而得名,被认为是裂孔膜上拉链状结构的一部分。研究表明,在获得性蛋白尿中,Nephrin 可能是致病因素的靶目标,其表达减少会造成足细胞凋亡、脱落和融合。研究分设正常组,模型组、模型+缬沙坦组、模型+复方积雪草高剂量、中剂量、低剂量组(10.0%、5.0% 和 2.5% 含药血清浓度)6 组,采用免疫组化法检测及 RT-PCR 法观察各组大鼠肾脏组织 Nephrin 表达的变化。

研究中病理免疫组化检测显示,正常组大鼠肾小球有较强的 Nephrin 黄棕色阳性表达,模型组几乎没有阳性表达,与 RT-PCR 检测所得肾组织 Nephrin mRNA 表达的结果相一致,见表 3-1-34、图 3-1-40、图 3-1-41。

表 3-1-34　12 周末各组大鼠肾组织 Nephrin 蛋白和 Nephrin mRNA 的表达($\bar{x}\pm s$)

组别	n	Nephrin 蛋白(免疫组化)	Nephrin mRNA/β-actin (光密度值)
正常组	8	0.267±0.0385	0.506±0.053
模型组	8	0.0757±0.0251**	0.139±0.057**
缬沙坦组	8	0.197±0.0166△△	0.441±0.040△△
复方积雪草低剂量组	8	0.188±0.0574△△	0.475±0.045△△
复方积雪草中剂量组	8	0.193±0.0224△△	0.483±0.061△△
复方积雪草高剂量组	8	0.188±0.0185△△	0.462±0.050△△

注:与正常组比较,** $P<0.01$;与模型组比较,△△ $P<0.01$。

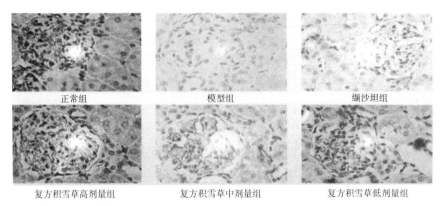

正常组	模型组	缬沙坦组
复方积雪草高剂量组	复方积雪草中剂量组	复方积雪草低剂量组

图 3-1-40　各组大鼠肾组织 Nephrin 免疫组化的变化(40×)

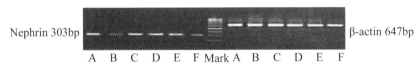

图 3-1-41　12 周末各组大鼠肾组织 Nephrin mRNA 表达

A. 正常组;B. 模型组;C. 复方积雪草高剂量组;D. 复方积雪草中剂量组;

E. 复方积雪草低剂量组;F. 缬沙坦组

研究结果提示,以上药物均能通过减轻肾小球足细胞损害、抑制足细胞蛋白分子 Nephrin 的减少,保护足细胞膜蛋白分子 Nephrin 的结构及分布,从而达到稳定肾小球基底膜裂隙膜孔径屏障及电荷屏障、保持足突形态及功能、减少尿蛋白、延缓肾硬化的功效。足细胞膜蛋白分子 Nephrin 可能是药物发挥足细胞保护作用的分子靶点之一。至于复方积雪草是否存在其他 IgA 肾病足细胞保护的作用通路,则有待于进一步深入研究。

[复方积雪草 2 号对 IgA 肾病大鼠肾组织电镜形态及 Nephrin 表达的影响. 中国中西医结合肾病杂志,2008,9(8):664-667.]

十九、基于网络药理学探究复方积雪草抗肾纤维化的分子机制

肾纤维化是各种慢性肾脏病进展至终末期肾病的共同途径和病理学基础,发病机制十分复杂,有多种细胞因子和信号通路参与其中。复方积雪草是王永钧教授多年来用于延缓肾衰竭的经验处方,主要依据"肾络痹阻"致病理论。虽然复方积雪草的药效已被长期的临床观察证实,但其确切作用机制目前尚不明确。

中药复方的作用机制通常是基于动物实验和细胞实验来揭示的。鉴于中药复方"多成分、多靶点、多通路"的特点,传统方法对全面认识和揭示其作用机制有一定的局限性。本研究借助网络药理学方法,对复方积雪草抗肾纤维化的作用机制进行了系统性分析,以期为复方积雪草的临床应用提供可靠的理论依据。

复方积雪草主要包括积雪草、黄芪、大黄、桃仁、当归五味中药,通过数据库TCMSP 查找这些活性成分的主要化合物及靶标,根据 OB≥30% 和 DL≥0.18 进行筛选,分别得到 3 个积雪草化合物,16 个大黄化合物,23 个桃仁化合物,20 个黄芪化合物和 2 个当归化合物。其中,积雪草和黄芪含有 1 个共同化合物,大黄、桃仁和当归含有 1 个共同化合物,桃仁和黄芪含有 1 个共同化合物。除去这些重复项,共得到符合条件的化合物 60 个,详见表 3-1-35。

表 3-1-35　从复方积雪草中筛选出的 60 个化合物的具体信息

Mol ID	化合物	OB 值/%	DL	中药来源
MOL000098	quercetin	46.43	0.28	积雪草、黄芪
MOL000359	sitosterol	36.91	0.75	积雪草
MOL007326	Cynarin(e)	31.76	0.68	积雪草
MOL002235	Eupatin	50.8	0.41	大黄
MOL002251	Mutatochrome	48.64	0.61	大黄
MOL002259	Physciondiglucoside	41.65	0.63	大黄
MOL002260	Procyanidin B-5,3′-O-gallate	31.99	0.32	大黄
MOL002268	rhein	47.07	0.28	大黄
MOL002276	Sennoside E_qt	50.69	0.61	大黄
MOL002280	Torachrysone-8-O-beta-D-(6′-oxayl)-glucoside	43.02	0.74	大黄
MOL002281	Toralactone	46.46	0.24	大黄
MOL002288	Emodin-1-O-beta-D-glucopyranoside	44.81	0.8	大黄
MOL002293	Sennoside D_qt	61.06	0.61	大黄
MOL002297	Daucosterol_qt	35.89	0.7	大黄
MOL002303	palmidin A	32.45	0.65	大黄
MOL000358	beta-sitosterol	36.91	0.75	大黄、桃仁和当归
MOL000471	aloe-emodin	83.38	0.24	大黄
MOL000554	gallic acid-3-O-(6′-O-galloyl)-glucoside	30.25	0.67	大黄
MOL000096	(−)-catechin	49.68	0.24	大黄
MOL001323	Sitosterol alpha1	43.28	0.78	桃仁
MOL001328	2,3-didehydro GA70	63.29	0.5	桃仁
MOL001329	2,3-didehydro GA77	88.08	0.53	桃仁
MOL001339	GA119	76.36	0.49	桃仁
MOL001340	GA120	84.85	0.45	桃仁
MOL001342	GA121-isolactone	72.7	0.54	桃仁
MOL001343	GA122	64.79	0.5	桃仁

续表

Mol ID	化合物	OB 值/%	DL	中药来源
MOL001344	GA122-isolactone	88.11	0.54	桃仁
MOL001348	gibberellin 17	94.64	0.49	桃仁
MOL001349	4a-formyl-7alpha-hydroxy-1-methyl-8-methylidene-4aalpha,4bbeta-gibbane-1alpha,10beta-dicarboxylic acid	88.6	0.46	桃仁
MOL001350	GA30	61.72	0.54	桃仁
MOL001351	Gibberellin A44	101.61	0.54	桃仁
MOL001352	GA54	64.21	0.53	桃仁
MOL001353	GA60	93.17	0.53	桃仁
MOL001355	GA63	65.54	0.54	桃仁
MOL001358	gibberellin 7	73.8	0.5	桃仁
MOL001360	GA77	87.89	0.53	桃仁
MOL001361	GA87	68.85	0.57	桃仁
MOL001368	3-O-p-coumaroylquinic acid	37.63	0.29	桃仁
MOL001371	Populoside_qt	108.89	0.2	桃仁
MOL000296	hederagenin	36.91	0.75	桃仁、黄芪
MOL000493	campesterol	37.58	0.71	桃仁
MOL000211	Mairin	55.38	0.78	黄芪
MOL000239	Jaranol	50.83	0.29	黄芪
MOL000033	（3S，8S，9S，10R，13R，14S，17R）-10，13-dimethyl-17-[（2R，5S）-5-propan-2-yloctan-2-yl]-2，3，4，7，8，9，11，12，14，15，16，17-dodecahydro-^1H-cyclopenta[a]phenanthren-3-ol	36.23	0.78	黄芪
MOL000354	isorhamnetin	49.6	0.31	黄芪
MOL000371	3,9-di-O-methylnissolin	53.74	0.48	黄芪
MOL000374	5'-hydroxyiso-muronulatol-2',5'-di-O-glucoside	41.72	0.69	黄芪
MOL000378	7-O-methylisomucronulatol	74.69	0.3	黄芪
MOL000379	9,10-dimethoxypterocarpan-3-O-β-D-glucoside	36.74	0.92	黄芪
MOL000380	（6aR,11aR）-9,10-dimethoxy-6a,11a-dihydro-^6H-benzofurano[3,2-c]chromen-3-ol	64.26	0.42	黄芪
MOL000387	Bifendate	31.1	0.67	黄芪
MOL000392	formononetin	69.67	0.21	黄芪
MOL000398	isoflavanone	109.99	0.3	黄芪

Mol ID	化合物	OB 值/%	DL	中药来源
MOL000417	Calycosin	47.75	0.24	黄芪
MOL000422	kaempferol	41.88	0.24	黄芪
MOL000433	FA	68.96	0.71	黄芪
MOL000438	(3R)-3-(2-hydroxy-3,4-dimethoxyphenyl) chroman-7-ol	67.67	0.26	黄芪
MOL000439	isomucronulatol-7,2'-di-O-glucosiole	49.28	0.62	黄芪
MOL000442	1,7-Dihydroxy-3,9-dimethoxy pterocarpene	39.05	0.48	黄芪
MOL000449	Stigmasterol	43.83	0.76	当归

对获取的 60 个化合物进行初步分析，发现黄芪中的异黄酮 OB 值最高（109.99%）；黄芪中的 9,10-二甲氧基枫糖-3-O-β-D-葡萄糖 DL 值最高（0.92）。进而，我们利用 SPSS 21.0 对 60 个化合物的 ADME 参数进行分析，发现它们的 5 个主要参数（MW，ALogP，Hdon，Hacc 和 RBN）均值均符合五倍率法则，即 MW≤500g/mol，ALogP≤5，Hdon≤5 个，Hacc≤10 个，RBN≤10 个。以上表明这些化合物具有较好的药代动力学性质，提示复方积雪草适合在临床上作为口服药使用见（表 3-1-36）。

表 3-1-36　复方积雪草 60 个化合物分子信息统计结果

参数	最小值	最大值	平均值±标准差
MW	268.28	730.67	388.12±101.89
AlogP	−0.95	10.9	2.71±2.76
Hdon	0	12	3.28±2.53
Hacc	1	16	6.43±3.85
RBN	1	9	3.52±2.65

针对获取的 60 个化合物，去除重复项，共得到相关靶点 203 个，其中 MOL007326、MOL002251、MOL002260、MOL002276、MOL002293、MOL002303、MOL000554、MOL001343、MOL001348、MOL001350、MOL001371、MOL000493、MOL000374、MOL000398 和 MOL000438 这 15 个化合物在 TCMSP 数据库中未查询到相关的靶点，故后续分析化合物共 45 个。它们对应的具体靶点信息见表 3-1-37。

利用 GeneCards 数据库对肾纤维化关键词进行检索，共得到 5219 个基因，下载其全部靶点信息。通过比较分析，发现上述筛出的 203 个靶标中有 177 个与肾纤维化相关。将 177 个共同基因导入 Cytoscape 3.7.1 软件构建它们之间的 PPI

网络图,筛选出连接度(degree)≥58(2 倍中位数)的核心靶基因 36 个,它们分别是 *AKT1*、*IL6*、*TP53*、*VEGFA*、*CASP3*、*JUN*、*MAPK8*、*EGFR*、*MYC*、*EGF*、*MAPK1*、*MMP9*、*PTGS2*、*CXCL8*、*FOS*、*ESR1*、*CCND1*、*IL1B*、*CCL2*、*MMP2*、*HSP90AA1*、*NOS3*、*IL10*、*RELA*、*MAPK14*、*ERBB2*、*SIRT1*、*ICAM1*、*PPARG*、*HMOX1*、*AR*、*SERPINE1*、*BCL2L1*、*STAT1*、*CASP8* 和 *IL4*。

表 3-1-37　化合物靶点信息

基因	基因	基因	基因	基因	基因	基因	基因	基因
PGR	CASP3	CHEK1	TOP2B	CYP1B1	IL10	BIRC5	CLDN4	PRKCE
NCOA2	CASP8	PRSS1	KDR	ALOX5	EGF	DUOX2	PPARA	PCNA
PTGS1	PRKCA	PCP4	MET	HAS2	RB1	NOS3	HSF1	PRKCD
PTGS2	TGFB1	GRIA2	PKIA	GSTP1	IL6	HSPB1	CRP	KLF7
HSP90AA1	PON1	ADH1B	LACTBL1	AHR	TP53	SULT1E1	CXCL10	CHEK2
KCNH2	MAP2	LYZ	IL4	PSMD3	ELK1	MGAM	CHUK	PRKCB
DRD1	NR3C2	ESR1	SIRT1	SLC2A4	NFKBIA	IL2	SPP1	MAPK1
CHRM3	ADH1C	PPARG	ATP5B	NR1I3	POR	CCNB1	RUNX2	NR1I2
CHRM1	RXRA	MAPK14	MT-ND6	INSR	ODC1	PLAT	RASSF1	RXRB
SCN5A	NCOA1	GSK3B	IKBKB	DIO1	TOP1	THBD	E2F1	CDK2
CHRM4	ADRA2A	CCNA2	AKT1	GSTM1	SOD1	SERPINE1	E2F2	JUN
PDE3A	SLC6A2	PYGM	CD40LG	GSTM2	HIF1A	COL1A1	ACPP	CASP9
HTR2A	SLC6A3	PPARD	AHSA1	AKR1C3	RUNX1T1	IFNG	CTSD	DPP4
ADRA1D	AKR1B1	F7	MAPK8	SLPI	HSPA5	IL1A	IGFBP3	OPRD1
CHRM2	PLAU	SERPIND1	MMP1	MMP3	ERBB2	MPO	IGF2	VCAM1
ADRA1B	LTA4H	ACHE	STAT1	EGFR	ACACA	TOP2A	IRF1	MMP9
ADRB2	MAOB	RELA	CDK1	VEGFA	CAV1	ABCG2	ERBB3	CXCL8
CHRNA2	MAOA	XDH	HMOX1	CCND1	MYC	NFE2L2	PCOLCE	DCAF5
SLC6A4	CTRB1	NCF1	CYP3A4	BCL2L1	F3	NQO1	NPEPPS	FASN
OPRM1	ADRB1	OLR1	CYP1A2	FOS	GJA1	PARP1	HK2	
GABRA1	NOS2	HTR3A	CYP1A1	CDKN1A	IL1B	COL3A1	NKX3-1	
BCL2	AR	ADRA2C	ICAM1	EIF6	CCL2	CXCL11	RASA1	
BAX	ESR2	CHRM5	SELE	MMP2	PTGER3	CXCL2	CA2	

核心靶点网络图见图 3-1-42。在该网络中,圆的大小反映该靶点连接其他靶点个数的多少,其中圆的大小根据连接度定义。连接度值越高,表明该靶点的作用就越关键。边的粗细代表 Combine core 的大小。分值越大,表明两个靶点之间的相互作用就越强。连接度较高的核心靶点有 *AKT1*、*IL6*、*TP53*、*VEGFA*、

*CASP*3、*JUN*、*MAPK*8 和 *EGFR* 等。

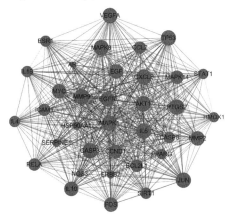

图 3-1-42　核心靶点 PPI 网络图

将 45 个化合物的所有靶标分别与核心靶标取交集分析,发现只有 28 个化合物有对应的核心靶点。进而采用 Cytoscape 3.7.1 软件绘制 28 个化合物与 36 个核心靶标相互作用的网络图(见图 3-1-43)。分析网络拓扑结构,发现构建的网络包括 64 个节点和 120 条边。

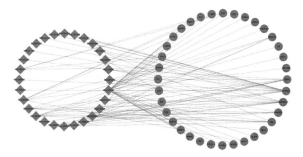

图 3-1-43　复方积雪草化合物-核心靶点相互作用网络图

根据拓扑结构中连接度显示,槲皮素(MOL000098)具有最多的潜在靶点,共 31 个;其次是山奈酚(MOL000422)和芒柄花黄素(MOL000392),分别含有 28 个、18 个潜在靶点。从蛋白靶点的角度分析,分值较高的靶点有前列腺素内过氧化物合酶(PTGS)、HSP90AA1、雄激素受体(AR)、雌激素受体(ESR1)、过氧化物酶体增生激活受体 γ(PPARG)、JUN 和丝裂原活化蛋白激酶 14(MAPK14)等。其中,PTGS 和 HSP90AA1 分别与 28 个化合物和 18 个化合物存在相互作用,体现了中药多途径、多靶点的整体效应。

同时,我们也构建了草药-化合物-核心靶点网络图(见图 3-1-44),构建的网络包括 69 个节点和 152 条边。分析网络显示,积雪草的靶点最多,共 31 个;黄芪含有的活性成分最多,共 12 个。

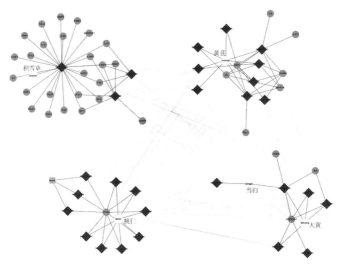

图 3-1-44　复方积雪草草药-化合物-核心靶点网络图

采用 SwissDock 软件对排名前 2 位的靶基因 *AKT1* 和 *IL-6* 进行分子对接验证,见图 3-1-45。在对接结果中,选择能量值和拟合度分值较低的进行可视化分析,结果显示槲皮素(MOL000098)均位于靶蛋白 AKT1 和 IL-6 的活性口袋中,表示化合物与靶点蛋白具有较好的结合能力。

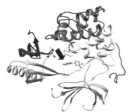
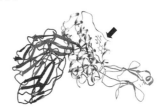

AKT1-槲皮素
能量值12.0557
拟合度:−2587 4565

IL-6-槲皮素
能量值:19.7768
拟合度:−4038.7231

图 3-1-45　分子对接验证

利用 String 软件对筛选出的 36 个核心靶点进行富集分析,得到 147 条信号通路,所有通路的 *P* 值均小于 0.05。表 3-1-38 展示按 *P* 值由小到大排序的前 20 条结果。

同时,基因本体(gene ontology,GO)富集分析结果显示,复方积雪草潜在靶点参与的主要生物学生物学过程(biological process,BP)过程包括细胞对有机物的反应、炎症反应、氧化反应、对含氧化合物的反应、细胞增殖调控、细胞对含氧化合物的反应、细胞对细胞因子刺激的反应、细胞表面受体信号通路、细胞因子介导的信号通路、凋亡过程的负调节和氮化合物代谢过程的正调控。潜在靶点参与的主要分子功能分子功能(molecular function,MF)包括蛋白结合、酶结合、信号受体结合、转录因子结合、细胞因子受体结合、相同蛋白结合、蛋白质二聚体活性、分子功能调节、磷酸酶结合和蛋白磷酸酶结合。潜在靶点参与的主要细胞组分细胞组分（cellular component，CC）包括细胞外间隙、细胞器腔、膜筏、核染色质、胞外区、囊腔、蛋白质复合物、核部件、胞质和细胞器部分。

表 3-1-38　通路富集分析

通路 ID	信号通路	基因	P 值
hsa05200	癌症	AKT1，AR，BCL2L1，CASP3，CASP8，CCND1，CXCL8，EGF，EGFR，ERBB2，ESR1，FOS，HMOX1，HSP90AA1，IL4，IL6，JUN，MAPK1，MAPK8，MMP2，MMP9，MYC，PPARG，PTGS2，RELA，STAT1，TP53，VEGFA	5.37×10^{-35}
hsa04933	AGE-RAGE 通路	AKT1，CASP3，CCL2，CCND1，CXCL8，ICAM1，IL1B，IL6，JUN，MAPK1，MAPK14，MAPK8，MMP2，NOS3，RELA，SERPINE1，STAT1，VEGFA	1.47×10^{-29}
hsa04657	IL-17 信号通路	CASP3，CASP8，CCL2，CXCL8，FOS，HSP90AA1，IL1B，IL4，IL6，JUN，MAPK1，MAPK14，MAPK8，MMP9，PTGS2，RELA	8.90×10^{-26}
hsa05167	疱疹病毒感染	AKT1，CASP3，CASP8，CCND1，CXCL8，FOS，ICAM1，IL6，JUN，MAPK1，MAPK14，MAPK8，MYC，PTGS2，RELA，STAT1，TP53，VEGFA	2.47×10^{-25}
hsa05418	流体剪切应力与动脉粥样硬化	AKT1，CCL2，FOS，HMOX1，HSP90AA1，ICAM1，IL1B，JUN，MAPK14，MAPK8，MMP2，MMP9，NOS3，RELA，TP53，VEGFA	1.23×10^{-23}
hsa04668	TNF 信号通路	AKT1，CASP3，CASP8，CCL2，FOS，ICAM1，IL1B，IL6，JUN，MAPK1，MAPK14，MAPK8，MMP9，PTGS2，RELA	5.60×10^{-23}
hsa05142	南美锥虫病（美洲锥虫病）	AKT1，CASP8，CCL2，CXCL8，FOS，IL10，IL1B，IL6，JUN，MAPK1，MAPK14，MAPK8，RELA，SERPINE1	2.18×10^{-21}
hsa05161	乙肝	AKT1，CASP3，CASP8，CCND1，CXCL8，FOS，IL6，JUN，MAPK1，MAPK8，MMP9，MYC，RELA，STAT1，TP53	2.18×10^{-21}
hsa01522	抗内分泌	AKT1，CCND1，EGFR，ERBB2，ESR1，FOS，JUN，MAPK1，MAPK14，MAPK8，MMP2，MMP9，TP53	8.36×10^{-20}
hsa05219	膀胱癌	CCND1，CXCL8，EGF，EGFR，ERBB2，MAPK1，MMP2，MMP9，MYC，TP53，VEGFA	1.49×10^{-19}
hsa05212	胰腺癌	AKT1，BCL2L1，CCND1，EGF，EGFR，ERBB2，MAPK1，MAPK8，RELA，STAT1，TP53，VEGFA	4.23×10^{-19}
hsa04620	Toll 样受体通路	AKT1，CASP8，CXCL8，FOS，IL1B，IL6，JUN，MAPK1，MAPK14，MAPK8，RELA，STAT1	1.36×10^{-17}
hsa04010	MAPK 信号通路	AKT1，CASP3，EGF，EGFR，ERBB2，FOS，IL1B，JUN，MAPK1，MAPK14，MAPK8，MYC，RELA，TP53，VEGFA	3.52×10^{-17}
hsa05133	百日咳	CASP3，CXCL8，FOS，IL10，IL1B，IL6，JUN，MAPK1，MAPK14，MAPK8，RELA	3.62×10^{-17}

续表

通路 ID	信号通路	基因	P 值
hsa04621	NOD 样受体通路	*BCL2L1*，*CASP8*，*CCL2*，*CXCL8*，*HSP90AA1*，*IL1B*，*IL6*，*JUN*，*MAPK1*，*MAPK14*，*MAPK8*，*RELA*，*STAT1*	4.49×10^{-17}
hsa05210	结直肠癌	*AKT1*，*CASP3*，*CCND1*，*EGF*，*EGFR*，*FOS*，*JUN*，*MAPK1*，*MAPK8*，*MYC*，*TP53*	1.29×10^{-16}
hsa04926	松弛素信号通路	*AKT1*，*EGFR*，*FOS*，*JUN*，*MAPK1*，*MAPK14*，*MAPK8*，*MMP2*，*MMP9*，*NOS3*，*RELA*，*VEGFA*	1.46×10^{-16}
hsa05205	癌症中的多糖	*AKT1*，*CASP3*，*CCND1*，*EGFR*，*ERBB2*，*ESR1*，*MAPK1*，*MAPK14*，*MMP2*，*MMP9*，*MYC*，*TP53*，*VEGFA*	2.72×10^{-16}
hsa04151	PI3K-AKT 通路	*AKT1*，*BCL2L1*，*CCND1*，*EGF*，*EGFR*，*ERBB2*，*HSP90AA1*，*IL4*，*IL6*，*MAPK1*，*MYC*，*NOS3*，*RELA*，*TP53*，*VEGFA*	2.82×10^{-16}
hsa05215	前列腺癌	*AKT1*，*AR*，*CCND1*，*EGF*，*EGFR*，*ERBB2*，*HSP90AA1*，*MAPK1*，*MMP9*，*RELA*，*TP53*	3.99×10^{-16}

GO 通路富集提示，复方积雪草治疗肾纤维化主要富集的通路有 AGE-RAGE 通路、IL-17 信号通路、TNF 信号通路、Toll 样受体通路、MAPK 信号通路、NOD 样受体通路和 PI3K-AKT 通路。

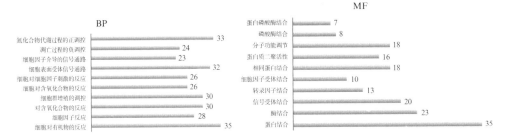

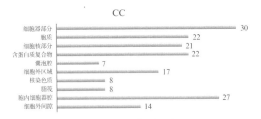

图 3-1-46　GO 富集分析（TOP10）

在本研究中，我们借助网络药理学方法分析获得复方积雪草活性成分 60 个，它们均符合五倍率法则，说明复方积雪草适宜作为口服药使用。找到活性成分靶点 203 个。与 GeneCard 数据库筛查到的 5219 个肾纤维化相关靶点取交集发现，上述 203 个靶点中有 177 个（87.2%）与肾纤维化相关，表明复方积雪草用于治疗肾纤维化的科学性与合理性。通过分析化合物-核心靶点以及草药-化合物-核心靶点之间网络图的拓扑结构发现，积雪草和黄芪的共有活性成分槲皮素具有最多的潜在靶点(31个),其次是黄芪的活性成分山奈酚和芒柄花黄素。

槲皮素是一种天然黄酮类化合物,广泛分布于植物界,具有抗纤维化、抗氧化、抗炎、抗肿瘤和清除自由基等药理作用。已有研究显示,槲皮素可通过多种途径抑制 UUO 大鼠肾小管的间质纤维化。山奈酚主要通过调控 P38 MAPK 信号通路抑制高糖诱导的大鼠肾系膜细胞 HBZY-1 细胞增殖。芒柄花黄素可用于制备治疗肺纤维化疾病的药物,但是有关其与肾纤维化的研究还未见报道。这些在一定程度上反映了预测结果的可靠性。此外,从 PPI 网络筛选出的核心靶基因中,*AKT1*、*IL-6*、*VEGFA* 和 *MAPK* 均被报道参与肾纤维化过程,推测复方积雪草可能主要通过调控这些靶点发挥抗纤维化作用,但有待进一步的实验证实。

通路富集结果显示共得到 147 条通路,所有通路的 *P* 值均小于 0.05,其中最显著的通路是癌症通路。癌症通路包含的 Toll 样受体通路、MAPK 信号通路和 PI3K-AKT 通路均与纤维化相关。Toll 样受体信号分子是介导肾脏炎症及纤维化的重要桥梁,其中 TLR4 可通过 NF-κB 激活炎症因子大量释放而导致肾纤维化。MAPK 信号通路可直接影响细胞外基质生成,其关键成分 P38 MAPK 在肾组织纤维化中过度激活,导致肾组织纤维化。PI3K-AKT/mTOR 信号通路是自噬的经典通路,而自噬被认为在肾纤维化方面可能起到保护作用。以上再次表明复方积雪草治疗肾纤维化具有一定的科学性。

[基于网络药理学探究复方积雪草抗肾纤维化的分子机制.浙江中西医结合杂志,2021,31(8):712-720.]

肾纤维化是指在各种致病因子作用下,基质蛋白合成增加,基质降解受到抑制,造成细胞外基质(extracellular matrix,ECM)大量积聚,导致肾小球硬化和小管间质纤维化,其病理特征为进行性 ECM 积聚和肾小球细胞丢失。ECM 包括胶原蛋白(Col Ⅰ、Ⅲ、Ⅳ、Ⅴ、Ⅵ)、粘连性糖蛋白[层粘连蛋白(LN)、纤连蛋白(FN)]以及蛋白多糖。高脂血症、大量尿蛋白、免疫紊乱均与 ECM 的沉积密切相关,是肾小球疾病进展与恶化的重要因素。王永钧教授和他领衔的团队从肾小球系膜细胞、足细胞及肾小管上皮细胞,乃至整体动物实验,从炎症因子、信号转导通路及受体表达,乃至纤维化调控,在不同层面揭示了复方积雪草及其相关有效组分延缓慢性肾衰竭的作用及机制,为慢性肾病证本质奠定了细胞分子学的研究基础,为益气活血消癥的治疗方法提供了科学依据。

祛风湿药的实验研究

王永钧教授以"象"思维为基础,在多年临床观察和实践的基础上,结合中医古今文献和实验研究,继承和创新发展了"风湿致肾病"的理论。其认为,风湿不仅是风湿痹病的主因,亦是原发性肾小球疾病(肾风病)的始作俑者和主要致病因素,而且还是 CKD 病情进展和加重的独立危险因素。若能及时、有效地控制风湿证候,则可延缓、阻断甚至逆转"风湿致虚""风湿致瘀"的病势,从而阻遏 CKD 病情进展。因此,王永钧教授及其团队多年来一直致力于寻找、研究、优化行之有效的祛风湿中药及组方,并对雷公藤、雷公藤甲素、青风藤、汉防己、汉防己甲素、白芍总苷和防己黄芪汤等临床常用祛风湿中药及组方进行了系列临床和实验研究。

雷公藤在肾病风湿中的作用和机制研究

雷公藤(*Tripterygium wilfordii* Hook. f)系卫矛科雷公藤属木质藤本植物,因嫩芽、叶、根皮毒性大,故常以去两层皮的根心木质部分入药,具祛风除湿、活血通络、消肿止痛及杀虫解毒之功,临床使用已有 2000 余年。作为祛风化湿要药,雷公藤最早用于类风湿性关节炎等风湿免疫性疾病的治疗。自 1977 年南京军区总医院肾病研究所黎磊石教授首次报道雷公藤治疗肾炎以来,国内外研究及临床实践均证实,雷公藤及其制剂对多种原发性及继发性肾小球疾病有效。研究发现,雷公藤能通过改善肾小球电荷屏障、抑制免疫复合物沉积、抑制系膜细胞增生以及抗氧化等作用,减少尿蛋白、尿红细胞。雷公藤内酯醇是雷公藤最重要的免疫抑制成分,研究显示它的主要作用是:①抑制白介素-2(IL-2)的产生及其受体效应;②诱导淋巴细胞凋亡,主要是已活化的淋巴细胞;③干扰淋巴细胞的生活周期,影响其增生;④抑制核转录因子 κB(nuclear factor-kappa B,NF-κB)的活性,并有一定的抗炎作用。

从雷公藤发掘出来的免疫抑制剂已被广泛应用于肾脏病领域,但有关雷公藤的作用机制仍有很多问题需要探索。例如,目前认为肾小管间质疾病的严重程度与肾脏病预后紧密相关,但雷公藤在小管间质损伤方面作用如何?以往的研究证实雷公藤的抗炎抗免疫作用,但其在肾脏病的纤维化、小管上皮细胞转分化方面有何作用?肾脏局部固有细胞尤其是肾小管上皮细胞,在病理因素诱导下过度产生和激活的补体,在肾脏免疫损伤中发挥重要作用,肾小管上皮细胞补体 C3 基因表达强度不但与局部小管间质病变的严重性有关,并且与肾小球病变程度密切相关,雷公藤如何发挥作用?

为了探索上述问题,王永钧教授组织团队开展了下列研究。

一、雷公藤多苷对单侧输尿管结扎小鼠肾小管间质纤维化和炎性损伤、肾小管间质细胞表型转化的影响

肾纤维化是各种形式肾脏病发展的最终共同途径,其结果是肾脏功能进行性不可逆转的损害。单侧输尿管结扎(unilateral ureteral obstruction,UUO)模型是典型的肾小管间质纤维化模型,常用于研究肾间质纤维化的发病机制及治疗措施。该模型由于尿液排出受阻,肾盂及肾小管压力增高,肾盂等集合管系统扩张,肾间质水肿,局灶性炎症细胞浸润,最终使得肾间质纤维化及肾萎缩,同时肾间质中聚集大量的肌成纤维细胞(MyoF)和细胞外基质(ECM)。MyoF同时具有成纤维细胞和肌细胞的特性,表达α平滑肌肌动蛋白(α-SMA)。

很大一部分肾间质成纤维细胞是由肾小管上皮细胞表型转化而来的,表型转化在肾间质纤维化过程中起着极其重要的作用。在正常情况下,肾小管上皮细胞表达其标志蛋白——角蛋白,但在病理状态下,肾小管上皮细胞具有向间质细胞转化的能力,表达间充质细胞的标志蛋白——α-SMA及波形蛋白,即转分化为成纤维细胞或MyoF。研究发现,约36%的MyoF是由表型转化而来的,α-SMA高表达,ECM增多,导致肾间质纤维化。

炎症损伤是间质纤维化发生发展的重要因素。趋化因子是启动肾间质炎症反应瀑布的关键因素。体内及体外实验均证实,单核细胞趋化蛋白(MCP-1)在肾组织中产生增加是单核细胞浸润并加速肾小球硬化及肾间质纤维化发生的主要原因。除了趋化单核细胞外,MCP-1还可能通过诱导巨噬细胞释放溶酶体,产生氧自由基以及表达一些促炎因子来进一步加重组织的炎症反应。并且MCP-1可在体外诱导肾小管上皮细胞转分化,作为独立因素参与肾间质纤维化的发展。细胞间黏附分子-1(intercelluar adhesion molecular-1,ICAM-1)在多种人类炎症性肾脏疾病和动物肾脏病模型中表达均显著增加,与间质炎症细胞浸润密切相关。ICAM-1在肾小管的表达上调是伴有小管病变的标志,而且可能在小管间质免疫反应中作为第二信号,使T细胞活化而发挥重要作用。

研究采用UUO小鼠模型,用雷公藤多苷进行干预,用血管紧张素转换酶抑制剂福辛普利钠作为对照。研究观察了肾组织的病理改变以及肾组织α-SMA、Vimentin、ICAM-1、MCP-1的表达。

术后第21天观察到,小鼠梗阻肾发生广泛的肾小管上皮细胞坏死、间质纤维化以及炎症细胞浸润,同时肾小管间质α-SMA、Vimentin表达均显著增加。雷公藤多苷可显著改善UUO小鼠肾脏病理损伤,减轻梗阻肾的间质纤维化及炎症细

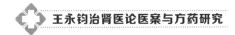
胞浸润，降低肾小管间质 α-SMA、Vimentin 的蛋白和基因表达，雷公藤多苷组 ICAM-1 蛋白、MCP-1 基因表达均显著低于模型组；福辛普利钠治疗亦可显著降低肾间质纤维化程度与肾组织 α-SMA、Vimentin 的蛋白和基因表达，但对炎症细胞浸润和炎症因子的抑制作用不如雷公藤多苷显著，而且未见其抑制 ICAM-1 表达的作用，见图 3-2-1 至图 3-2-7 和表 3-2-1 至表 3-2-3。

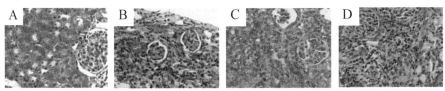

图 3-2-1　小鼠肾组织 Masson 染色

A. 假手术组；B. UUO 模型组；C. 雷公藤多苷组；D. 福辛普利钠组

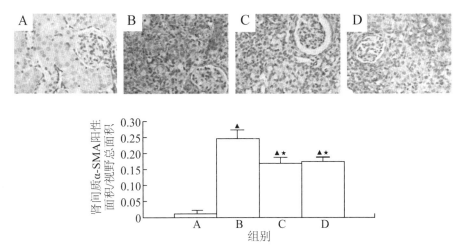

图 3-2-2　免疫组化测定肾组织 α-SMA 的蛋白表达

A. 假手术组；B. UUO 模型组；C. 雷公藤多苷组；D. 福辛普利钠组

注：与 UUO 模型组比较，▲$P<0.05$；与福辛普利钠组比较，★$P<0.05$。

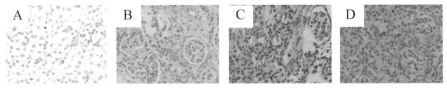

图 3-2-3　免疫组化测定肾组织 Vimentin 的蛋白表达

A. 假手术组；B. UUO 模型组；C. 雷公藤多苷组；D. 福辛普利钠组

表 3-2-1　免疫组化检测雷公藤对 UUO 小鼠肾小管间质 α-SMA、Vimentin 表达的影响

组别	n	肾小管间质 α-SMA 阳性面积/视野总面积	肾小管间质 Vimentin 阳性面积/视野总面积
假手术组	10	0.008±0.013	0.015±0.011
模型组	10	0.251±0.022▲	0.237±0.020▲
雷公藤多苷组	10	0.168±0.020▲△	0.146±0.023▲△○
福辛普利钠组	10	0.175±0.013▲△	0.163±0.016▲△

注:与假手术组比较,▲$P<0.01$;与模型组比较,△$P<0.01$;与福辛普利钠组比较,○$P<0.05$。

表 3-2-2　Western blot 检测雷公藤多苷对肾组织 α-SMA 蛋白表达的影响

组别	n	α-SMA/β-actin
假手术组	3	0.023±0.003
模型组	3	3.789±0.137▲
雷公藤多苷组	3	2.158±0.102▲△○
福辛普利钠组	3	2.804±0.137▲△

注:与假手术组比较,▲$P<0.01$;与模型组比较,△$P<0.01$;与福辛普利钠组比较,○$P<0.01$。

表 3-2-3　RT-PCR 检测雷公藤对 UUO 小鼠肾小管间质 α-SMA、Vimentin mRNA 表达的影响

组别	n	α-SMA/GAPDH	Vimentin/GAPDH
假手术组	4	0.399±0.030	0.467±0.065
模型组	4	1.235±0.119▲	2.208±0.249▲
雷公藤多苷组	4	0.765±0.171▲△	1.375±0.103▲△○
福辛普利钠组	4	0.832±0.107▲△	1.084±0.084▲△

注:与假手术组比较,▲$P<0.01$;与模型组比较,△$P<0.01$;与福辛普利钠组比较,○$P<0.01$。

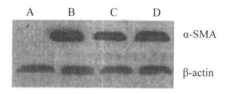

图 3-2-4　Western blot 检测肾组织 α-SMA 蛋白表达

A.假手术组;B.UUO 模型组;C.雷公藤多苷组;D.福辛普利钠组

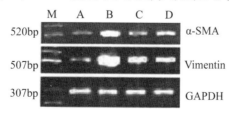

图 3-2-5　RT-PCR 检测小鼠肾组织 α-SMA 、Vimentin mRNA 表达

M.Mark;A.假手术组;B.UUO 模型组;C.雷公藤多苷组;D.福辛普利钠组

图 3-2-6　Western blot 检测肾组织 ICAM-1 蛋白表达

A. 假手术组；B. UUO 模型组；C. 雷公藤多苷组；D. 福辛普利钠组

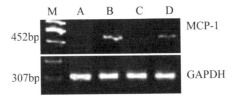

图 3-2-7　RT-PCR 检测小鼠肾组织 MCP-1 mRNA 表达

M. Mark；A. 假手术组；B. UUO 模型组；C. 雷公藤多苷组；D. 福辛普利钠组

研究结果提示,抗风湿药雷公藤多苷可显著减少肌成纤维细胞的积聚,其机制可能与其抑制改善肾小管上皮细胞表型转化,以及肾组织炎症因子的表达、炎症细胞浸润有关。

［雷公藤多苷对单侧输尿管结扎小鼠肾小管间质纤维化和炎性损伤的影响.中国免疫学杂志,2007,23(4):322-325;雷公藤多苷对单侧输尿管结扎小鼠肾小管间质细胞表型转化的影响.中华中医药学刊,2007,25(2):290-292.］

二、雷公藤甲素对 TGF-β_1 诱导的足细胞表型改变的影响

肾小球足细胞(podocyte)损伤是影响蛋白尿发生的关键因素。最新研究表明,足细胞在病理损伤因素刺激下可发生表型改变,从而失去复杂的足细胞形态学结构和高度特异性功能,最终损害肾小球滤过屏障的完整性而引发蛋白尿。抑制足细胞表型异常、维持足细胞以正常形态对阻断肾病进展而言十分关键,但目前尚无针对足细胞表型改变进行干预的措施。近年来研究显示,雷公藤甲素具有显著降低蛋白尿和保护肾脏的功能。本研究将在体外观察雷公藤甲素对 TGF-β_1 诱导足细胞表型改变的抑制作用。

研究采用体外分化条件下培养小鼠足细胞 10 天,用 TGF-β_1 诱导作为研究模型,不同浓度雷公藤甲素进行干预。实验分为正常组、模型组和雷公藤甲素干预组,干预组中分别加入雷公藤甲素至 5nmol/L、10nmol/L,30min 后,模型组与干预组中均加入 TGF-β_1 至 5ng/ml,继续培养 72h,正常组常规培养。分别采用流式细胞术、Western blot 法等检测足细胞表型蛋白分子、骨架蛋白分子(α-actinin)和 α-平滑肌肌动蛋白(α-smooth muscle-actin,α-SMA)表达。用蛋白滤过实验检测单层足细胞的蛋白滤过功能。

雷公藤甲素对 TGF-β_1 诱导的足细胞 E-cadherin、P-cadherin 的影响:模型组和各干预组 E-cadherin$^+$细胞百分率均显著低于正常组,10nmol/L 雷公藤甲素组 E-cadherin$^+$细胞百分率均较模型组增高,且与模型组比较,差异有统计学意义。模型组 P-cadherin 蛋白表达显著低于正常组,10nmol/L 雷公藤甲素组 P-cadherin 蛋白表达高于模型组,且差异有统计学意义,见表 3-2-4 和图 3-2-8。

表 3-2-4　雷公藤甲素对 TGF-β₁ 诱导的足细胞 E-cadherin、P-cadherin 的影响

组别	E-cadherin⁺细胞百分率($n=6$)	P-cadherin/β-actin($n=4$)
正常组	20.50 ± 5.54	$1.00\pm.0.00$
模型组	2.83 ± 0.75★	0.38 ± 0.16★
5nmol/L 雷公藤甲素组	5.13 ± 1.26★	0.58 ± 0.04★
10nmol/L 雷公藤甲素组	8.66 ± 2.00★▲	0.80 ± 0.37▲
	$F=40.12,P<0.05$	$F=6.42,P<0.05$

注:与正常组比较,★$P<0.05$;与模型组比较,▲$P<0.05$。

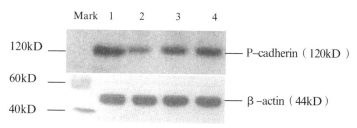

图 3-2-8　Western blot 法检测雷公藤甲素对 TGF-β₁ 刺激的足细胞 P-cadherin 蛋白表达的影响
　　　　M. Mark;1. 正常组;2. 模型组;3.5nmol/L 雷公藤甲素组;4.10nmol/L 雷公藤甲素组

雷公藤甲素对 TGF-β₁ 刺激的足细胞 ZO-1、NEPH1 蛋白表达的影响:模型组和各干预组 ZO-1 蛋白表达均显著低于正常组,雷公藤甲素组 ZO-1 蛋白表达水平与模型组无显著差异。模型组 NEPH1 蛋白表达较正常组显著降低,雷公藤甲素干预组 NEPH1 蛋白表达均较模型组显著增高,见表 3-2-5 和图 3-2-9。

表 3-2-5　雷公藤甲素对 TGF-β₁ 刺激的足细胞 ZO-1、NEPH1 蛋白表达的影响

组别	ZO-1/β-actin($n=4$)	NEPH1/β-actin($n=3$)
正常组	1.00 ± 0.00	$1.00\pm.0.00$
模型组	0.43 ± 0.14★	0.62 ± 0.10★
5nmol/L 雷公藤甲素	0.39 ± 0.09★	0.67 ± 0.21★
10nmol/L 雷公藤甲素	0.48 ± 0.14★	0.88 ± 0.11▲
	$F=27.74,P<0.05$	$F=5.71,P<0.05$

注:与正常组比较,★$P<0.05$;与模型组比较,▲$P<0.05$。

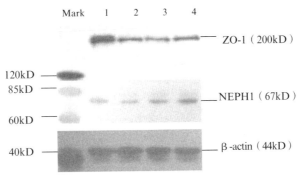

图 3-2-9　Western blot 法检测雷公藤甲素对 TGF-β_1 刺激的足细胞 ZO-1、NEPH1 蛋白表达的影响
　　M. Mark;1. 正常组;2. 模型组;3.5nmol/L 雷公藤甲素组;4.10nmol/L 雷公藤甲素组

雷公藤甲素对足细胞 α-actinin-4、α-SMA 蛋白表达的影响:模型组 α-actinin-4 蛋白表达较正常组显著下降,雷公藤甲素干预组 α-actinin-4 的蛋白表达均明显增高,仅 10nmol/L 雷公藤甲素组与模型组比较差异有统计学意义。模型组 α-SMA 蛋白表达较正常组显著增高,10nmol/L 雷公藤甲素组 α-SMA 蛋白表达显著低于模型组,见表 3-2-6 和图 3-2-10。

表 3-2-6　雷公藤甲素对足细胞 **α-actinin-4、α-SMA** 蛋白表达的影响

组别	n	α-actinin-4/β-actin	α-SMA/β-actin
正常组	4	1.00±0.00	1.00±0.00
模型组	4	0.66±0.10★	2.01±0.34★
5nmol/L 雷公藤甲素组	4	0.95±0.16	1.62±0.45★
10nmol/L 雷公藤甲素组	4	1.25±0.35▲	1.47±0.37 ▲
		$F=6.13,P<0.05$	$F=6.18,P<0.05$

注:与正常组比较,★ $P<0.05$;与模型组比较,▲ $P<0.05$。

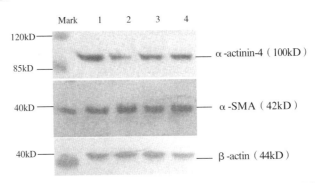

图 3-2-10　Western blot 检测雷公藤甲素对 TGF-β_1 刺激的足细胞 α-actinin-4、α-SMA 蛋白表达的影响
　　M. Mark;1. 正常组;2. 模型组;3.5nmol/L 雷公藤甲素组;4.10nmol/L 雷公藤甲素组

雷公藤甲素对单层足细胞蛋白滤过功能的影响：模型组上层微孔小室中的蛋白浓度较正常组显著增高,10nmol/L雷公藤甲素组上层小室中的蛋白浓度较模型组显著下降,见表3-2-7。

表3-2-7　雷公藤甲素对单层足细胞蛋白滤过功能的影响

组别	n	蛋白/(mg/ml)
正常组	3	6.36±0.29
模型组	3	9.15±0.29★
10nmol/L雷公藤甲素组	3	7.29±0.26★

注：与正常组比较,★$P<0.05$。

雷公藤甲素对小鼠足细胞存活率的影响：5nmol/L雷公藤甲素对小鼠足细胞存活率无显著影响,见表3-2-8。

表3-2-8　雷公藤甲素对小鼠足细胞存活率的影响

组别	n	存活率/%
正常组	6	100.0±2.2
模型组	6	102.1±2.8
5nmol/L雷公藤甲素组	6	100.4±3.6

本研究中,雷公藤甲素可显著抑制 TGF-β_1 对足细胞上皮细胞标志物 E-cadherin 以及裂孔隔膜组成分子 P-cadherin、NEPH1 的诱导作用,起到维持足细胞表型和裂孔隔膜稳定性的作用。但雷公藤甲素对 ZO-1 的干预作用不显著。此外,雷公藤甲素还可显著增高由 TGF-β_1 下调的 α-actinin-4 的表达,降低肌成纤维细胞标志物 α-SMA 的表达水平。研究结果提示,雷公藤甲素具有维持足细胞骨架系统的作用,并抑制足细胞向肌成纤维细胞转化。雷公藤甲素干预可显著降低透过单层足细胞的牛血清白蛋白量,这可能与其维持足细胞正常表型、骨架系统稳定性以及裂孔隔膜完整性的作用有关。

［雷公藤甲素对 TGF-β_1 诱导的足细胞表型改变的影响. 中华中医药学刊,2013,31(12):2750-2753.］

三、TET2 介导的去甲基化参与雷公藤多苷对足细胞的保护作用

上皮-间充质转分化通常被认为是足细胞损伤导致蛋白尿的关键环节。足细胞在发生上皮间质转化(epithelial-mesenchymal transition,EMT)时会失去其原有的蛋白标志分子,转而表达上调间充质细胞样表型标志物。在这个过程中,足细胞裂孔隔膜蛋白 Nephrin 和 NEPH1 表达下调。因此,理解足细胞 EMT 的基本过程

将成为研究蛋白尿形成重要的切入点和突破口。我们采用经体外 TGF-β_1 诱导的足细胞 EMT 模型和体内局灶节段性肾小球硬化（focal segmental glomerulosclerosis, FSGS）大鼠模型揭示雷公藤甲素（triptolide, TP）保护足细胞的潜在分子机制。胞嘧啶的甲基化或去甲基化是一种被广泛研究的表观遗传修饰，影响着许多生物学过程。一些研究表明，甲基化也参与调节足细胞的表型和功能。值得注意的是，据报道 TET 蛋白不仅与各种天然分化过程有关，而且参与实验诱导的细胞分化过程。因此，我们提出 TET 介导的 DNA 去甲基化也可能参与足细胞 EMT 相关过程的假设。

为了验证这个假设，我们建立了经体外 TGF-β_1 诱导的足细胞 EMT 模型和体内 FSGS 大鼠模型，检测了 TP 在这些模型中对 TET 蛋白表达的影响，以及足细胞表型关键分子启动子甲基化状态的改变。

首先探讨 TP 对足细胞 EMT 的影响。采用 5ng/ml TGF-β_1 刺激诱导足细胞 EMT 模型。如图 3-2-11A 所示，正常组足细胞呈小的树枝状，有典型的足突。然而，TGF-β_1 刺激组足细胞呈细长的成纤维细胞样形态。而且 RT-PCR 和 Western blot 结果均显示，与正常组相比，TGF-β_1 刺激组足细胞标志分子 NEPH1 和 Nephrin 的表达显著降低，间充质细胞标志分子 Vimentin、α-SMA 及 Fibronection 的表达显著增加（图 3-2-11B）。综上，这些结果表明我们成功建立了体外足细胞 EMT 模型。正如预期，TGF-β_1 刺激的足细胞在 TP 干预后趋向于恢复正常的上皮样形态。对应的足细胞标志分子 NEPH1 和 Nephrin 的表达与 TGF-β_1 刺激组相比显著增加，而间充质细胞标志分子 Vimentin、α-SMA 及 Fibronection 的表达显著降低（图 3-2-11C）。这些结果表明，TP 可逆转 TGF-β_1 诱导的足细胞 EMT 过程。

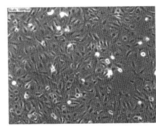 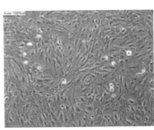 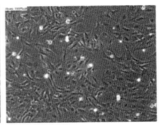

正常组　　　　　　　　　TGF-β_1 组　　　　　　　　TGF-β_1+TP组

A

图 3-2-11　TP 对足细胞 EMT 的影响

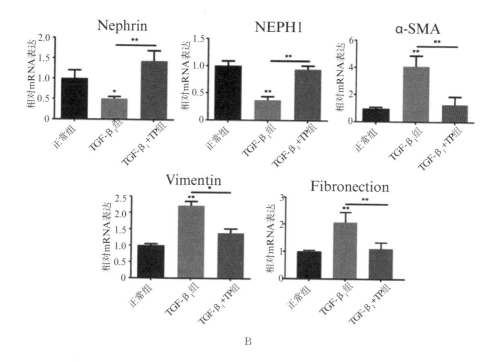

B

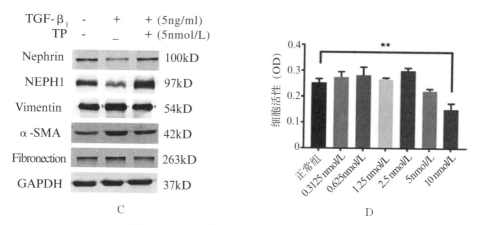

C   D

图 3-2-11　TP 对足细胞 EMT 的影响(续图)

A. 光镜下观察足细胞形态变化。原始放大倍数 200×。B. 应用 qRT-PCR 法检测足细胞标志物的相对 mRNA 表达水平。分析了三个独立的实验,数据以平均值±标准差表示,* $P<0.05$, ** $P<0.01$。C. 用 Western blot 法检测足细胞标志物的蛋白表达水平。D. 细胞计数试剂盒-8 分析 TP 对足细胞的细胞毒性,** $P<0.01$

利用上述 TGF-β₁ 诱导的足细胞 EMT 模型,我们对 TET 家族分子 TET 1—3 的表达模式进行了分析。RT-PCR 及 Western blot 结果均显示,经 TGF-β₁ 刺激后,TET 家族分子中 TET2 的表达显著下降,而 TET1 和 TET3 的表达水平与正常组无显著差异。与模型组相比,TP 干预组中 TET2 的表达显著增加,而 TET1 和 TET3 的表达基本不受影响(图 3-2-12)。因此,我们推测 TP 可能在逆转足细胞 EMT 的过程中选择性调控 TET2 的表达。

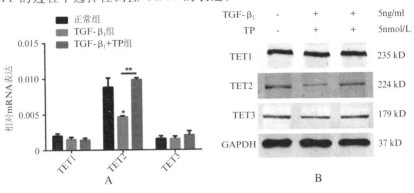

图 3-2-12 TP 对 TET 1—3 表达的影响

A. 不同处理的足细胞中 TET1、TET2 和 TET3 的相对 mRNA 表达水平。分析了三个独立的实验,定量数据以平均值±标准差的形式提供。**P<0.01。B. 不同处理的足细胞中 TET1、TET2 和 TET3 的蛋白表达水平

进而采用 BSAS 方法对 Nephrin 和 NEPH1 甲基化状态进行了分析。选取的 NEPH1 和 Nephrin 启动子序列包括转录起始位点附近−1500bp 到 1500bp。已有文献显示,中等密度 CpG 启动子与基因表达密切相关。利用甲基化在线分析软件 MethPrimer 分析发现,Nephrin 启动子含有 1 个 CpG 岛(positions 50bp 至 224bp),NEPH1 启动子含有 2 个 CpG 岛(positions −215bp 至−22bp 和 81bp 至 159bp)(图 3-2-13A)。BSAS 结果表明,Nephrin 启动子区域是高甲基化的,而 NEPH1 启动子区域是低甲基化的(图 3-2-13B)。值得注意的是,TGF-β₁ 诱导组启动子甲基化发生了改变,主要发生在一些特定的位点,包括 NEPH1:+34bp,+95bp,+116bp,+123bp,+157bp,+189bp 和+213bp;以及 Nephrin:+106bp,+172bp 和+178bp(图 3-2-13C)。而 TP 干预组这些位点的甲基化水平明显降低(图 3-2-13C)。这些结果表明,TP 可能调控 NEPH1 和 Nephrin 启动子特定 CpG 位点的 5mC。

为了测定 TET2 在逆转足细胞 EMT 过程中的作用,我们首先采用 shRNA 介导的慢病毒敲低 TET2 的表达,然后进行 TP 干预。qRT-PCR 结果显示,与 scrambled 对照病毒相比,shRNA Lv2 可显著降低 TET2 mRNA 的水平(图 3-2-14A)。同时,shRNA Lv2 可明显降低 TET2 蛋白的表达。

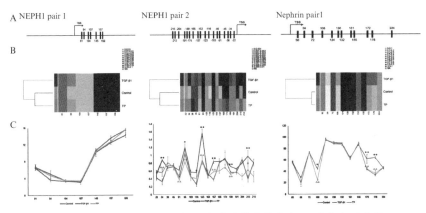

图 3-2-13　NEPH1 和 Nephrin 启动子特异性位点 5mC 状态示意图

A. NEPH1 和 Nephrin 启动子中 CpG 的序列信息。转录起始点。B. 通过 BSAS 分析 NEPH1 和 Nephrin 的甲基化水平。使用甲基化绘图器(一种动态可视化 DNA 甲基化数据的网络工具)显示数据的无监督聚类的树状图。不同的组用不同的颜色高亮显示。C. NEPH1 和 Nephrin 启动子中单个 CpG 位点的甲基化百分比

注：* 与 TGF-$β_1$ 组比较，$P<0.05$；** 与 TGF-$β_1$ 组比较，$P<0.01$。TP 组与 TGF-$β_1$ 组比较，$^\triangle P<0.05$。TP 组与 TGF-$β_1$ 组比较，$^{\triangle\triangle}P<0.01$。pair 1 指第一对测序引物，pair 2 指第二对测序引物。

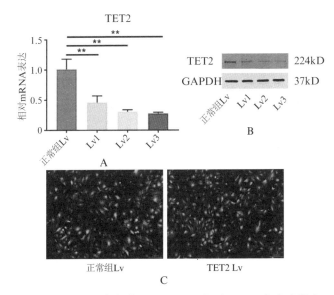

图 3-2-14　慢病毒介导的 shRNA 干扰对 TET2 表达的影响

A. 携带 TET2 shRNA 的 Lvs 处理足细胞中 TET2 的相对 mRNA 水平。分析了三个独立实验，定量数据以平均值±标准差表示，** $P<0.01$。B. 靶向 TET2 的 Lvs 治疗足细胞 TET2 的蛋白水平。C. 在荧光显微镜下，用 GFP 荧光法在足细胞中检测 Lv 感染的效果(奥林巴斯 IX53)。在感染对照(Lvc)或靶向 TET2(Lv2)的 Lv 72h 后,大多数足细胞强烈表达 GFP,从而证明这两种病毒具有很高的感染效力。比例尺 200μm

随后我们对足细胞标志分子的表达进行了分析,结果显示,与对照组相比,经TP干预后,TET2敲低组 Nephrin 和 NEPH1 的表达明显降低(图 3-2-15A 和 3-2-15B),α-SMA 的表达无明显差异。接着,我们对 Nephrin 和 NEPH1 启动子甲基化的水平进行了检测。与对照病毒相比,NEPH1 启动子特定位点(+34bp,+91bp,+95bp,+123bp,+157bp,+189bp 和+213bp)的 5mC 和 Nephrin 启动子特定位点(+106bp,+172bp 和+178bp)甲基化水平明显增高(图 3-2-15C)。这些改变的甲基化位点与 TGF-β₁ 组和 TP 组是一致的。总之,上述结果表明 TP 逆转足细胞 EMT 过程可能部分是通过 TET2 介导 NEPH1 和 Nephrin 的启动子特定位点去甲基化实现的。

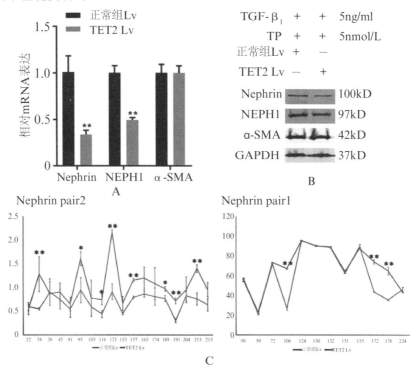

图 3-2-15　TET2 对足细胞标记分子表达的影响

A. Lv 处理组足细胞中 Nephrin、NEPH1 和 α-SMA 的相对 mRNA 水平。分析了三个独立的实验,定量数据以平均值±标准差的形式提供,$**P<0.01$。B. Lv 处理足细胞中 Nephrin、NEPH1 和 α-SMA 的蛋白水平。C. NEPH1 和 Nephrin 启动子中单个 CpG 位点的甲基化百分比

注:* 与正常组相比,$*P<0.05$,$**P<0.01$。pair 1 指第一对测序引物,pair 2 指第二对测序引物。

为了证实体外结果,我们构建了 FSGS 大鼠模型。模型组大鼠尿蛋白水平与正常组相比显著增加(图 3-2-16A),血肌酐和尿素氮水平明显增加。经 TP 干预后,尿蛋白、血肌酐和尿素氮水平均较模型组显著降低(图 3-2-16A)。同时,我们采

用透射电镜观察了足细胞损伤情况。与正常组比较,模型组足突被广泛融合,变平坦,甚至消失(图 3-2-16B)。这些损伤在 TP 干预组中都明显缓解(图 3-2-16B)。这些结果表明,TP 可保护 FSGS 大鼠足细胞损伤。

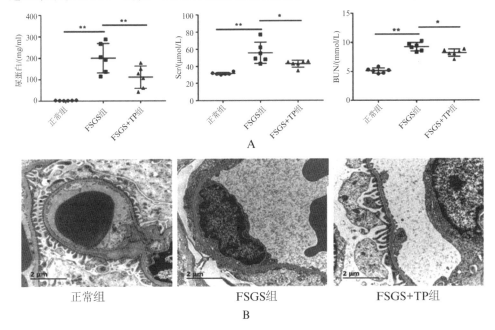

图 3-2-16　FSGS 大鼠模型评估示意图

A. 不同组大鼠的尿蛋白(mg/ml)、血肌酐(μmol/L)和尿素氮(mmol/L)水平。数据($n=6$)以平均值±标准差表示,* $P<0.05$,** $P<0.01$。B. 足细胞损伤的透射电镜分析,显示各组的代表性显微照片。比例尺 $2\mu m$(左下)。原始放大倍数为 10000 倍,每组 6 只

与正常组比较,模型组大鼠肾脏 TET2、NEPH1 和 Nephrin 表达显著降低(图 3-2-17)。这些结果与人类 Nephroseq 数据库中结果一致,数据库已有数据比较了正常肾和塌陷性局灶性肾小球硬化患者的肾脏组织中 KIRREL(NEPH1)、NPHS1(Nephrin)和 TET2 表达水平(图 3-2-17E)。然而,TP 干预组中这些基因的表达明显增加(图 3-2-17)。这些结果为我们提供了 TET2 可能参与逆转足细胞 EMT 的体内证据。

足细胞 EMT 被认为是蛋白尿的重要病理机制,是影响慢性肾小球疾病预后的独立危险因素。因此,阻断足细胞 EMT 已成为延缓肾功能恶化进展的关键目标之一。

研究发现,雷公藤的活性成分之一 TP 可通过直接作用于足细胞而发挥很强的抗蛋白尿作用。然而,目前其内在机制仍不十分清楚。近年来,来自不同细胞系的证据表明,TP 可以通过多种方法抑制 EMT 过程。我们的研究发现,TET2 在正常足细胞中高表达,在 FSGS 大鼠和 TGF-β_1 诱导的足细胞 EMT 过程中其表达

降低。此外，与正常肾相比，FSGS塌陷患者TET2的表达也降低，提示TET2可能参与足细胞损伤。值得关注的是，经TP处理后，TET2表达显著增加，提示TET2可能与TP对足细胞的保护作用有关。为了验证我们的假设，我们采用BSAS方法检测了足细胞标志物的甲基化水平。在已鉴定的足细胞标志物中，我们选择Nephrin和NEPH1作为研究的候选目标，原因如下：首先，它们是足细胞裂孔隔膜的主要蛋白质，共同定位于足细胞足突细胞间连接处，形成顺式异寡聚体。其次，根据在线软件MethPrimer的搜索结果，这些蛋白质的启动子中可能有CpG岛。最后，以往一项研究表明，Nephrin的启动子与表观遗传调控有关。BSAS结果显示，TGF-β_1组的甲基化水平主要在Nephrin和NEPH1启动子区域的几个特定位点增加。相应地，TP干预组的甲基化水平降低，而且靶向TET2 Lv后，某些特定位点的甲基化水平明显升高。这些结果表明，TET2确实通过选择性调节特定位点的甲基化状态，在足细胞EMT过程中发挥了重要作用。

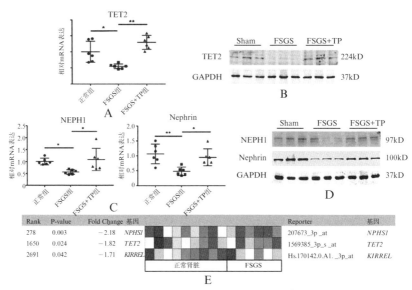

图3-2-17　TET2对FSGS大鼠模型足细胞损伤的保护作用

A.采用qRT-PCR法检测大鼠肾组织TET2的相对mRNA水平。定量数据以平均值±标准差表示，$^{*} P < 0.05$，$^{**} P < 0.01$。B.用Western blot分析TET2的肾蛋白水平（每组随机抽取三个样本）。C.采用qRT-PCR检测大鼠肾组织中Nephrin和NEPH1的相对mRNA水平。定量数据以平均值±标准差表示，$^{*} P < 0.05$，$^{**} P < 0.01$。D.用Western blot法分析Nephrin和NEPH1的肾蛋白水平（每组随机抽取三个样本）。E.KIRREL（NEPH1）、NPHS1（Nephrin）和TET2在局灶节段性肾小球硬化与正常肾脏中的比较（log2中位中心强度）。这张照片是从Nephronoseq的主要网站上获得的。颜色是标准化的z分数，用于描述行中的相对值

本研究结果有望为TP保护足细胞的机制提供新的认识。

［TET2 mediated demethylation is involved in the protective effect of triptolide on podocytes. Am J Transl Res 2021,13(3):1233-1244.］

四、雷公藤内酯醇对人肾小管上皮细胞补体 C3 的抑制

研究表明,肾脏局部固有细胞尤其是肾小管上皮细胞,在病理因素诱导下过度产生和激活的补体,在肾免疫损伤中发挥重要作用,因此阻断这一作用对保护肾功能、延缓肾病恶化具有重要意义。雷公藤内酯醇(T4)是雷公藤二萜化合物中免疫抑制活性最强的单体。研究拟通过观察 T4 对 TNF-α 诱导人近端肾小管上皮细胞补体 C3 mRNA 和蛋白的影响,探讨雷公藤在分子水平治疗肾病的免疫抑制机制,并与免疫抑制剂环孢素 A(cyclosporin A,CsA)和他克莫司(tacrolimus,FK506)比较。

研究采用体外肾小管上皮细胞培养,使用 TNF-α 诱导肾小管上皮细胞。对照组不加 TNF-α,其余均加 2.5μg/L TNF-α,并在此基础上分别加入浓度递增的 T4。采用 PCR 及酶联免疫法测定 C3 mRNA 与蛋白浓度。

研究结果显示,T4 明显抑制肾小管上皮细胞 C3 的 mRNA 表达和蛋白合成;T4 以时间和剂量依赖方式抑制 C3 蛋白合成(见图 3-2-18 至图 3-2-20);T4 分别以很低的半数抑制浓度(IC_{50})(4.53μg/L 和 3.99μg/L)完全抑制肾小管上皮细胞 C3 基因和蛋白的表达,而 CsA 和 FK506 即使在很高的浓度(>2000μg/L)才有部分抑制作用,而此浓度已大大超过临床治疗的血药浓度。

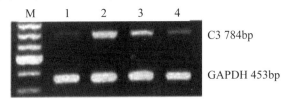

图 3-2-18 T4 对肾小管上皮细胞 C3 mRNA 表达的影响

M. Mark;1. TNF-α 2.5μg/L;2. TNF-α 2.5μg/L+T4 4.0μg/L;
3. TNF-α 2.5μg/L+T4 6.0μg/L;4. TNF-α 2.5μg/L+T4 8.0μg/L

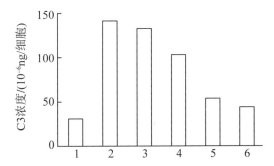

图 3-2-19 不同作用时间的 T4 对肾小管上皮细胞 C3 蛋白表达的影响

1. 对照;2. TNF-α 2.5μg/L;3. TNF-α 2.5μg/L+T4 6.0μg/L,孵育 3h;
4. TNF-α 2.5μg/L+ T4 6.0μg/L,孵育 6h;5. TNF-α 2.5μg/L+ T4 6.0μg/L,孵育 12h;
6. TNF-α 2.5μg/L+ T4 6.0μg/L,孵育 24h

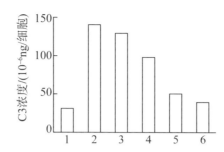

图 3-2-20　不同浓度 T4 作用 24h 对肾小管上皮细胞 C3 蛋白表达的影响

1.对照;2.TNF-α 2.5μg/L;3.TNF-α 2.5μg/L+T4 6.0μg/L,孵育 3h;

4.TNF-α 2.5μg/L+ T4 6.0μg/L,孵育 6h;5.TNF-α 2.5μg/L+ T4 6.0μg/L,孵育 12h;

6.TNF-α 2.5μg/L+ T4 6.0μg/L,孵育 24h

雷公藤治疗免疫介导的肾脏病及其他免疫性疾病的效果已获肯定。许多研究表明,T4 具有比 CsA 更强的抗移植物急性排斥反应和提高移植物远期存活率的作用,比 FK506 更强的抑制 T 淋巴细胞增殖和 γ 干扰素产生的作用,但其免疫抑制机制尚未完全阐明。近年发现,除肝脏和巨噬细胞仍是补体的主要来源外,肾脏固有细胞尤其是肾小管上皮细胞也能合成少量具有重要生物学意义的补体成分,并且在进展性肾病各阶段,肾小管上皮细胞 C3 基因表达强度不但与局部小管-间质病变严重性有关,且与肾小球病变程度密切相关。本研究结果显示,T4 在基因水平明显抑制肾小管上皮细胞 C3 的过度表达,进一步阐明了雷公藤治疗肾病的免疫抑制机制,可能是其抗移植物排异反应作用较强的原因之一。雷公藤有望成为新型免疫抑制剂——补体抑制剂用于肾病临床和器官移植领域。

[雷公藤内酯醇对人肾小管上皮细胞补体 C3 的抑制.中华内科杂志,2003,42(5):335-336.]

雷公藤作为祛风化湿中药,具有独特的抗炎抗免疫作用,其治疗免疫相关性的继发性肾病如紫癜性肾炎、狼疮性肾炎亦取得了一定的效果。在此基础上,王永钧教授观察到雷公藤对日益增多的糖尿病肾病患者也具有良好的疗效,可以减少糖尿病肾病Ⅲ—Ⅳ期患者的蛋白尿,甚至逆转部分糖尿病肾病Ⅲ期患者的病程进展。

糖尿病肾病虽然不是免疫介导的肾小球疾病,但存在 TNF-α、VEGF 和 TGF-β₁ 等炎症因子的高表达,这种炎症是一种长期、慢性的低度炎症状态,与通常所指的细菌、病毒感染引起的急性炎症不同,所谓抗炎治疗也与一般抗生素、抗炎药使用有别,而是指针对某些炎症因子和细胞因子,如 TNF-α、IL-6、MCP-1 等及其受体的特异性阻断剂的应用。雷公藤除具有免疫抑制作用外,尚有维持肾小球滤过膜阴电荷屏障完整性,降低肾脏合成血栓素 B₂ 水平,以及下调 TNF-α、TGF-β₁ 高表达的作用;雷公藤的主要有效成分雷公藤甲素不仅具有与其免疫抑制作用密不可分的、强大的抗炎作用,抑制多种细胞因子和黏附分子的表达,而且对足细胞的损伤具有预防和修复作用。

为了进一步探索雷公藤在糖尿病肾病治疗中的作用及机制，王永钧教授领衔的团队开展了以下研究。

五、复方雷公藤对链脲佐菌素诱导糖尿病大鼠肾损伤的防治作用

复方雷公藤制剂由雷公藤、虫草菌粉、生晒参等组成。近代研究显示，虫草醇提取液能延缓肾功能减退，减少蛋白尿，抑制残余肾组织的肾小球硬化和肾小管-间质损伤；人参及其提取物具有显著抗氧化作用，并能抑制人血清白蛋白和大鼠晶状体蛋白的非酶糖基化。本研究将观察复方雷公藤对链脲佐菌素诱导糖尿病大鼠肾损伤的防治作用。实验将 60 只 6 周龄雄性 SD 大鼠随机分为正常组（A 组，$n=$ 15）与糖尿病肾病（diabetic nephropathy，DN）组（$n=45$）。DN 大鼠予以链脲佐菌素 45mg/kg 腹腔注射 72h 后，血糖 $\geqslant$13.89mmol/L 者纳入实验用鼠，再分为模型组（B 组）、贝那普利（C 组，8mg/kg 灌胃）、复方雷公藤组[D 组，以混悬液 1.8g/(kg·d) 灌胃]，各组 $n=15$。A、B 两组均以等量蒸馏水灌胃。

结果显示，B、C、D 组的血糖均值（20.29±0.48）mmol/L 一直保持至实验结束，且在各时期尿蛋白（urinary protein，uPro）、尿白蛋白（urinaryalbumin，uALB）、尿 β_2-微球蛋白（urinary β_2-microglobulinu，$u\beta_2$-m）均明显高于 A 组。实验第 4 周，C、D 组 uPro、uALB、$u\beta_2$-m 这 3 项指标显著低于 B 组（$P<0.05$），而 C、D 组间无差异。

B、C、D 组 Ccr、肾重（renal weight，RW）/体重（body weight，BW）显著高于 A 组，而 C、D 组增高幅度趋缓，增高值亦显著低于 B 组，C、D 组间无显著差异，见表 3-2-9。

表 3-2-9　SD 大鼠 RW/BW、尿量、Ccr、uPro、uALB、$u\beta_2$-m 比较（$\bar{x}\pm s$）

组别	时间/周	n	RW/BW /10^{-1}	尿量 (ml/24h)	Ccr/(10^{-1} ml/min)	uPro /(mg/24h)	uALB /(μg/24h)	$u\beta_2$-m /(μg/24h)
A组	1	5	7.06±0.40	6.40±5.00	139.90±80.40	5.10±3.20	10.08±11.49	391.83±357.97
	2	5	7.00±0.59	7.50±4.20	209.41±142.22	4.23±1.77	21.56±23.63	544.23±299.73
	4	5	7.50±0.50	8.00±3.80	101.44±27.62	4.14±1.58	11.34±5.72	480.00±204.18
B组	1	5	9.72±0.33**	106.00±23.80**	1379.60±642.50**	21.60±3.35**△△	133.32±69.90**	6151.91±3288.69**
	2	5	11.02±1.68**	98.00±14.80**	434.37±162.41△	23.99±14.50**△△	115.97±32.25△△	5366.66±1716.68**
	4	5	10.66±1.50▲▲	142.40±25.26**	856.64±155.49**	26.73±7.61**	211.95±59.58**	7973.56±1090.55**
C组	1	5	9.74±1.68**	65.40±33.67△△☆	396.80±109.00**▲▲	11.33±14.05**	90.32±45.94**	3259.32±1694.46**
	2	5	9.65±1.17▲	59.33±17.60□	286.39±92.82	13.51±2.71▲	60.30±33.11*	2137.12±1065.19
	4	5	10.40±1.02▲▲	107.20±17.40**▲	371.34±134.60**▲▲	15.78±2.54**☆	150.67±34.07**☆	6426.75±828.95▲▲
D组	1	5	9.64±1.07△△	43.00±24.40▲□	410.30±249.40*□	18.28±7.01*	55.64±32.42☆	2402.75±1377.52**▲
	2	5	10.12±1.00▲▲	68.00±33.13▲	443.73±147.47*	20.07±11.87▲	98.36±48.66*	3679.31±1966.25▲
	4	5	10.40±1.10▲	101.60±38.90**	399.94±175.33**▲▲	17.12±5.68**▲▲	149.86±40.91**▲▲	6075.77±2546.69△△

注：与 A 组比较，* $P<0.01$，△ $P<0.02$，▲ $P<0.05$；** $P<0.001$，△△ $P<0.002$，▲▲ $P<0.005$。与 B 组比较，□ $P<0.01$，☆ $P<0.02$，★ $P<0.05$；□□ $P<0.001$，★★ $P<0.005$。

DN 大鼠各组尿内皮素(endothelin-1,ET-1)于实验第 1 周后逐渐升高,至第 4 周,B、C、D 组尿 ET-1 浓度分别为(10906.22±3077.06)pg/24h、(4368.38±2781.55)pg/24h、(3912.57±2353.67)pg/24h,较 A 组(741.8±331.77)pg/24h 显著升高($P<0.01$ 或 $P<0.05$),而 C、D 组较 B 组显著降低($P<0.02$ 或 $P<0.01$)。

B 组各时期尿 TNF-α 均显著升高($P<0.01$ 或 $P<0.05$),第 4 周最高,为(697.42±409.58)mol/24h,与 A 组(123.74±107.17)mol/24h 比较,有显著差异,C、D 组尿 TNF-α 较 B 组不同程度降低。DN 组血 ET-1 于第 4 周才升高,且升高的幅度远不及尿中浓度;血 TNF-α 水平各组无显著差异。

B 组大鼠第 4 周出现弥漫性增宽,系膜基质增多,部分小球内出现 PAS 阳性的均质蛋白性物质,系膜细胞无明显增多,肾小管间质、小血管无明显病理改变。C、D 组的肾脏病理改变明显轻于 B 组。计算机图像半定量分析显示,B 组肾小球基质基底膜面密度较 A 组明显扩展,毛细血管袢面密度明显减小。而 C、D 组这两项病理参数显著轻于 B 组,见表 3-2-10。

表 3-2-10　实验第 4 周大鼠肾病理参数($\bar{x}\pm s$)

组别	n	基质基底膜面密度	毛细血管袢面密度
A 组	4	0.25±0.04	0.75±0.04
B 组	4	0.50±0.08**	0.50±0.08**
C 组	4	0.23±0.02△△	0.77±0.02△△
D 组	4	0.23±0.04△△	0.77±0.04△△

注:与 A 组比较,**$P<0.01$;与 B 组比较,△△$P<0.01$。

贝那普利对 DN 的防治作用已得到肯定。研究结果显示,复方雷公藤具有与贝那普利相似的治疗效果:可降低 DN 早期 Ccr、尿量及 RW/BW,从而缓解肾小球高滤过;减少尿蛋白排泄;显著降低尿 ET-1、TNF-α 的升高幅度,减轻肾病理损害。ET-1、TNF-α 增多在 DN 发病中具有重要作用。因此,复方雷公藤防治 DN 的作用除了与上述各味中药现代研究获得的药理作用有关外,还可能与其抑制 ET-1、TNF-α 的肾内合成和释放有关。

[复方雷公藤对链脲佐菌素诱导糖尿病大鼠肾损伤的防治作用.中华肾脏病杂志,2000,16(2):121-122.]

六、雷公藤内酯醇对糖尿病肾内高压牵张系膜细胞模型细胞因子表达的抑制

肾小球毛细血管内压升高(简称高内压)是糖尿病导致肾损伤的重要因素之一。高内压可通过对肾小球系膜细胞的机械牵张来诱导其 VEGF 和 TGF-β_1 表达上调,从而造成肾小球毛细血管通透性增加、肾小球细胞外基质(ECM)堆积,最终

导致以大量尿蛋白、进展性肾小球硬化为特征的糖尿病肾病(DN)。

雷公藤治疗肾小球肾炎最为突出的效果在于它能显著减少或消除尿蛋白。临床观察发现雷公藤同样能缓解 DN 患者蛋白尿形成,实验研究也发现雷公藤可以减少 DN 动物模型肾小球系膜区 ECM 堆积,改善肾组织病理改变。有关离体肾小球和脐静脉内皮细胞的研究间接表明,雷公藤的上述作用可能与其降低肾小球滤过膜通透性和抑制内皮细胞 VEGF 产生有关。那么,雷公藤是否对肾小球高内压损伤诱导的肾固有细胞 VEGF 和 TGF-β_1 过度产生有影响呢?

本研究拟观察雷公藤内酯醇(T4)对体外培养的人肾小球系膜细胞在机械牵张(模拟糖尿病高内压损伤)诱导下 VEGF 和 TGF-β_1 蛋白产物上调的影响,以进一步探讨雷公藤降低蛋白尿、治疗 DN 的作用机制。

本研究采用体外人肾小球系膜细胞培养,将细胞置于细胞机械牵张装置(美国 Flexcell 公司),该装置的真空部分以 60 个循环/min 的负压作用于培养皿的弹力底,从而对牵张组细胞产生反复的牵张/松弛作用(模拟体内肾小球高内压作用),共 12h,细胞平均延长幅度为 10%。与机械牵张开始同步,分别在牵张组和非牵张组培养液中不加或加入不同浓度的 T4。

研究结果表明,与非牵张组相比,单纯机械牵张组系膜细胞 VEGF 蛋白浓度以 1.5 倍速度增高($P<0.01$,见表 3-2-11),TGF-β_1 蛋白浓度以 1.7 倍速度增高($P<0.01$,见表 3-2-12)。在机械牵张的同时加两种浓度($48\mu g/L$、$60\mu g/L$)的 T4,系膜细胞 VEGF 蛋白产物均下降 50% 左右($P<0.01$)。并且 T4 使非牵张组系膜细胞基础 VEGF 蛋白也下降。结果表明 T4 能抑制人肾小球系膜细胞基础 VEGF 蛋白产生,抑制机械牵张诱导下 VEGF 蛋白产物上调。当机械牵张加 T4 $48\mu g/L$ 时,TGF-β_1 浓度虽有下降,但与单纯机械牵张组比较,差异无统计学意义;而当 T4 在 $60\mu g/L$ 时,TGF-β_1 浓度明显下降($P<0.01$)。两种浓度的 T4 对非牵张组系膜细胞基础 TGF-β_1 蛋白水平均无影响。结果表明,T4 能抑制人肾小球系膜细胞在机械牵张诱导下 TGF-β_1 蛋白产物上调。

表 3-2-11　T4 对系膜细胞在机械牵张诱导下 VEGF 蛋白浓度的影响($\bar{x}\pm s$)

[ng/(L·cell)]

组别	n	T4 浓度		
		$0\mu g/L$	$48\mu g/L$	$60\mu g/L$
非牵张组	6	3.30±0.25	1.45±0.13[#]	1.51±0.23[#]
牵张组	6	5.64±0.50[*]	2.50±0.26[*][△]	1.98±0.22[△]

注:与非牵张组比较,[*] $P<0.01$;与非牵张组 T4 $0\mu g/L$ 比较,[#] $P<0.01$;与牵张组 T4 $0\mu g/L$ 比较,[△] $P<0.01$。

表 3-2-12　T4 对系膜细胞在机械牵张诱导下 TGF-β_1 蛋白浓度的影响($\bar{x} \pm s$)

[ng/(L · cell)]

组别	n	T4 浓度		
		0μg/L	48μg/L	60μg/L
非牵张组	4	115±10	99±10	88±4
牵张组	4	180±22*	164±15*	96±15△

注：与非牵张组比较，* $P < 0.01$；与牵张组 T4 0μg/L 比较，△ $P < 0.01$。

本研究采用细胞机械牵张装置对体外培养的人肾小球系膜细胞进行机械牵张，以模拟糖尿病时肾小球血流动力学改变，高内压所产生的对系膜细胞机械牵张性刺激。研究结果表明，机械牵张可诱导体外培养的人肾小球系膜细胞 VEGF、TGF-β_1 生成和分泌增加；雷公藤生物活性最强的单体成分 T4 能明显抑制机械牵张诱导的系膜细胞 VEGF 和 TGF-β_1 蛋白产物的上调，且呈剂量依赖关系。结合 VEGF 和 TGF-β_1 生物学效应，我们认为，T4 这一作用是雷公藤减少蛋白尿形成、改善肾组织病变，治疗 DN 和其他非 DN（也存在高内压肾损伤因素）的重要机制之一。这一研究结果也为中药雷公藤治疗 DN，缓解蛋白尿形成提供了理论依据。

［雷公藤内酯醇对糖尿病肾内高压牵张系膜细胞模型细胞因子表达的抑制. 中华糖尿病杂志，2005，13(6)：6467-468.］

七、雷公藤内酯醇对 IgA 肾病大鼠血清 IgA 异常糖基化的影响

IgA 肾病(IgA nephropathy，IgAN)是最常见的肾小球疾病，其病理特点是肾系膜区以多聚 IgA$_1$ 为主的免疫球蛋白及补体成分沉积。近年来，IgA$_1$ 异常糖基化在 IgA 肾病中的致病作用引人关注，异常糖基化的 IgA$_1$ 不仅更易沉积于肾小球系膜区，而且易聚合成大分子复合物，但不能通过正常途径被清除。另外，异常糖基化的 IgA$_1$ 可通过替代途径激活补体，引起肾脏损伤。因此，减轻 IgA$_1$ 异常糖基化可延缓 IgAN 的进展。雷公藤内酯醇(triptolide，TP)是雷公藤发挥免疫抑制及抗炎作用的主要单体之一。研究表明，TP 可诱导活化的淋巴细胞凋亡，抑制系膜增殖，对多种肾小球肾炎有较好的治疗作用。

本研究通过建立 IgAN 大鼠模型，观察大鼠血清 IgA 糖基化的水平及 TP 对 IgA 异常糖基化的影响。

将实验动物随机分为正常组、IgAN 模型组(模型组)、IgAN ＋ TP 干预组(TP 组)、IgAN ＋泼尼松(prednisone，Pred)干预组(Pred 组)，每组 8 只。TP 组给予 TP 100μg/(kg · d)，Pred 组给予 Pred 5mg/(kg · d)灌胃。分别于第 0、7、11 周测 24h 尿蛋白定量；第 12 周处死大鼠，取血，应用 ELISA 法测血清 IgA 的含量，凝集素亲和 ELISA 方法检测血清 IgA 异常糖基化的程度；肾组织切片观察病理改变。

结果显示:第 0 周时,各组大鼠尿蛋白水平均在正常范围;造模至第 7 周时,模型组大鼠尿蛋白水平显著高于正常组($P<0.01$);第 11 周时,TP 组及 Pred 组尿蛋白水平较模型组显著减低($P<0.01$),见表 3-2-13。

表 3-2-13　各组尿蛋白定量($\bar{x}\pm s, n=8$)

组别	尿蛋白定量/(mg/24h)		
	第 0 周	第 7 周	第 11 周
正常组	1.73±0.82	5.44±2.78	8.69±2.39
IgAN 模型组	1.45±0.48	21.61±5.20*	27.30±4.79
IgAN ＋TP 干预组	1.82±0.48	23.65±4.58*	9.11±1.24#△
IgAN＋Pred 干预组	2.19±0.85	23.09±6.53*	9.12±2.05#△

7 周时与正常组比较,* $P<0.01$;11 周时与 IgAN 模型组比较,# $P<0.01$;11 周与 7 周组间比较,△ $P<0.01$。

各组血肌酐(Scr)、尿素氮(BUN)均未见明显升高,且各组间比较,差异均无统计学意义。第 12 周末,模型组大鼠血清 IgA 水平显著高于正常组,TP 组 IgA 水平显著低于模型组($P<0.01$),但 Pred 组 IgA 水平与模型组比较,差异无统计学意义,见表 3-2-14。

表 3-2-14　各组血清 Scr、BUN 和 IgA 含量($\bar{x}\pm s, n=8$)

组别	Scr/(μmol/L)	BUN/(mmol/L)	IgA/(mg/L)
正常组	19.38±6.87	6.67±1.21	37.38±21.07
IgAN 模型组	19.75±6.41	6.56±1.25	99.14±43.80*
IgAN ＋TP 干预组	18.88±3.72	7.35±1.27	40.50±18.61#
IgAN＋Pred 干预组	16.75±2.96	7.59±0.87	70.36±34.34

注:与正常组比较,* $P<0.01$;与 IgAN 模型组比较,# $P<0.01$。

光镜结果显示,HE 染色下,正常组肾小球及小管间质无明显病理改变;模型组多数肾小球系膜细胞增生,系膜基质增多,血管袢闭塞;TP 组及 Pred 组少数肾小球系膜细胞增生和基质增多,偶见球囊粘连。正常组无 IgA 免疫荧光沉积;模型组 IgA 呈团块状在肾小球系膜区中、重度沉积,TP 组及 Pred 组 IgA 轻度沉积。

凝集素与单位质量 IgA 的结合力:模型组 IgA 异常糖基化的程度最重,显著高于正常组($P<0.01$)。TP 组糖基化情况较模型组改善($P<0.05$)。Pred 组较模型组无明显改善($P>0.05$),见表 3-2-15。

表 3-2-15　各组凝集素与单位质量 IgA 的结合力($\bar{x}\pm s,n=8$)

组别	A/A
正常组	0.32 ± 0.10
IgAN 模型组	$0.84\pm0.20^*$
IgAN ＋TP 干预组	$0.57\pm0.15^\#$
IgAN＋Pred 干预组	0.62 ± 0.12

注:与正常组比较,* $P<0.01$;与 IgAN 模型组比较,$^\#$ $P<0.05$。

本研究显示,TP 能显著减少 IgAN 大鼠蛋白尿,并改善病理学损伤。模型组血清 IgA 水平较正常组显著升高($P<0.01$),TP 组较模型组显著减少($P<0.01$)。Pred 组与模型组相比,差异无统计学意义($P>0.05$),这说明两组在抑制黏膜免疫反应方面,TP 组尤为显著。经过反复摸索,建立了稳定的 VVA 亲和 ELISA 方法,通过检测分析得出 IgAN 大鼠 IgA 异常糖基化的程度最重,TP 组异常糖基化程度减轻($P<0.05$),Pred 组从数值上也有所减轻,但两组比较,差异无统计学意义($P>0.05$),提示 TP 在显著降低血清 IgA 水平的同时,IgA 异常糖基化程度也得到改善。因此,显著降低血清 IgA 水平、改善 IgA 异常糖基化可能是 TP 治疗 IgAN 的机制之一。

[雷公藤内酯醇对 IgA 肾病大鼠血清 IgA 异常糖基化的影响.中国病理生理杂志,2009,25(1):186-187.]

八、雷公藤内酯醇对 IgA 肾病大鼠蛋白尿和 Nephrin、Podocin 蛋白及 mRNA 表达的影响

IgA 肾病(IgA nephropathy,IgAN)是以肾小球系膜区 IgA 或以 IgA 为主沉积,同时伴系膜细胞增生和系膜基质扩张为主要病理改变的原发性肾小球肾炎。IgAN 为最常见的原发性肾小球疾病,在我国,IgAN 占原发性肾小球肾炎的 $25\%\sim40\%$,是引起终末期肾衰竭最常见的因素之一。大量蛋白尿是影响 IgAN 进展及其预后的独立危险因子。蛋白尿的产生与肾小球滤过屏障结构和功能的异常密切相关。足细胞及足突间的裂孔膜(slit diaphragm,SD)是肾小球滤过膜的最外层结构,其中 Nephrin、Podocin 蛋白是 SD 结构的主要构架分子,对维持足突的完整性和裂孔膜的功能尤为重要。已有研究表明,非增殖性肾炎模型大鼠存在足细胞裂孔膜蛋白 Nephrin、Podocin 表达减少和足细胞损伤,而雷公藤内酯醇(triptolide,TP)则具有增加该模型大鼠足细胞 Nephrin、Podocin 蛋白表达,保护足细胞的作用。IgAN 为增殖性肾炎之一,系膜区 IgA 沉积是其特征性病理表现。近年来,研究表明,足细胞损伤也参与 IgAN 的致病过程。雷公藤多苷片被广泛用于 IgAN 的临床诊疗,具有减轻尿蛋白、改善肾功能的作用。我们前期动物实验表明,TP 可

减少系膜区 IgA 沉积,减少系膜区电子致密物沉积。但 TP 是否能通过干预 IgAN 足细胞来减少尿蛋白,保护肾功能,迄今未见报道。

本研究通过观察雷公藤内酯醇对 IgAN 大鼠足细胞 Nephrin、Podocin 蛋白及 mRNA 表达的影响,探讨 TP 保护 IgAN 大鼠足细胞的作用机制。实验采用牛血清白蛋白+四氯化碳+脂多糖的方法建立 IgAN 大鼠模型。将 60 只大鼠随机分为正常组、模型组、贝那普利组、TP 低剂量组、TP 中剂量组、TP 高剂量组,每组 10 只。TP 低剂量组 100μg/(kg・d),TP 中剂量组 200μg/(kg・d),TP 高剂量组 400μg/(kg・d)。贝那普利组 4mg/(kg・d)。于第 0、10、14 周收集血尿标本,并处死大鼠,留取肾组织标本。检测 24h 尿蛋白定量、血生化指标,分别采用实时定量 PCR 及 ELISA 法检测肾组织 Nephrin、Podocin mRNA 和蛋白表达。

临床指标变化:比较造模前(第 0 周)各组 24h 蛋白尿,差异无统计学意义($P>$ 0.05)。第 10 周末,各造模组蛋白尿均明显高于正常组($P<0.01$);经药物干预后,第 14 周末 TP 低、中、高三个剂量组及贝那普利组蛋白尿均较模型组明显减少($P<0.01$),且 TP 三个剂量组尿蛋白均显著低于贝那普利组($P<0.01$),其中尤以中、高剂量组显著,这两组间差异无统计学意义($P>0.05$),见表 3-2-16。

表 3-2-16　各组大鼠 24h 尿蛋白定量($\bar{x}\pm s$)

组别	尿蛋白定量/(mg/24h)		
	第 0 周	第 10 周末	第 14 周末
正常组	5.29±0.82	5.56±1.30	7.64±1.40
模型组	5.05±0.59	22.32±4.54**	22.67±4.58**
TP 低剂量组	5.38±0.64	21.09±3.16**	13.12±1.39**##
TP 中剂量组	5.57±0.51	21.90±2.76**	9.20±1.15**##△△
TP 高剂量组	5.06±0.51	22.09±2.50**	9.29±0.99**##△△
贝那普利组	5.30±0.60	21.19±1.40**	15.24±1.00**##

注:与正常组比较,** $P<0.01$;与模型组比较,## $P<0.01$;与贝那普利组比较,△△ $P<0.01$。

第 14 周末处死各组大鼠,测得血肌酐(Scr)、尿素氮(BUN)、谷丙转氨酶(ALT)、谷草转氨酶(AST)、血尿酸(UA)值,其中 TP 高剂量组 ALT 值高于其余各组($P<0.05$)。比较其余各组血 ALT 值,差异无统计学意义。模型组 Scr 值高于其余各组($P<0.05$)。比较 TP 三个剂量组与模型组 Scr 值,差异有统计学意义($P<0.05$)。比较各组 UA、AST、BUN 值,差异无统计学意义,见表 3-2-17。

表 3-2-17　各组大鼠血生化指标变化($\bar{x}\pm s$)

组别	ALT/(U/L)	AST/(U/L)	Scr/(μmol/L)	UA/(μmol/L)	BUN/(mmol/L)
正常组	49.30±9.90*	207.30±20.16	41.67±5.91	98.10±25.95	4.96±0.52
模型组	48.93±9.60*	193.30±36.11	61.99±6.80	104.40±23.79	5.00±0.71
TP 低剂量组	52.10±7.11*	203.40±28.96	52.40±6.31#	6.20±27.98	5.33±0.81
TP 中剂量组	46.79±7.47*	196.70±19.16	42.05±4.42#	88.80±15.13	5.26±0.82
TP 高剂量组	71.70±7.32	208.80±51.90	50.50±7.09#	96.30±42.80	5.45±0.81
贝那普利组	48.01±8.67*	177.43±41.33	60.80±7.31	82.60±16.66	5.57±0.93

注:与 TP 高剂量组比较,* $P<0.05$;与模型组比较,# $P<0.05$。

免疫荧光镜下观察大鼠肾组织 IgA 的沉积变化,结果显示正常组未见有 IgA 沉积,模型组大鼠系膜区 IgA 呈弥漫性强沉积,提示造模成功,见图 3-2-21。

正常组　　　　　　　　　　　　　　　模型组

图 3-2-21　免疫荧光镜下正常组及模型组大鼠肾组织 IgA 的沉积变化(200×)

运用 ELISA 法测定 Nephrin、Podocin 蛋白水平,与正常组相比,模型组 Nephrin、Podocin 蛋白水平明显降低,差异有统计学意义($P<0.01$);TP 各剂量组 及贝那普利组 Nephrin、Podocin 蛋白水平均较模型组明显增高,差异有统计学意 义($P<0.05$);TP 中、高剂量组较贝那普利组 Nephrin、Podocin 蛋白水平增高,差 异有统计学意义($P<0.05$);TP 低剂量组 Nephrin、Podocin 蛋白水平与贝那普利 组,差异无统计学意义($P>0.05$);TP 中、高剂量组 Nephrin、Podocin 蛋白水平高 于 TP 低剂量组,而 TP 中、高剂量组比较差异无统计学意义($P>0.05$),见表 3-2-18。

表 3-2-18　各组 Nephrin、Podocin 蛋白($\bar{x}\pm s$)

组别	Nephrin 蛋白/(pg/ml)	Podocin 蛋白/(pg/ml)
正常组	944.45±69.65	2443.42±79.09
模型组	736.86±61.20**	2110.12±142.27**
TP 低剂量组	794.19±15.13#	2205.35±89.63#
TP 中剂量组	840.40±22.34#△	2301.24±84.04#△
TP 高剂量组	858.71±36.61#△	2335.64±53.45#△
贝那普利组	792.11±29.58#	2198.53±88.02#

注:与正常组比较,** $P<0.01$;与模型组比较,# $P<0.05$;与贝那普利组比较,△ $P<0.05$。

与正常组相比,模型组 Nephrin、Podocin mRNA 表达明显减弱($P<0.01$);TP 各剂量组及贝那普利组 Nephrin、Podocin mRNA 表达均较模型组明显增强,差异有统计学意义($P<0.05$);TP 各剂量组与 Nephrin、Podocin mRNA 表达贝那普利组比较,差异无统计学意义($P>0.05$);TP 低、中、高剂量组组间比较,差异无统计学意义($P>0.05$),见表 3-2-19。

表 3-2-19　各组 Nephrin、Podocin mRNA 相对表达量$(2^{-\triangle\triangle Ct})(\bar{x}\pm s)$

组别	Nephrin 相对表达量	Podocin 相对表达量
正常组	1.06 ± 0.38	1.35 ± 0.88
模型组	0.37 ± 0.25**	0.24 ± 0.12**
TP 低剂量组	0.79 ± 0.32#	0.78 ± 0.16#
TP 中剂量组	0.84 ± 0.20#	0.85 ± 0.14#
TP 高剂量组	0.86 ± 0.59#	0.87 ± 0.19#
贝那普利组	0.71 ± 0.14#	0.74 ± 0.29#

注:与正常组比较,** $P<0.01$;与模型组比较,# $P<0.05$。

将 24h 尿蛋白定量与 Nephrin、Podocin 进行相关性分析,结果显示 Nephrin mRNA($r=-0.564,P<0.01$)、Nephrin 蛋白($r=-0.748,P<0.01$)、Podocin mRNA($r=-0.595,P<0.01$)、Podocin 蛋白($r=-0.695,P<0.01$)与 24h 尿蛋白定量呈负相关。将 Nephrin 与 Podocin 进行相关性分析,结果显示 Nephrin mRNA 与 Podocin mRNA 表达呈正相关($r=0.356,P<0.01$),Nephrin 蛋白与 Podocin 蛋白表达呈正相关($r=0.754,P<0.01$)。

本研究通过 TP 干预增殖性肾炎(IgAN),观察到 TP 可明显降低 IgAN 大鼠蛋白尿水平以及血肌酐水平,疗效优于单用贝那普利,其中以 TP 中、高剂量组效果显著,但 TP 高剂量组存在肝功能损伤,且中、高剂量组组间比较,差异无统计学意义,说明 TP 在中等剂量($200\mu g/kg$)即可达到副作用较小而理想的降低蛋白尿的效果。经 TP、贝那普利干预后,与模型组相比,TP 各剂量组、贝那普利组足细胞 Nephrin、Podocin 蛋白及 mRNA 均有一定程度提高,尤以 TP 中、高剂量组明显,表明 TP 能修复 IgAN 足细胞损伤,其降低 IgAN 尿蛋白可能正是通过修复足细胞分子及其相关滤过屏障起作用的。综上表明,TP 对 IgAN 的治疗作用部分是通过保护足细胞介导的,而 TP 保护 IgAN 足细胞可能是多方面的抗炎、免疫抑制的共同结果。

[雷公藤内酯醇对 IgA 肾病大鼠蛋白尿和 Nephrin、Podocin 蛋白及 mRNA 表达的影响. 中国中西医结合肾病杂志,2015,16(2):106-109.]

九、雷公藤内酯醇对 IgA 肾病大鼠的治疗作用及对肾系膜区 CD71 表达的影响

IgA 肾病(IgA nephropathy,IgAN)是我国最常见的肾小球肾炎类型之一,其

主要病理特点是 IgA 在系膜区沉积,但 IgAN 的发病机制目前未阐明。CD71 分子,也即转铁蛋白受体(transferrin receptor,TfR)是系膜细胞中主要的 IgA_1 受体,IgA_1 与系膜区的 CD71 分子结合后,可调节免疫,导致细胞凋亡及组织细胞增生,IgAN 患者肾系膜区 CD71 的上调促进了 IgA_1 与肾组织结合,进而导致 IgAN 患者肾系膜组织的增生。雷公藤内酯醇(triptolide,TP)是一种从中药雷公藤中分离出来的含有 3 个环氧基的二萜内酯化合物,是雷公藤发挥免疫抑制及抗炎作用的主要物质之一。近年的研究表明,TP 可诱导活化的淋巴细胞发生凋亡,减少细胞因子释放并抑制膜增殖,对多种肾小球肾炎有很好的治疗作用,但 TP 对 CD71 的影响还未有研究。本研究通过建立 IgAN 大鼠模型,观察 TP 对 IgAN 大鼠系膜区 CD71 表达的影响及其对 IgAN 的治疗作用,以进一步探讨 TP 治疗 IgAN 的机制。

本研究采用牛血清白蛋白(BSA)＋葡萄球菌 B 型肠毒素(SEB)＋四氯化碳(CCl_4)的方法建立 IgAN 大鼠模型,实验动物根据随机数字表分为 4 组:正常组、IgAN 模型组(模型组)、IgAN ＋ TP 干预组(TP 组)、IgAN ＋泼尼松干预组(Pred组),每组 8 只。TP 组给予 TP $100\mu g/(kg \cdot d)$,Pred 组给予 Pred $5mg/(kg \cdot d)$灌胃。分别于第 0、7、11 周测 24h 尿蛋白定量及尿红细胞数。第 12 周时处死大鼠,取血测血肌酐(Scr)、尿素氮(BUN);对肾组织行光镜、荧光、电镜检查,观察病理学改变。对系膜区 IgA 沉积及 CD71 表达水平行半定量分析。应用 RT-PCR 法检测 CD71 mRNA 在肾组织中的表达水平。

第 0 周时,各组大鼠尿蛋白、尿红细胞均在正常范围。造模至第 7 周时,模型组、TP 组及 Pred 组大鼠尿蛋白、尿红细胞显著高于正常组($P < 0.01$)。第 11 周时,TP组及 Pred 组尿蛋白,尿红细胞较模型组显著减少($P < 0.01$),TP 组尿红细胞下降尤为明显,见表 3-2-20。各组 Scr、BUN 均未见明显升高,且差异无统计学意义。

表 3-2-20 各组大鼠不同时间 24h 尿蛋白定量及尿红细胞数量比较($\bar{x} \pm s$)

组别	时间	24h 尿蛋白定量/mg	尿红细胞数量/(/HP)
正常组	第 0 周	1.73±0.82	0.75±0.71
	第 7 周	5.44±2.78	0.75±0.70
	第 11 周	8.69±2.39	1.38±1.06
模型组	第 0 周	1.45±0.48	0.88±0.83
	第 7 周	21.61±5.22**	11.75±2.50**
	第 11 周	27.30±4.79	13.88±1.64
TP 组	第 0 周	1.82±0.48	1.00±0.76
	第 7 周	23.65±4.58**	12.35±2.58**
	第 11 周	9.11±1.24##△△	4.50±3.25##☆
Pred 组	第 0 周	2.19±0.85	0.75±0.71
	第 7 周	23.09±6.53**	13.02＋1.86**
	第 11 周	9.12±2.05##△△	9.38±1.60##

注:与同期正常组比较,**$P < 0.01$;与同期模型组比较,##$P < 0.01$;与同组第 7 周时比较,△△$P < 0.01$;与同期 Pred 组比较,☆$P < 0.05$。

肾脏病理改变:光镜 HE 染色下,正常组肾小球及小管间质无明显病理改变;模型组肾小球系膜细胞增生,系膜基质中、重度增多,部分血管祥闭塞;TP 组及 Pred 组少数肾小球系膜细胞和基质轻度增多,见图 3-2-22。

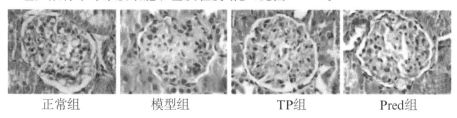

| 正常组 | 模型组 | TP组 | Pred组 |

图 3-2-22　各组大鼠肾组织病理结果(HE 染色,400×)

免疫荧光显示,正常组无 IgA 沉积,或在极个别小球内微弱沉积;模型组 IgA 呈团块状在肾小球系膜区中、重度沉积,TP 组及 Pred 组 IgA 轻度沉积,见图 3-2-23。

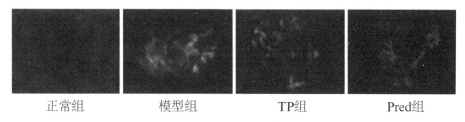

| 正常组 | 模型组 | TP组 | Pred组 |

图 3-2-23　各组大鼠 IgA 沉积情况(IF,400×)

半定量分析结果显示,模型组 IgA 积分显著高于正常组,TP 组及 Pred 组显著低于模型组,P 均小于 0.01。模型组大鼠 CD71 积分显著高于正常组,经 TP 及 Pred 干预后,两组 CD71 表达显著低于模型组,P 均小于 0.01,见表 3-2-21。

表 3-2-21　IgA 及 CD71 荧光表达半定量分析积分($\bar{x} \pm s$)

组别	n	IgA 表达/分	CD71 表达/分
正常组	8	10.16±8.80	7.66±6.89
模型组	8	250.94±26.52**	224.06±27.19**
TP 组	8	90.19±25.52##	56.09±26.13##
Pred 组	8	92.81±25.05##	62.81±18.63##

注:与正常组比较,**$P<0.01$;与模型组比较,##$P<0.01$。

电镜下,正常组未见明显病理改变;模型组系膜增生,有球块状电子沉积物,足突大部分融合;TP 组及 Pred 组部分小球系膜轻度增生,未见沉积物,足突小部分融合,见图 3-2-24。

正常组大鼠肾系膜区未见 CD71 表达,模型组大鼠 CD71 呈颗粒状在肾系膜区高表达,在肾小管壁偶可见表达;TP 组及 Pred 组 CD71 低表达,见图 3-2-25。

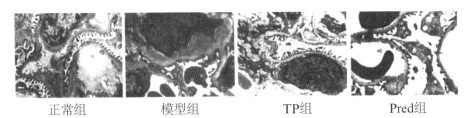

正常组　　　　　模型组　　　　　TP组　　　　　Pred组

图 3-2-24　各组大鼠肾组织电镜结果(EM,8000×)

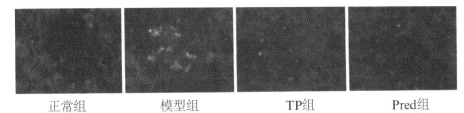

正常组　　　　　模型组　　　　　TP组　　　　　Pred组

图 3-2-25　各组大鼠 CD71 表达(IF,400×)

对在系膜区 IgA 沉积与 CD71 表达的积分进行 Pearson 相关性分析,得出两者呈正相关,$r^2=0.87$,$P<0.01$,散点分布图见图 3-2-26。

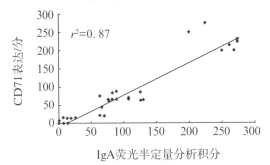

图 3-2-26　肾系膜区 CD71 与 IgA 沉积相关性分析

RT-PCR 结果显示,CD71 mRNA 在正常大鼠肾组织中微弱表达,模型组CD71 mRNA 表达显著高于正常组($P<0.01$),TP 组及 Pred 组 CD71 mRNA 表达显著低于模型组($P<0.01$),见表 3-2-22、图 3-2-27。

表 3-2-22　各组 CD71 mRNA 表达($\bar{x}\pm s$)

组别	n	光密度值(CD71/GAPDH)
正常组	8	0.23 ± 0.08
模型组	8	$0.96\pm0.18^{**}$
TP 组	8	$0.47\pm0.192^{\#\#}$
Pred 组	8	$0.49\pm0.12^{\#\#}$

注:与正常组比较,$^{**}P<0.01$;与模型组比较,$^{\#\#}P<0.01$。

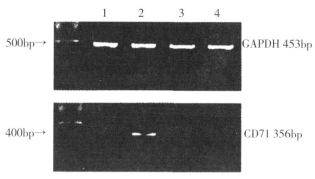

图 3-2-27　各组大鼠肾组织 CD71 mRNA 表达(RT-PCR)

1. 正常组;2. 模型组;3. TP 组;4. Pred 组

本研究证实 IgAN 大鼠肾系膜区 CD71 及肾组织 CD71 mRNA 的表达上调,且其在系膜区表达强度与 IgA 的沉积呈正相关($r^2 = 0.87$)。TP 能显著抑制 IgAN 大鼠肾系膜区 CD71 及 CD71 mRNA 的表达,这可能是由于 TP 能减少抗原抗体复合物、抑制免疫应答。而多项研究表明,CD71 作为吞噬细胞激活、淋巴细胞增生和表面激活的标志,CD71 的提高与免疫活动有着密切的关系。另外,TP 可诱导系膜细胞凋亡,抑制系膜细胞、系膜基质增殖。而研究表明,CD71 表达强度与 IgAN 和非 IgAN 系膜细胞增生密切相关,因此 TP 可能通过抑制系膜细胞增殖,进而影响 CD71 在系膜区的表达。总之,TP 通过降低 CD71 在系膜区的表达,进而减少 IgA 的沉积可能是 TP 治疗 IgAN 的重要机制之一。另外,本研究表明,TP 较 Pred 能显著降低 IgAN 大鼠的尿红细胞水平,其具体机制还需进一步研究。

[雷公藤内酯醇对 IgA 肾病大鼠的治疗作用及对肾系膜区 CD71 表达的影响. 中国中西医结合肾病杂志,2008,9(1):25-28.]

十、桑黄与雷公藤序贯联合治疗对局灶节段性肾小球硬化大鼠肾损伤的影响及机制

桑黄(*Phellinus linteus*),又名桑臣、桑耳,最早收载于李时珍《本草纲目》中,是一味传统的名贵中药材,被称为"森林黄金"。桑黄味微苦,能利五脏、排毒、止血、活血等,这与中医学者对肾小球硬化认识的中医病机范畴"瘀"和"毒"相吻合。此外,桑黄还具有抗肿瘤、抗氧化、抗突变、免疫调节等生物学作用。

目前,国内外有关桑黄在慢性肾病治疗等方面的研究及应用极少报道,古籍中也未发现相关记载。雷公藤多苷是目前临床上使用最为广泛的中成药,且疗效好,但其存在的不良反应是限制其临床应用的重要原因。因此,本研究在以雷公藤多苷干预为对照的基础上,初步探索桑黄联合雷公藤多苷对局灶节段性肾小球硬化(focal segmental glomerulosclerosis,FSGS)肾病大鼠肾损伤的干预作用。

研究采用单侧肾切除联合 2 次阿霉素尾静脉注射法建立 FSGS 大鼠模型,桑

黄生药剂量选择 8g/d,水煎剂,雷公藤多苷剂量参考成人(50kg)60mg/d(根据单位体表面积生药量计算大鼠干预剂量)及联合进行干预治疗,分为正常对照组,手术模型组大鼠分为模型组、桑黄组、桑黄联合雷公藤多苷组(联合组)和雷公藤多苷组。检测血肌酐(serum creatinine,Scr)、尿素氮(blood urea nitrogen,BUN)、血脂等水平,Masson 染色观察肾组织病理损伤及纤维化程度,RT-PCR 术检测肾皮质 Ⅳ 型胶原蛋白、纤维连接蛋白(fibronectin)、MMP9 及 TIMP-1 的表达水平。

研究显示,模型组 24h 总尿蛋白定量显著高于正常对照组,桑黄组及各干预组第 4 周 24h 尿蛋白定量均低于模型组,第 10 周联合组 24h 尿蛋白定量较模型组显著降低,桑黄或雷公藤多苷单独干预亦可明显降低 24h 尿蛋白定量,但与模型组比较,差异无统计学意义,见表 3-2-23。

表 3-2-23　桑黄与雷公藤多苷对 FSGS 大鼠 24h 尿蛋白定量的影响

组别	n	24h 尿蛋白定量/mg	
		第 4 周	第 10 周
正常对照组	5	2.3±0.5	2.6±0.7
模型组	6	126.3±50.5*	202.7±57.3*
桑黄组	6	68.3±39.4*	147.5±54.8*
联合组	6	70.0±41.7*	116.5±66.6*#
雷公藤多苷组	6	121.6±43.9*	125.2±61.7*

注:与正常对照组比较,* $P<0.05$;与模型组比较,# $P<0.05$。

模型组大鼠 Scr 和 BUN 水平较正常对照组显著增高,各干预组 Scr 水平均显著低于模型组。联合组 BUN 水平显著低于模型组,且显著低于桑黄组或雷公藤多苷组。单独用药组 BUN 水平与模型组比较,差异无统计学意义,见表 3-2-24。

表 3-2-24　桑黄与雷公藤多苷对 FSGS 大鼠 Scr 和 BUN 的影响

组别	n	Scr/(μmol/L)	BUN/(mmol/L)
正常对照组	5	31.4±1.5	5.00±0.31
模型组	6	55.8±12.1*	9.25±0.72*
桑黄组	6	43.5±9.4*#	9.07±0.68*☆
联合组	6	42.7±5.3*#	7.48±1.17*#
雷公藤多苷组	6	44.0±5.2*#	8.56±1.01*☆

注:与正常对照组比较,* $P<0.05$;与模型组比较,# $P<0.05$;与联合组比较,☆ $P<0.05$。

FSGS 肾病大鼠模型组血清甘油三酯(triglyceride,TG)、胆固醇(cholesterol,Chol)和低密度脂蛋白(low density lipoprotein,LDL)水平均较正常对照组显著增高,各干预组 TG 和 Chol 水平均显著低于模型组,联合组 LDL 水平显著低于模型组,且 TG 和 LDL 水平明显低于桑黄组或雷公藤多苷组,但差异无统计学意义,见表 3-2-25。

表 3-2-25　桑黄与雷公藤多苷对 FSGS 大鼠血脂水平的影响

组别	n	TG/(mmol/L)	Chol/(mmol/L)	LDL/(mmol/L)
正常对照组	5	0.33±0.06	1.36±0.21	1.06±0.20
模型组	6	3.66±2.60*	6.79±2.67*	4.46±1.75*
桑黄组	6	1.42±0.44*#	4.35±0.96*#	3.21±0.57*
联合组	6	1.02±0.59#	4.36±1.91*	3.08±1.25*#
雷公藤多苷组	6	1.57±0.69*#	4.06±1.66#	3.36±1.17

注:与正常对照组比较,*P<0.05;与模型组比较,#P<0.05。

模型组肌酸激酶(creatine kinase,CK)和肌酸激酶同工酶(creatine kinase MB,CK-MB)以及谷丙转氨酶(alanine transaminase,ALT)水平均显著高于正常对照组,各干预组 CK、CK-MB 水平均较模型组明显降低,但仅联合组与模型组比较,差异有统计学意义;各干预组 ALT 水平与模型组比较,差异均无统计学意义,见表 3-2-26。

表 3-2-26　桑黄与雷公藤多苷对 FSGS 大鼠 CK、CK-MB 和 ALT 的影响

组别	n	CK/(mmol/L)	CK-MB/(mmol/L)	ALT/(U/L)
正常对照组	5	816.8±37.7	1307.3±177.8	43.4±3.9
模型组	6	1850.8±335.1*	2668.9±532.4*	66.8±8.5*
桑黄组	6	1562.2±406.6*	2309.2±607.1*	60.0±8.3*
联合组	6	1384.7±421.4*#	1864.5±476.9#	59.5±10.2*
雷公藤多苷组	6	1848.3±432.5*	2262.8±694.3*	63.3±4.7*

注:与正常对照组比较,*P<0.05;与模型组比较,#P<0.05。

模型组大鼠肾组织中Ⅳ型胶原蛋白和纤维连接蛋白 mRNA 水平显著高于正常对照组,各干预组Ⅳ型胶原蛋白及纤维连接蛋白水平均较模型组明显降低,其中联合组Ⅳ型胶原蛋白 mRNA 表达与模型组比较,差异有统计学意义;雷公藤多苷组纤维连接蛋白 mRNA 表达与模型组比较,差异有统计学意义,见图 3-2-28。

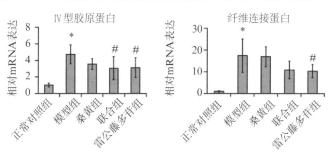

图 3-2-28　桑黄对 FSGS 大鼠肾组织Ⅳ型胶原蛋白和纤维连接蛋白基因表达的影响

注:与正常对照组比较,*P<0.05;与模型组比较,#P<0.05。

模型组大鼠肾组织中基质金属蛋白酶9(MMP9)水平明显低于正常对照组,各干预组 MMP9 mRNA 表达水平均明显高于模型组,但各组组间比较,差异无统计学意义;组织金属蛋白酶抑制剂-1(TIMP-1)mRNA 水平显著高于正常对照组,联合组及雷公藤多苷组 TIMP-1 mRNA 水平均较模型组显著降低,且均较桑黄组显著降低,见图3-2-29。

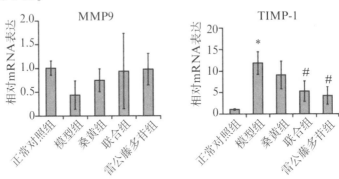

图 3-2-29　桑黄对 FSGS 大鼠肾组织中 MMP9 和 TIMP-1 mRNA 表达的影响

注:与正常对照组比较,$^*P<0.05$;与模型组比较,$^#P<0.05$。

对各组大鼠肾组织进行石蜡切片,行 Masson 染色。正常对照组大鼠肾小球及肾小管间质未见明显硬化,模型组大鼠肾组织光镜下可见局灶节段性肾小球硬化,系膜细胞及系膜基质增生并呈弥漫性分布,肾小球及肾小管间质纤维化程度显著增高。各干预组肾小球硬化及间质纤维化程度均较模型组有所改善,雷公藤多苷组较模型组改善最显著,见图3-2-30。

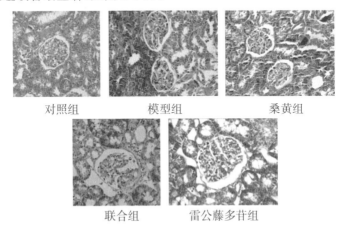

图 3-2-30　Masson 染色观察肾脏病理损伤和纤维化程度(200×)

桑黄对肾脏具有一定的保护作用,且其联合雷公藤多苷在缓解 FSGS 大鼠肾功能损伤、降低血脂及改善心脏损伤等方面效果显著,具体机制有待于进一步深入探讨,这有望为 FSGS 的防治提供新的治疗措施。

[桑黄与雷公藤序贯联合治疗对局灶节段肾小球硬化大鼠肾损伤的影响及机制. 中国现代应用药学,2021,38(2):156-160.]

青风藤在肾病风湿中的作用和机制研究

青风藤是防己科植物青藤(*Sinomenium acutum* Rehd. et Wils.)及毛青藤(*S. acutum* Rehd. et Wils. var. *cinereum* Rehd. et Wils.)的藤茎,辛散苦燥,具有祛风湿、通经络、利小便作用,历来为"散风寒湿痹之药,能舒筋活血,正骨利髓"。目前已从青风藤中分离出十余种生物碱,其中青藤碱(sinomenine)为其主要有效成分。近年来,诸多学者研究发现青风藤具有镇痛、抗炎、镇静、消肿、组胺释放、免疫调节、降压等作用,在类风湿性关节炎等风湿性疾病治疗中取得了较好的效果。为进一步研究青风藤在肾病风湿治疗中的作用,王永钧教授及其团队开展了青风藤的系列研究,如首先开展了青藤碱对实验动物肾间质纤维化影响的研究,结果发现青藤碱可以明显改善单侧输尿管结扎(UUO)小鼠肾间质纤维化,同时发现青藤碱在炎症因子表达和肾小管上皮细胞转分化方面起到了一定作用,初步揭示了青风藤抗肾纤维化的机制。

一、青藤碱对单侧输尿管结扎小鼠肾间质纤维化的干预作用

采用 UUO 小鼠模型,用不同剂量青藤碱[18mg/(kg·d)、36mg/(kg·d)、72mg/(kg·d),相当于成人剂量的 5 倍、10 倍、20 倍]灌胃进行干预,并用血管紧张素转化酶抑制剂福辛普利钠[2mg/(kg·d),相当于成人剂量的 10 倍]灌胃作为对照。Masson 染色观察肾组织病理及间质纤维化。

研究结果显示,模型组肾小管间质纤维化程度较假手术组显著增高;青藤碱各治疗组肾小管间质纤维化相对面积较模型组显著减小,并随青藤碱剂量的增高,肾间质纤维化程度逐渐降低,青藤碱高剂量组的肾间质纤维化程度显著低于福辛普利钠组,见表 3-2-27、图 3-2-31。

表 3-2-27　青藤碱对 UUO 小鼠肾小管间质纤维化相对面积的影响($\bar{x}\pm s$)

组别	n	剂量/[mg/(kg·d)]	肾小管间质 Vimentin 阳性面积/视野总面积
假手术组	12	—	0.072±0.012
模型组	12	—	0.365±0.019▲
福辛普利钠组	12	2	0.228±0.018▲★
青藤碱低剂量组	12	18	0.269±0.026▲★■
青藤碱中剂量组	12	36	0.207±0.020▲★●
青藤碱高剂量组	12	72	0.228±0.018▲★■●◆

注：与假手术组比较，▲$P<0.01$；与模型组比较，★$P<0.01$；与福辛普利钠组比较，■$P<0.01$；与青藤碱低剂量组比较，●$P<0.01$；与青藤碱中剂量组比较，◆$P<0.01$。

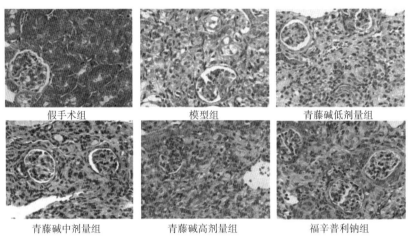

图 3-2-31　Masson 染色各组小鼠肾组织病理及间质纤维化相对面积的影响

因此认为，抗风湿药青藤碱可抑制肾间质纤维化和 MyoF 的积聚，可能是通过减缓肾间质炎症损伤、降低肾脏局部血压等方面发挥作用的。

[青藤碱对 UUO 小鼠肾组织间质纤维化与炎症因子表达的干预作用. 中国中西医结合肾病杂志，2007,8(4):195-198.]

二、青藤碱对单侧输尿管结扎小鼠肾间质细胞表型转化的影响

在 UUO 小鼠模型中，采用免疫组化和 Western blot 检测 α-SMA、波形蛋白（Vimentin）的蛋白表达，RT-PCR 检测 α-SMA、Vimentin 的基因表达。

免疫组化结果显示，假手术组肾小管间质和肾小球几乎无 α-SMA、Vimentin 蛋白表达，模型组肾小管间质中出现大量 α-SMA、Vimentin 蛋白表达，经青藤碱治疗后，肾小管间质中 α-SMA、Vimentin 蛋白表达均显著低于模型组，青藤碱中、高

剂量组 α-SMA、Vimentin 蛋白表达显著低于福辛普利钠组。Western blot 结果显示,假手术组肾组织中 α-SMA 表达量极低,模型组肾组织中的 α-SMA 蛋白表达显著增高,青藤碱各组剂量均可显著降低 α-SMA 蛋白的表达,并表现出剂量依赖关系。Vimentin 在假手术组肾组织中也有少量表达,模型组 Vimentin 蛋白表达显著高于假手术组,各治疗组均可显著降低 Vimentin 的蛋白表达,中、高剂量的青藤碱对 Vimentin 蛋白表达的抑制作用显著强于福辛普利钠(见图 3-2-32—图 3-2-35 和表 3-2-28—表 3-2-30)。

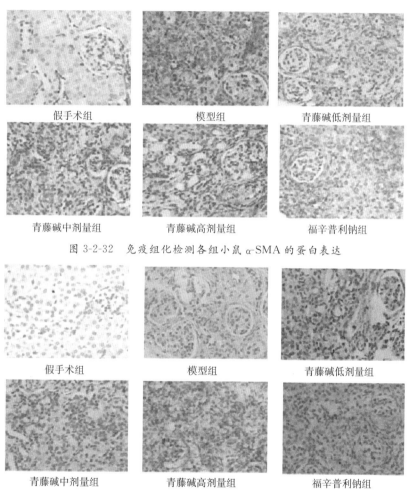

假手术组　　　　　　　模型组　　　　　　青藤碱低剂量组

青藤碱中剂量组　　　　青藤碱高剂量组　　　　福辛普利钠组

图 3-2-32　免疫组化检测各组小鼠 α-SMA 的蛋白表达

假手术组　　　　　　　模型组　　　　　　青藤碱低剂量组

青藤碱中剂量组　　　　青藤碱高剂量组　　　　福辛普利钠组

图 3-2-33　免疫组化检测各组小鼠 Vimentin 的蛋白表达

表 3-2-28   免疫组化检测青藤碱对 UUO 小鼠肾小管间质纤维化相对面积的影响($\bar{x}\pm s$)

组别	n	剂量/(mg/kg)	视野总面积/α-SMA 阳性面积	视野总面积/Vimentin 阳性面积
假手术组	10	—	0.008±0.013	0.015±0.012
模型组	12	—	0.251±0.022▲	0.235±0.025▲
福辛普利钠组	12	2	0.175±0.013▲★	0.163±0.016▲★
青藤碱低剂量组	12	18	0.212±0.025▲★■	0.181±0.018▲★■
青藤碱中剂量组	12	36	0.154±0.022▲★□●	0.157±0.016▲★●
青藤碱高剂量组	12	72	0.166±0.021▲★●	0.132±0.013▲★■●◆

注：与假手术组比较，▲ $P<0.01$；与模型组比较，★ $P<0.01$；与福辛普利钠组比较，□ $P<0.05$，■ $P<0.01$；与青藤碱低剂量组比较，● $P<0.01$；与青藤碱中剂量组比较，◆ $P<0.01$。

与假手术组比较，UUO 小鼠肾组织中 α-SMA、Vimentin 的基因表达显著上调，蛋白表达显著增高，青藤碱各剂量治疗组和福辛普利钠对照组 α-SMA、Vimentin 的基因表达均较模型组显著降低，而高剂量青藤碱降低 Vimentin mRNA 表达的作用显著优于福辛普利钠。

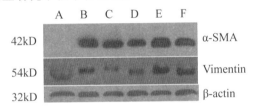

图 3-2-34   Western blot 检测肾组织 α-SMA、Vimentin 的蛋白表达
A.假手术组；B.模型组；C.青藤碱低剂量组；D.青藤碱中剂量组；
E.青藤碱高剂量组；F.福辛普利钠组

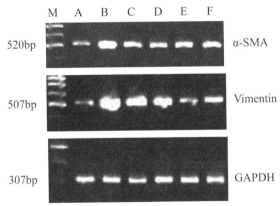

图 3-2-35   RT-PCR 检测肾组织 α-SMA、Vimentin 的 mRNA 表达
M.Mark；A.假手术组；B.模型组；C.青藤碱低剂量组；D.青藤碱中剂量组；
E.青藤碱高剂量组；F.福辛普利钠组

表 3-2-29　Western blot 检测青藤碱对肾组织 α-SMA、Vimentin 蛋白表达的影响($\bar{x}\pm s$)

组别	n	剂量/(mg/kg)	α-SMA/β-actin	Vimentin/β-actin
假手术组	10	—	0.023±0.003	0.155±0.015
模型组	12	—	3.789±0.137▲	0.331±0.011▲
福辛普利钠组	12	2	2.804±0.137▲★	0.360±0.010▲☆
青藤碱低剂量组	12	18	3.247±0.135▲★■	0.345±0.030▲
青藤碱中剂量组	12	36	2.996±0.115▲★□●	0.239±0.021▲★■●
青藤碱高剂量组	12	72	2.881±0.148▲★●	0.099±0.007▲★■●◆

注:与假手术组比较,▲$P<0.01$;与模型组比较,☆$P<0.05$,★$P<0.01$;与福辛普利钠组比较,□$P<0.05$,■$P<0.01$;与青藤碱低剂量组比较,●$P<0.01$;与青藤碱中剂量组比较,◆$P<0.01$。

表 3-2-30　RT-PCR 检测青藤碱对肾组织 α-SMA、Vimentin mRNA 表达的影响($\bar{x}\pm s$)

组别	n	剂量/(mg/kg)	α-SMA/β-actin	Vimentin/β-actin
假手术组	10	—	0.399±0.030	0.467±0.055
模型组	12	—	1.235±0.119▲	2.208±0.249▲
福辛普利钠组	12	2	0.832±0.107▲★	1.084±0.084▲★
青藤碱低剂量组	12	18	0.813±0.066▲★	1.504±0.075▲★■
青藤碱中剂量组	12	36	0.825±0.201▲★	1.384±0.124▲★■
青藤碱高剂量组	12	72	0.933±0.182▲☆	1.084±0.084▲★●◆

注:与假手术组比较,▲$P<0.01$;与模型组比较,☆$P<0.05$,★$P<0.01$;与福辛普利钠组比较,■$P<0.01$;与青藤碱低剂量组比较,●$P<0.01$;与青藤碱中剂量组比较,◆$P<0.01$。

本次研究在病理和分子水平证实了青藤碱具有防治或延缓肾间质纤维化作用,亦验证了风湿之邪在肾病致病中的作用及祛风湿治疗的有效性。

[抗风湿药青藤碱对 UUO 小鼠肾间质细胞表型转化的影响. 中国中医药科技,2007,14(1):25-28.]

三、青藤碱对白介素 1β 诱导的肾小管上皮细胞骨架变化的影响

本研究采用白介素 1β(IL-1β)(10ng/ml)诱导体外培养的小鼠肾小管上皮细胞株(mouse tubular epithelial cell line,MCT),用青藤碱(10μmol/L、100μmol/L、500μmol/L)进行干预,用免疫细胞化学法、Western blot、RT-PCR 分别测定细胞 α-SMA、Vimentin 的蛋白和基因表达。

研究结果显示,在倒置显微镜下,培养的肾小管上皮细胞具有典型的上皮细胞鹅卵石样形态特征。浓度为 10ng/ml 的 IL-1β 刺激肾小管上皮细胞48h,可诱导细胞表型发生改变,细胞及细胞核变大,形状由鹅卵石变成梭形,见图3-2-36。

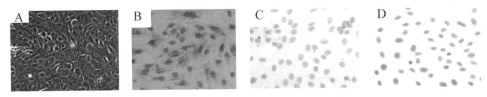

图 3-2-36　原代培养的肾小管上皮细胞鉴定

A.倒置显微镜下第一代原代小鼠肾小管上皮细胞(10×10);B.原代小鼠肾小管上皮细胞角蛋白
免疫细胞化学染色(10×40);C.原代小鼠肾小管上皮细胞-SMA 免疫细胞化学染色(10×40);
D.原代小鼠肾小管上皮细胞 Vimentin 免疫细胞化学染色(10×40)

比较对照组和模型组,以及模型组和各浓度青藤碱干预组细胞 α-SMA、Vimentin mRNA 的表达,差异具有统计学意义,并随青藤碱浓度的增高,两种细胞骨架蛋白的基因表达亦逐渐下降,见图 3-2-37。

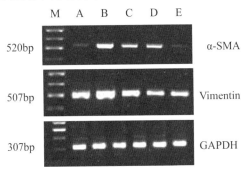

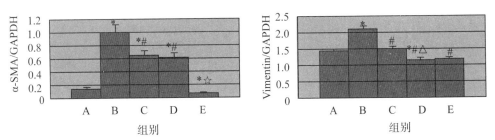

图 3-2-37　RT-PCR 检测各组肾小管上皮细胞 α-SMA、Vimentin mRNA 表达

M. Mark;A. 对照组;B. 模型组;C.10μmol/L 青藤碱干预组;

D.100μmol/L 青藤碱干预组;E.500μmol/L 青藤碱干预组

注:与对照组比较,* $P<0.05$;与模型组比较,# $P<0.05$;与500μmol/L 青藤碱干预组比较,△ $P<0.05$;与100μmol/L 青藤碱干预组比较,☆ $P<0.05$。

免疫细胞化学结果显示,对照组原代肾小管上皮细胞 α-SMA、Vimentin 蛋白几乎不表达。经 IL-1β 诱导 72h 后,α-SMA 阳性细胞升至 $57.09\% \pm 17.67\%$,视野中几乎所有的细胞均表达 Vimentin。10μmol/L、100μmol/L 及 500μmol/L 青藤碱使 α-SMA 阳性细胞分别下降至 $34.21\% \pm 10.24\%$、$23.53\% \pm 19.97\%$ 及 10.46%

±4.44%。青藤碱干预组细胞 Vimentin 的阳性表达也较模型组明显减弱。Western blot 结果显示，IL-1β 刺激 72h 可显著上调肾小管上皮细胞 α-SMA、Vimentin 的蛋白表达；与模型组比较，各浓度青藤碱均可显著抑制上述蛋白的表达，并呈剂量依赖关系，见图 3-2-38。

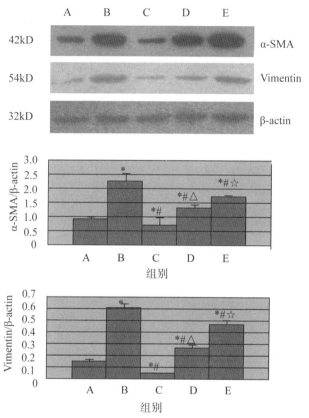

图 3-2-38 Western blot 检测肾小管上皮细胞 α-SMA、Vimentin 的蛋白表达

M. Mark；A. 对照组；B. 模型组；C. 10μmol/L 青藤碱干预组；

D. 100μmol/L 青藤碱干预组；E. 500μmol/L 青藤碱干预组

注：与对照组比较，* $P<0.05$；与模型组比较，# $P<0.05$；与 500μmol/L 青藤碱干预组比较，△ $P<0.05$；与 100μmol/L 青藤碱干预组比较，☆ $P<0.05$。

[青藤碱对白介素 1β 诱导的肾小管上皮细胞骨架变化和明胶酶活性的影响. 中华肾脏病杂志，2006，22(8)：499-502.]

四、青藤碱对肾小管上皮细胞明胶酶活性、FN 和 TGF-β mRNA 表达的影响

1. 青藤碱抑制肾小管上皮细胞明胶酶活性

本研究采用 IL-1β(10ng/ml)诱导体外培养的小鼠肾小管上皮细胞株(MCT)，

用青藤碱(10μmol/L、100μmol/L、500μmol/L)进行干预,并用明胶酶谱法测定明胶酶——基质金属蛋白酶类活性。

研究结果显示,原代小鼠肾小管上皮细胞经 10ng/ml 的 IL-1β 刺激后,上清液中明胶酶 MMP-2 和 MMP-9 的活性与对照组的差异有统计学意义,分别为对照组的1.343倍和 1.507 倍。不同浓度的青藤碱干预后,MMP-2 和 MMP-9 的活性均显著下降,与模型组比较,差异均有统计学意义,见表 3-2-31、图 3-2-39。

表 3-2-31　青藤碱对肾小管上皮细胞明胶酶活性的影响(与对照组的比值)

组别	MMP-2	MMP-9
对照组	1.0	1.0
模型组	$1.343\pm0.037^*$	$1.507\pm0.089^*$
10μmol/L 青藤碱干预组	$1.114\pm0.073^\#$	$1.191\pm0.072^\#$
100μmol/L 青藤碱干预组	$0.948\pm0.104^\#$	$0.944\pm0.167^\#$
500μmol/L 青藤碱干预组	$0.927\pm0.076^{\#\triangle}$	$0.837\pm0.109^\#$

注:与对照组比较,$^*P<0.05$;与模型组比较,$^\#P<0.05$;与 10μmol/L 青藤碱干预组比较,$^\triangle P<0.05$。

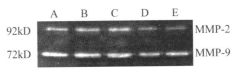

图 3-2-39　明胶酶谱法检测肾小管上皮细胞明胶酶活性的表达

A. 对照组;B. 模型组;C.10μmol/L 青藤碱干预组;D.100μmol/L 青藤碱干预组;

E.500μmol/L 青藤碱干预组

2. 青藤碱抑制肾小管上皮细胞 FN mRNA 表达

MCT 传代培养后,IL-1β 可刺激 MCT FN mRNA 表达增加($P<0.05$),浓度 10μmol/L、100μmol/L、500μmol/L、1000μmol/L 的青藤碱均可显著降低 MCT FN mRNA 的表达,见图 3-2-40。

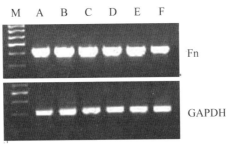

图 3-2-40　青藤碱对肾小管上皮细胞 FN mRNA 表达的影响

M.Mark;A. 假手术组;B. 模型组;C. 青藤碱低剂量干预组;D. 青藤碱中剂量干预组;

E. 青藤碱高剂量干预组;F. 福辛普利钠干预组

3. 青藤碱抑制肾小管上皮细胞 TGF-β 表达

IL-1β 亦可刺激 MCT TGF-β 表达增加（$P<0.05$），浓度为 10μmol/L、100μmol/L 的青藤碱有下调 TGF-β mRNA 表达的趋势，但两者差异没有统计学意义，当青藤碱浓度达到 500μmol/L、1000μmol/L 时，可显著下调 TGF-β mRNA 的高表达（$P<0.05$），见图 3-2-41。

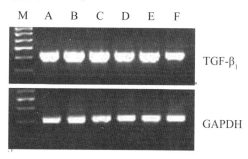

图 3-2-41 青藤碱对肾小管上皮细胞 TGF-β mRNA 表达的影响

M. Mark；A. 假手术组；B. 模型组；C. 青藤碱低剂量干预组；D. 青藤碱中剂量干预组；

E. 青藤碱高剂量干预组；F. 福辛普利钠干预组

目前研究证实，肌成纤维细胞与肾间质纤维化的发生关系最为密切，其数量增加部分归因于肾小管上皮细胞的转分化。炎症损伤是肾间质纤维化发生发展的重要因素。IL-1β 是各种肾脏疾病进程中炎性浸润细胞分泌的重要炎症介质，可促使肾小管上皮细胞向肌成纤维细胞转化，引起细胞内结构蛋白表型发生蛋白和基因水平上的改变。研究结果显示，使用 10ng/ml 的 IL-1β 诱导 24h，MCT α-SMA、Vimentin 的基因表达显著增加，诱导 72h 可显著上调原代小鼠肾小管上皮细胞 α-SMA、Vimentin 的蛋白表达。同时，肾小管上皮细胞上清液中明胶酶 MMP-2 和 MMP-9 的活性亦显著增高，细胞外基质成分 FN 的基因表达也上调，TGF-β 的基因表达显著升高。研究结果证实，在 IL-1β 刺激下，肾小管上皮细胞可转化为肌成纤维细胞。

青藤碱可通过下调人外周血单个核细胞环氧化酶活性及其基因表达与 IL-1β 和 IL-8 的基因表达，抑制 NF-κB P65 核移位和 IκB-α 降解，降低 ICAM-1 的表达等发挥抗炎作用。青藤碱能够明显改善肾小球内细胞浸润，降低血肌酐、尿素氮含量，保护肾功能等，但目前尚无有关其防治和抑制肾间质纤维化或肾小管上皮细胞转分化的研究报道。我们的实验结果显示，在 10μmol/L、100μmol/L 及 500μmol/L 浓度时，青藤碱对肾小管上皮细胞的毒性不明显，但均可显著下调 IL-1β 诱导的肾小管上皮细胞 α-SMA、Vimentin 的基因表达，降低 α-SMA、Vimentin 的蛋白表达，并呈剂量依赖关系。此外，细胞上清液中明胶酶活性、细胞外基质成分 FN 的基因表达也显著下降。青藤碱减少了细胞外基质（ECM）的合成。浓度为 10μmol/L、

$100\mu mol/L$ 的青藤碱有下调 TGF-β mRNA 表达的趋势,当青藤碱浓度为 $500\mu mol/L$、$1000\mu mol/L$ 时,则可显著下调 TGF-β mRNA 的高表达。

研究结果提示,青藤碱可抑制 IL-1β 诱导的肾小管上皮细胞表型转化,其作用可能部分通过 TGF-β 途径来达成。本研究从细胞分子学角度探讨了青藤碱对肾小管上皮细胞表型转化的防治作用,客观反映了青藤碱对肾脏局部炎症反应的抑制作用,有利于预防肾间质纤维化,保护肾功能。

[青藤碱对白介素1β诱导的肾小管上皮细胞骨架变化和明胶酶活性的影响. 中华肾脏病杂志,2006,22(8):499-502.]

五、青藤碱对单侧输尿管结扎小鼠肾组织间质炎症因子表达的干预作用

在 UUO 小鼠模型中,采用 Western blot 方法检测 ICAM-1 蛋白表达,RT-PCR 检测 MCP-1 基因表达。在假手术组肾组织中 ICAM-1 有少量表达,模型组肾组织中 ICAM-1 的蛋白表达显著高于假手术组,经青藤碱治疗后,肾组织 ICAM-1 的蛋白表达均较模型组低,中、高剂量青藤碱治疗组 ICAM-1 的表达较低剂量青藤碱治疗组显著降低,而福辛普利钠未表现有抑制肾组织 ICAM-1 表达的作用。假手术组小鼠肾组织中几乎无 MCP-1 mRNA 的表达,UUO 模型小鼠肾组织中 MCP-1 mRNA 的表达较假手术组显著上调,青藤碱各治疗组肾组织 MCP-1 mRNA 的表达均较模型组显著下调,青藤碱高剂量组肾组织中几乎检测不到 MCP-1 mRNA 的表达;福辛普利钠也可显著下调肾组织 MCP-1 mRNA 的表达,但效果不及青藤碱中、高剂量组显著。以上提示青藤碱能明显抑制 UUO 小鼠模型肾组织中 ICAM-1 和 MCP-1 的表达,并呈一定的量效关系,见图 3-2-42、图 3-2-43。

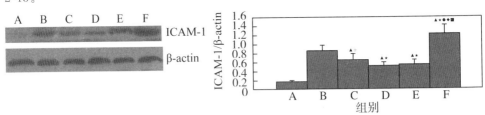

图 3-2-42 青藤碱对 UUO 小鼠肾组织 ICAM-1 蛋白表达的影响

A.假手术组;B.模型组;C.青藤碱低剂量治疗组;D.青藤碱中剂量治疗组;

E.青藤碱高剂量治疗组;F.福辛普利钠治疗组

注:与假手术组比较,▲$P \le 0.01$;与模型组比较,☆$P \le 0.05$,★$P \le 0.01$;与青藤碱低剂量治疗组比较,●$P \le 0.01$;与青藤碱中剂量治疗组比较,◆$P \le 0.01$;与青藤碱高剂量治疗组比较,■$P \le 0.01$。

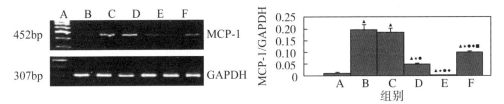

图 3-2-43　青藤碱对 UUO 小鼠肾组织 MCP-1 蛋白表达的影响

A.假手术组;B.模型组;C.青藤碱低剂量治疗组;D.青藤碱中剂量治疗组;

E.青藤碱高剂量治疗组;F.福辛普利钠治疗组

注:与假手术组比较,▲ $P \leqslant 0.01$;与模型组相比,☆ $P \leqslant 0.05$,★ $P \leqslant 0.01$;与青藤碱低剂量治疗组比较,● $P \leqslant 0.01$;与青藤碱中剂量治疗组比较,◆ $P \leqslant 0.01$;与青藤碱高剂量治疗组比较,■ $P \leqslant 0.01$。

该研究提示,青藤碱通过抑制炎症因子表达和炎症细胞浸润,是其抑制肾纤维化的作用机制之一。

［青藤碱对 UUO 小鼠肾组织间质纤维化与炎症因子表达的干预作用.中国中西医结合肾病杂志,2007,8(4):195-198.］

六、青藤碱对肾小管上皮细胞 MCP-1 和 ICAM-1 基因表达的影响

本研究采用体外培养小鼠肾小管上皮细胞株(MCT),分为正常对照组、模型组和干预组。模型组和干预组细胞予以 IL-1β(10ng/ml)刺激,干预组细胞同时加不同浓度的青藤碱,继续培养 48h,并用 RT-PCR 检测细胞 MCP-1 和 ICAM-1 mRNA 的表达。

研究结果显示,IL-1β 可显著上调肾小管上皮细胞 MCP-1 表达,与正常对照组相比,$P < 0.05$;而各浓度(10μmol/L、100μmol/L、500μmol/L、1000μmol/L)青藤碱均能显著下调 MCP-1 的 mRNA 表达,$P < 0.05$(见表 3-2-32 和图 3-2-44)。本研究在正常肾小管上皮细胞中没有观察到 ICAM-1 的表达,IL-1β 刺激可显著上调 ICAM-1 mRNA 表达,经青藤碱刺激后,ICAM-1 mRNA 表达明显下调,且随着青藤碱浓度的提高(500μmol/L,1000μmol/L),ICAM-1 mRNA 表达又消失。

表 3-2-32　青藤碱对肾小管上皮细胞 MCP-1 mRNA 表达的影响

组别	MCP-1/GAPDH
正常对照组	1.21 ± 0.20
模型组	$1.92 \pm 0.29^{\triangle}$
10μmol/L 青藤碱治疗组	1.50 ± 0.19★
100μmol/L 青藤碱治疗组	1.60 ± 0.20★
500μmol/L 青藤碱治疗组	1.49 ± 0.31★
1000μmol/L 青藤碱治疗组	1.33 ± 0.18★

注:与正常组比较,$^{\triangle} P < 0.05$;与模型组比较,★ $P < 0.05$。

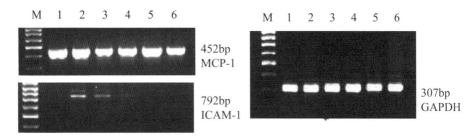

图 3-2-44　青藤碱对 MCT MCP-1、ICAM-1 mRNA 表达的影响

M.DNA 标记组；1.正常对照组；2.IL-1(10ng/ml)组；3.IL-1(10ng/ml)+10μmol/L 青藤碱治疗组；

4.IL-1(10ng/ml)+100μmol/L 青藤碱治疗组；5.IL-1(10ng/ml)+500μmol/L 青藤碱治疗组；

6.IL-1(10ng/ml)+1000μmol/L 青藤碱治疗组

　　肾小管间质炎症病变导致肾间质纤维化进展，单核细胞尤其是 T 淋巴细胞和巨噬细胞浸润引起小管损伤，最终导致小管萎缩和间质纤维化。细胞间 ICAM-1 与 MCP-1 是诱导炎症细胞向肾间质组织浸润和聚集的主要炎症分子，可加剧组织的损伤，延缓组织的修复。研究发现，肾间质中树突状细胞(dendritic cell,DC)的聚集与 ICAM-1 和 MCP-1 也密切相关。在多种病理条件下，肾小管上皮细胞可表达 ICAM-1 和 MCP-1，直接参与肾小管间质的损伤。

　　研究通过体内体外实验提示，青藤碱可能通过干预炎症损伤条件下的肾小管上皮细胞趋化因子和黏附分子的表达，抑制单核细胞向肾小管间质迁移和黏附，或通过减少 MCP-1 等细胞因子的过表达来抑制肾小管上皮细胞表型转化，从而延缓肾间质纤维化。综上提示，青藤碱在免疫抑制治疗方面是一种具有良好开发前景的自然药物，而且在改善肾脏疾病的免疫性损伤和间质纤维化方面将有很好的应用前景。

　　[青藤碱对肾小管上皮细胞 MCP-1 和 ICAM-1 基因表达的影响.中国中医药科技,2005,12(6):372-374.]

七、青藤碱对 Heymann 肾炎大鼠足细胞损伤的干预作用及机制研究

　　膜性肾病是机体产生针对肾小球足细胞的自身抗体，并在局部形成免疫复合物损伤足细胞而导致的一种慢性肾小球疾病，以肾小球基底膜上皮细胞下免疫复合物沉积伴基底膜弥漫性增厚为病理特征。青藤碱为中药青风藤的主要单体生物碱，具有显著的抗炎、免疫抑制等药理作用。临床研究证实，青藤碱治疗慢性肾小球肾炎及 IgA 肾病效果显著，且不良反应少，但其治疗慢性肾小球疾病的作用机制目前尚未完全阐明。

　　本研究旨在观察青藤碱对 Heymann 肾炎大鼠足细胞损伤的干预作用，探讨其可能的作用机制。

研究采用大鼠尾静脉注射 0.4ml/100g 体重羊抗大鼠 Fx1A 血清的方法建立被动型 Heymann 肾炎(PHN)大鼠模型,随机分为对照组,模型组,青藤碱低、中、高剂量(20mg/kg、40mg/kg、60mg/kg 体重)组(青藤碱干预组),雷米普利组 6 组,每组 17 只。青藤碱干预组予腹腔注射青藤碱注射液,雷米普利组(5mg/kg)予雷米普利混悬液灌胃,模型组和对照组按雷米普利组等体积 0.9%氯化钠溶液灌胃。给药第 10、20、30 天末收集大鼠尿液,并从腹主动脉取血,每组分别在第 10、20 天处 5 只大鼠,第 30 天全部处死,测定 24h 尿蛋白定量,检测血常规、血生化;处死后剥取肾脏组织,行免疫病理学检查。

各组大鼠 24h 尿蛋白定量比较:给药第 10、20、30 天,青藤碱低、中、高剂量组和雷米普利组大鼠 24h 尿蛋白定量均高于对照组(P 均小于 0.05);给药第 10 天,青藤碱高剂量组 24h 尿蛋白定量低于模型组($P<0.05$);给药第 20 天,青藤碱中、高剂量组 24h 尿蛋白定量均低于模型组(P 均小于 0.05);给药第 30 天,青藤碱低、中、高剂量组 24h 尿蛋白定量与雷米普利组比较,差异均无统计学意义(P 均大于 0.05)。大鼠 24h 尿蛋白定量整体呈青藤碱干预组<雷米普利组<模型组的趋势,青藤碱高剂量组<青藤碱中剂量组<青藤碱低剂量组的趋势,见表 3-2-33。

表 3-2-33　各组大鼠 24h 尿蛋白定量比较

组别	n	24h 尿蛋白定量/mg		
		给药第 10 天	给药第 20 天	给药第 30 天
青藤碱低剂量组	17	76.83±24.90*	26.37±5.70*	17.48±9.27*
青藤碱中剂量组	17	74.24±15.13*	19.91±7.52*△	16.07±6.01*
青藤碱高剂量组	17	60.94±19.43*△	15.63±4.93*△	15.19±9.70*
雷米普利组	17	80.23±13.82*	28.21±11.81*	25.52±5.06*
模型组	17	103.60±19.65*	31.16±9.45*	26.63±11.08*
对照组	17	5.83±1.81	3.60±1.05	5.94±1.82

注:与对照组比较,* $P<0.05$;与模型组比较,△ $P<0.05$。

各组大鼠血清白蛋白水平比较:给药第 10、20 天,青藤碱低、中、高剂量组和雷米普利组大鼠血清白蛋白水平均低于对照组(P 均小于 0.05),而与模型组比较,差异无统计学意义(P 均大于 0.05);青藤碱低、中、高剂量组分别与雷米普利组比较,差异均无统计学意义(P 均大于 0.05)。给药第 30 天,模型组大鼠血清的蛋白水平低于对照组($P<0.05$);青藤碱低、中、高剂量组和雷米普利组大鼠血清的蛋白水平与对照组、模型组比较,差异均无统计学意义(P 均大于 0.05),青藤碱低、中、高剂量组分别与雷米普利组比较,差异亦均无统计学意义(P 均大于 0.05)。血清白蛋白水平整体呈对照组>青藤碱干预组>雷米普利组>模型组的趋势,见表 3-2-34。

表 3-2-34　各组大鼠血清白蛋白水平比较

组别	n	血清白蛋白/(g/L)		
		给药第 10 天	给药第 20 天	给药第 30 天
青藤碱低剂量组	17	26.86±3.26*	30.04±1.16	30.30±0.43
青藤碱中剂量组	17	27.04±1.50*	29.58±0.94*	30.50±0.86
青藤碱高剂量组	17	28.24±0.55*	30.82±0.79	30.98±1.00
雷米普利组	17	26.25±1.17*	29.90±1.24	29.94±0.95
模型组	17	26.80±1.48*	29.54±1.12*	29.86±1.01*
对照组	17	30.72±0.80	31.22±0.26	31.34±0.83

注:与对照组比较,* $P<0.05$。

给药第 10、20、30 天,比较各组大鼠血肌酐(Scr)、血白细胞计数(WBC)、血清谷丙转氨酶(ALT)、血清谷草转氨酶(AST),差异均无统计学意义(P 均大于 0.05),见表 3-2-35—表 3-2-38。

表 3-2-35　各组大鼠 Scr 水平比较

组别	n	Scr/(μmol/L)		
		给药第 10 天	给药第 20 天	给药第 30 天
青藤碱低剂量组	17	12.40±3.78	19.20±3.56	21.42±2.43
青藤碱中剂量组	17	11.20±1.48	17.80±3.27	23.42±4.50
青藤碱高剂量组	17	10.40±0.54	16.25±0.50	24.71±4.23
雷米普利组	17	11.75±2.50	18.20±2.28	26.57±11.44
模型组	17	12.40±1.81	18.40±3.71	22.80±2.94
对照组	17	12.00±1.41	18.50±2.38	23.00±4.35

表 3-2-36　各组大鼠 WBC 水平比较

组别	n	WBC/(10^9/L)		
		给药第 10 天	给药第 20 天	给药第 30 天
青藤碱低剂量组	17	3.88±0.87	3.74±0.82	2.25±0.52
青藤碱中剂量组	17	4.16±0.87	4.04±0.41	2.54±0.59
青藤碱高剂量组	17	3.74±0.85	3.28±0.79	2.78±0.61
雷米普利组	17	4.75±0.78	3.90±0.59	2.09±0.27
模型组	17	4.40±1.36	3.34±0.61	3.02±0.90
对照组	17	3.76±0.63	3.04±1.67	3.08±0.30

表 3-2-37　各组大鼠血清 ALT 水平比较

组别	n	血清 ALT/（U/L）		
		给药第 10 天	给药第 20 天	给药第 30 天
青藤碱低剂量组	17	60.60±7.16	48.80±28.88	38.57±3.69
青藤碱中剂量组	17	69.00±3.67	37.80±3.96	59.42±87.73
青藤碱高剂量组	17	79.20±14.23	76.00±68.32	48.42±16.63
雷米普利组	17	67.75±24.58	36.80±3.83	34.85±3.97
模型组	17	70.00±37.17	46.60±27.30	39.00±6.48
对照组	17	62.40±7.56	56.00±21.96	39.80±3.49

表 3-2-38　各组大鼠血清 AST 水平比较

组别	n	血清 AST/（U/L）		
		给药第 10 天	给药第 20 天	给药第 30 天
青藤碱低剂量组	17	93.00±11.97	114.60±31.46	114.42±14.78
青藤碱中剂量组	17	100.20±15.28	87.60±6.87	172.42±126.58
青藤碱高剂量组	17	118.00±29.18	142.75±83.58	126.57±21.24
雷米普利组	17	100.50±18.06	90.60±9.91	122.28±49.20
模型组	17	111.00±44.26	101.80±35.77	106.20±9.90
对照组	17	105.40±7.60	118.25±21.97	96.60±14.25

　　模型组与对照组大鼠肾脏组织病理学变化比较：对照组大鼠肾脏组织病理切片光镜下未见明显异常。模型组大鼠肾脏组织病理切片光镜下见肾小球结构清晰，毛细血管祥开放较好，系膜细胞及系膜基质未见明显增生，可见肾小球基底膜增厚伴钉突形成，基底膜空泡变性，见图 3-2-45—图 3-2-47。

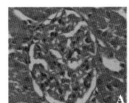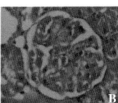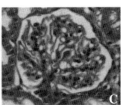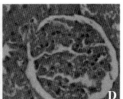

图 3-2-45　模型组与对照组大鼠肾脏组织 HE 染色病理学变化（400×）

A. 对照组；B. 造模第 20 天后模型组；C. 造模第 30 天后模型组；D. 造模第 40 天后模型组

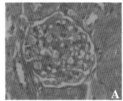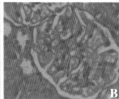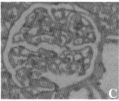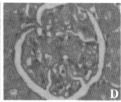

图 3-2-46　模型组与对照组大鼠肾脏组织 PAS 染色病理学变化（400×）

A.对照组；B.造模第 20 天后模型组；C.造模第 30 天后模型组；

D.造模第 40 天后模型组

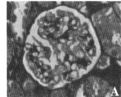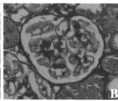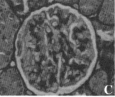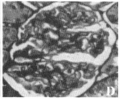

图 3-2-47　模型组与对照组大鼠肾脏组织 PASM 染色病理学变化（400×）

A.对照组；B.造模第 20 天后模型组；C.造模第 30 天后模型组；

D.造模第 40 天后模型组

造模第 30 天后，模型组大鼠肾脏组织电镜下可见较多散在的大小不等的电子致密物在肾小球基底膜内、上皮细胞下沉积，基底膜不均匀增厚，钉突形成，足细胞足突广泛融合，见图 3-2-48。

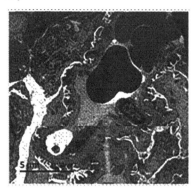

图 3-2-48　造模第 30 天后模型组大鼠肾脏组织电镜下病理学变化（5000×）

各组大鼠肾脏组织 IgG 沉积情况比较：对照组大鼠肾脏组织免疫荧光检查示无 IgG 沉积。青藤碱低、中、高剂量组及雷米普利组和模型组大鼠肾脏免疫荧光检查均可见 IgG 沿肾小球毛细血管袢呈弥漫、颗粒状沉积，且给药第 10、20、30 天，青藤碱低、中、高剂量组及雷米普利组和模型组大鼠肾脏组织免疫荧光 IgG 阳性区平均积分光密度组间比较，差异均无统计学意义（P 均大于 0.05），见表 3-2-39。

表 3-2-39　各组大鼠肾脏组织免疫荧光 IgG 阳性区平均积分光密度比较

组别	n	平均积分光密度		
		给药第 10 天	给药第 20 天	给药第 30 天
青藤碱低剂量组	17	0.0199±0.0155	0.0171±0.0044	0.0821±0.0055
青藤碱中剂量组	17	0.0209±0.0173	0.0182±0.0069	0.0669±0.0332
青藤碱高剂量组	17	0.0146±0.0145	0.0156±0.0080	0.0616±0.0273
雷米普利组	17	0.0207±0.0085	0.0203±0.0055	0.0806±0.0811
模型组	17	0.0227±0.0086	0.0124±0.0026	0.0924±0.0293

各组大鼠肾脏组织 Podocin 蛋白表达情况比较：各组大鼠肾脏组织免疫组化检查均可见 Podocin 蛋白肾小球毛细血管袢表达。给药第 10、20、30 天，青藤碱低、中、高剂量组及雷米普利组和模型组大鼠肾脏组织免疫组化 Podocin 阳性区平均积分光密度均低于对照组（P 均小于 0.05），而青藤碱低、中、高剂量组分别与雷米普利组比较，差异无统计学意义（P 均大于 0.05）；给药第 20 天，青藤碱高剂量组 Podocin 阳性区平均积分光密度高于模型组（$P < 0.05$）。Podocin 阳性区平均积分光密度整体呈对照组＞青藤碱干预组＞雷米普利组＞模型组的趋势，见表 3-2-40。

表 3-2-40　各组大鼠肾脏组织免疫组化 Podocin 阳性区平均积分光密度比较

组别	n	平均积分光密度		
		给药第 10 天	给药第 20 天	给药第 30 天
青藤碱低剂量组	17	0.0972±0.0575*	0.0990±0.0116*	0.1195±0.0478*
青藤碱中剂量组	17	0.0985±0.0010*	0.1103±0.0002*	0.1183±0.0015*
青藤碱高剂量组	17	0.1036±0.0023*	0.1161±0.0010*△	0.1205±0.0026*
雷米普利组	17	0.0971±0.0939*	0.1023±0.0385*	0.1181±0.0273*
模型组	17	0.0944±0.0715*	0.0908±0.0904*	0.1140±0.0711*
对照组	17	0.1390±0.0053	0.1321±0.0025	0.1399±0.0953

注：与对照组比较，* $P < 0.05$；与模型组比较，△ $P < 0.05$。

各组大鼠肾脏组织 Nephrin 蛋白表达情况比较：各组肾脏免疫组化检查均可见 Nephrin 沿肾小球毛细血管袢表达。免疫组化 Nephrin 阳性区平均积分光密度统计分析可知：给药第 10 天，模型组和青藤碱低、中剂量组低于对照组（$P < 0.05$）；各干预组与模型组比较，差异均无统计学意义（$P > 0.05$）；各青藤碱干预组组间比较，差异亦均无统计学意义（$P > 0.05$）。给药第 20 天，模型组和青藤碱低剂量组 Nephrin 阳性区平均积分光密度低于对照组（$P < 0.05$），青藤碱高剂量组高于模型组（$P < 0.05$）；各青藤碱干预组组间比较，差异均无统计学意义（$P > 0.05$）。

给药第 30 天,各组间比较,差异均无统计学意义($P>0.05$)。各组 Nephrin 阳性区平均积分光密度整体呈对照组＞青藤碱干预组＞雷米普利组＞模型组的趋势,见表 3-2-41。

表 3-2-41　各组大鼠肾脏组织免疫组化 Nephrin 阳性区平均积分光密度比较

组别	n	平均积分光密度		
		给药第 10 天	给药第 20 天	给药第 30 天
青藤碱低剂量组	17	0.0492 ± 0.0503*	0.0484 ± 0.0201*	0.0503 ± 0.0048
青藤碱中剂量组	17	0.0449 ± 0.0075*	0.0537 ± 0.0030	0.0605 ± 0.0043
青藤碱高剂量组	17	0.0601 ± 0.0178	$0.0680\pm0.0243^{\triangle}$	0.0702 ± 0.0133
雷米普利组	17	0.0595 ± 0.0116	0.0508 ± 0.0128	0.0688 ± 0.0726
模型组	17	0.0491 ± 0.0163*	0.0480 ± 0.0021*	0.0674 ± 0.0046
对照组	17	0.0640 ± 0.0121	0.0701 ± 0.0173	0.0751 ± 0.0853

注:与对照组比较,* $P<0.05$;与模型组比较,$\triangle$ $P<0.05$。

本研究结果显示,青藤碱可通过上调 PHN 大鼠肾脏组织 Podocin、Nephrin 的表达来修复足细胞损伤,以减少 PHN 大鼠尿蛋白排泄,且其干预作用具有剂量依赖效应,即剂量越大,干预尿蛋白的效果就越明显。此外,本研究并未见到明显的不良反应。

［青藤碱对 Heymann 肾炎大鼠足细胞损伤的干预作用及机制研究.浙江医学,2021,43(9):924-929.］

汉防己在肾病风湿中的作用及机制研究

汉防己甲素(tetrandrine,Tet)是从防己科植物粉防己(*Stephania tetrandra* S. Moore)的根中提取的一种生物碱,为双苄基异喹衍生物。在祖国医学中,汉防己作为一种利水消肿、祛风除湿中药,已被广泛应用于临床。现代医学研究证实,Tet 是一种天然的非选择性中药钙拮抗剂,具有消炎、镇痛、降血压、降血糖、抗硅肺、抗心律失常等药理作用和器官保护作用,可以通过扩张肾小球的入球小动脉,提高肾小球滤过率,从而改善肾脏的血供情况;具有抗脂质过氧化的作用,减少氧自由基的损伤;能抑制胶原纤维在肝内沉积,对实验性肝纤维化有一定程度的抑制作用,但对肾间质纤维化的作用报道不多,王永钧教授组织人员率先开展了汉防己甲素在肾小管上皮细胞转分化中的作用的研究。

一、汉防己甲素对马兜铃酸 A 诱导的人近端肾小管上皮细胞转分化的干预作用

本研究将正常培养的人近端肾小管上皮细胞(HK-2)随机分组：正常组，模型组($10\mu g/ml$ 马兜铃酸 A)，汉防己甲素高、中、低浓度组(在 $10\mu g/ml$ 马兜铃酸 A 基础上分别加入 $500ng/ml$、$100ng/ml$、$20ng/ml$ Tet)，泼尼松龙对照组($10\mu g/ml$ 马兜铃酸 A＋$500ng/ml$ 泼尼松龙)。48h 后观察各组细胞形态的变化，用 RT-PCR 检测各组 E-钙黏蛋白(E-cadherin，E-Cad)、TGF-β_1、α-SMA mRNA 表达水平，用 ELISA 测定各组细胞培养液中 TGF-β_1 浓度，用流式细胞术测定各组 E-Cad 阳性表达细胞的百分比，见表 3-2-42。

表 3-2-42　Tet 对 HK-2 E-Cad、TGF-β_1、α-SMA mRNA 表达的影响($\bar{x}\pm s$)

组别	E-Cad/β-actin	TGF-β_1/β-actin	α-SMA/β-actin
正常组	0.585±0.262**	0.748±0.116**	1.052±0.221*
模型组	0.020±0.016	2.406±0.111	1.929±0.667#
Tet 高浓度组	0.414±0.099*	1.140±0.072**	1.035±0.308*
Tet 中浓度组	0.351±0.144*	1.192±0.157**	1.041±0.302*
Tet 低浓度组	0.601±0.255**	1.386±0.260**	1.001±0.116*
泼尼松龙对照组	0.150±0.036	1.120±0.069**	1.047±0.269*

注：与正常组比较，# $P<0.05$；与模型组比较，* $P<0.05$，** $P<0.01$。

倒置显微镜下可见正常组 HK-2 呈典型鹅卵石状紧密排列；模型组 HK-2 明显拉长梭形变，细胞间排列明显松散，细胞数目明显减少；Tet 各浓度组及泼尼松龙对照组亦有梭形变，细胞间排列松散，细胞数目明显减少，但改变较模型组轻，见图 3-2-49。

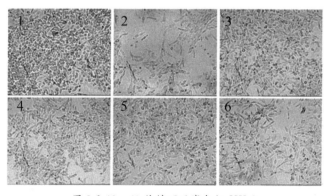

图 3-2-49　40 倍镜下观察各组 HK-2

1.正常组；2 模型组；3.Tet 高浓度组；4.Tet 中浓度组；5.Tet 低浓度组；6.泼尼松龙对照组

模型组 E-Cad mRNA 表达水平明显低于正常组及 Tet 各浓度组（$P<0.05$）；α-SMA mRNA 表达水平明显高于正常组、Tet 各浓度组及泼尼松龙对照组，差异具有统计学意义（$P<0.05$）；TGF-β_1 mRNA 表达水平明显高于正常组、Tet 各浓度组及泼尼松龙对照组（$P<0.01$），见图 3-2-49—图 3-2-52。

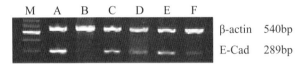

图 3-2-50　RT-PCR 检测 HK-2 E-Cad mRNA 表达

M. Mark；A. 正常组；B. 模型组；C. Tet 高浓度组；D. Tet 中浓度组；

E. Tet 低浓度组；F. 泼尼松龙对照组

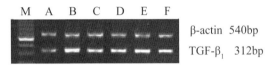

图 3-2-51　RT-PCR 检测 HK-2 TGF-β_1 mRNA 表达

M. Mark；A. 正常组；B. 模型组；C. Tet 高浓度组；D. Tet 中浓度组；

E. Tet 低浓度组；F. 泼尼松龙对照组

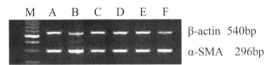

图 3-2-52　RT-PCR 检测 HK-2 α-SMA mRNA 表达

M. Mark；A. 正常组；B. 模型组；C. Tet 高浓度组；D. Tet 中浓度组；

E. Tet 低浓度组；F. 泼尼松龙对照组

流式细胞术检测模型组 HK-2 表达 E-Cad 明显低于正常组，Tet 中、低浓度组（$P<0.05$）；双抗体夹心酶联免疫吸附法测定模型组 HK-2 分泌 TGF-β_1 明显高于正常组、Tet 各浓度组及泼尼松龙对照组（$P<0.01$），见表 3-2-43。

表 3-2-43　Tet 对 HK-2 E-Cad、TGF-β_1 表达的影响（$\bar{x}\pm s$）

组别	E-Cad 表达阳性率/%	TGF-β_1 表达阳性率/%
正常组	$6.087\pm0.777^*$	$98.882\pm18.806^{**}$
模型组	4.450 ± 0.652	184.901 ± 14.144
Tet 高浓度组	4.007 ± 0.697	$37.403\pm7.319^{**}$
Tet 中浓度组	$5.907\pm0.548^*$	$83.887\pm7.327^{**}$
Tet 低浓度组	$5.995\pm0.120^*$	$108.705\pm7.741^{**}$
泼尼松龙对照组	4.013 ± 0.676	$139.241\pm5.603^{**}$

注：与模型组比较，$^*P<0.05$，$^{**}P<0.01$。

马兜铃酸肾病(aristolochic acid nephropathy,AAN)往往呈不可逆性肾损害，常在数月或1～2年内发展到终末期肾衰竭。目前对AAN的治疗及发病机制尚不十分清楚，大多数学者认为，AAN主要的病理表现为急性或慢性的小管间质损害，肾小管上皮细胞转分化为成纤维细胞是AAN间质纤维化的重要发病机制。而且这些作用可能是TGF-β_1所介导的。TGF-β_1是目前业内一致认为的最重要的肾脏致纤维化因子。

研究结果显示，将AAN作用于HK-2后，其形态明显变为长梭形，细胞排列松散、数目减少；且TGF-β_1 mRNA分泌明显增多，α-SMA mRNA的表达上调，E-Cad的细胞阳性表达下调，表明AAN作用于HK-2后，可造成细胞中毒性损伤和坏死，并诱导HK-2转分化，促进肾间质纤维化。进一步研究发现，Tet对受损的HK-2具有一定的保护作用，表现在Tet各组细胞数目较模型组多，形态改变较模型组轻；同时TGF-β_1、α-SMA mRNA的表达虽高于正常组，但明显低于模型组($P<0.05$)，E-Cad的细胞阳性百分率明显高于模型组，表明Tet可通过减少TGF-β_1 mRNA的分泌，阻止HK-2转分化为肌成纤维细胞，拮抗AAN对HK-2的损伤，从而延缓或减轻肾间质纤维化。

研究结果提示，Tet可拮抗AAN所致肾小管上皮细胞的转分化，为AAN的防治提供了一种新的临床方法。

[汉防己甲素对马兜铃酸A诱导的人近端肾小管上皮细胞转分化的干预作用.中国中西医结合肾病杂志，2009，10(6)：484-484.]

二、汉防己甲素对马兜铃酸A致肾小管上皮细胞Bcl-2/Bax的表达及细胞内钙离子的影响

肾小管在发生急、慢性损伤时会出现上皮细胞凋亡现象，细胞凋亡在肾病的发生发展中起着十分重要的作用，而马兜铃酸肾病虽然发病机制尚未完全明了，但马兜铃酸引起相关的小管间质损害是导致急慢性肾衰竭的重要因素。马兜铃属植物有200余种，在我国常用的中草药或中药中，有数十种含有马兜铃酸类及马兜铃内酰胺类成分，其中马兜铃酸A的含量最为丰富。体外实验发现，外源性马兜铃可导致上皮细胞凋亡、转分化，直接造成肾小管上皮细胞损伤。粉防己碱又称汉防己甲素，是从传统的中药汉防己中提取得到的一种物质。我们先前的研究已经发现，汉防己甲素能抑制肾小管上皮细胞转分化，且对马兜铃酸A诱导的人近端肾小管上皮细胞有保护作用，但是否对马兜铃酸A所致小管上皮细胞的相关凋亡基因Bcl-2/Bax及其相关细胞内钙离子浓度有影响，则尚未见有报道。

本研究以马兜铃酸A诱导的人近端肾小管上皮细胞为研究对象，观察汉防己甲素对小管上皮细胞凋亡相关基因Bcl-2/Bax及细胞内钙离子浓度的影响。将人近端肾小管上皮细胞株(HK-2)随机分为正常组、模型组、汉防己甲素高、中、低浓

度组和泼尼松龙组 6 组。除正常组外，其余 5 组用马兜铃酸 A(10μg/ ml) 刺激体外培养的 HK-2;Tet 高、中、低浓度组分别加入 500ng/ml、100ng/ml、20ng/ml 的 Tet,泼尼松龙组加入 500ng/ml 的泼尼松龙。细胞培养 36h 后,观察其形态;用 RT-PCR 法检测各组 Bcl-2、Bax mRNA 表达水平;用 Western blot 法检测各组 Bcl-2、Bax 蛋白表达水平;用激光共聚焦显微镜检测各组细胞内钙离子浓度变化。

研究结果显示,模型组 Bcl-2 mRNA 表达显著低于正常组;经高、中浓度汉防己甲素及泼尼松龙干预,Bcl-2 mRNA 表达升高,且与模型组比较,差异有统计学意义($P<0.05$)。同时,模型组 Bax mRNA 表达显著高于正常组;经高、中浓度汉防己甲素及泼尼松龙干预后,Bax mRNA 表达降低,且与模型组比较,差异有统计学意义($P<0.05$),而汉防己甲素低浓度组与模型组比较,差异无统计学意义($P>0.05$),见表 3-2-44、图 3-2-53、图 3-2-54。

表 3-2-44 不同浓度汉防己甲素对 HK-2 Bcl-2、Bax mRNA 表达的影响($\bar{x}\pm s$)

组别	n	Bcl-2/β-actin	Bax/β-actin
正常组	3	0.82±0.13*	0.49±0.15*
模型组	3	0.59±0.04■	1.15±0.10■
汉防己甲素高浓度组	3	1.20±0.18■*	0.74±0.19■*
汉防己甲素中浓度组	3	1.03±0.14■*	0.88±0.11■*
汉防己甲素低浓度组	3	0.71±0.07■	1.27±0.24■
泼尼松龙组	3	1.01±0.13■*	0.64±0.16■*

注:与正常组比较,■$P<0.05$;与模型组比较,*$P<0.05$(下同)。

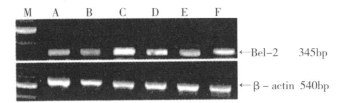

图 3-2-53 RT-PCR 法检测各组 Bcl-2 mRNA 表达

M. Mark;A.正常组;B. 模型组;C.汉防己甲素高浓度组;D.汉防己甲素中浓度组;

E.汉防己甲素低浓度组;F.泼尼松龙组

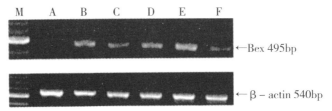

图 3-2-54 RT-PCR 法检测各组 Bax mRNA 表达

M. Mark;A. 正常组;B. 模型组;C.汉防己甲素高浓度组;D.汉防己甲素中浓度组;

E.汉防己甲素低浓度组;F.泼尼松龙组

Western blot 结果显示，模型组 Bcl-2 蛋白表达显著低于正常组；经高、中浓度汉防己甲素及泼尼松龙干预后，Bcl-2 蛋白表达有所升高，且与模型组比较，差异有统计学意义（$P<0.05$）；而汉防己甲素低浓度组与模型组比较，差异无统计学意义（$P>0.05$）。模型组 Bax 蛋白表达显著高于正常组；经高、中浓度汉防己甲素及泼尼松龙干预后，Bax 蛋白表达出现下降，且与模型组比较，差异有统计学意义（$P<0.05$）；而汉防己甲素低浓度组与模型组比较，差异无统计学意义（$P>0.05$），见表3-2-45、图 3-2-55、图 3-2-56。

表 3-2-45　不同浓度汉防己甲素对 HK-2 Bcl-2、Bax 蛋白表达的影响（$\bar{x}\pm s$）

组别	n	Bcl-2/β-actin	Bax/β-actin
正常组	3	0.61±0.20*	0.39±0.17*
模型组	3	0.28±0.19■	0.97±0.05■
汉防己甲素高浓度组	3	1.00±0.01■*	0.80±0.07■*
汉防己甲素中浓度组	3	0.86±0.07■*	0.81±0.03■*
汉防己甲素低浓度组	3	0.42±0.05■	1.00±0.01■
泼尼松龙组	3	0.93±0.07■*	0.82±0.03■*

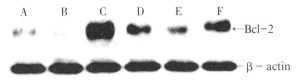

图 3-2-55　Westerm blot 法检测各组 Bcl-2 蛋白表达

A. 正常组；B. 模型组；C. 汉防己甲素高浓度组；D. 汉防己甲素中浓度组；

E. 汉防己甲素低浓度组；F. 泼尼松龙组

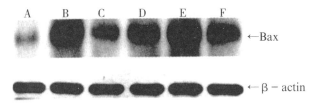

图 3-2-56　Westerm blot 法检测各组 Bax 蛋白表达

A. 正常组；B. 模型组；C. 汉防己甲素高浓度组；D. 汉防己甲素中浓度组；

E. 汉防己甲素低浓度组；F. 泼尼松龙组

HK-2 培养 36h 后，激光共聚焦显微镜检测结果显示模型组细胞内平均钙离子荧光强度$[Ca^{2+}]_i$显著高于正常组，与汉防己甲素高、中浓度组及泼尼松龙组比较，差异均有统计学意义（$P<0.05$）；而汉防己甲素低浓度组与模型组比较，差异

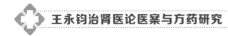

无统计学意义（$P>0.05$）。汉防己甲素高、中、低浓度组组间比较,平均钙离子荧光强度差异呈浓度相关性（$P<0.05$）,汉防己甲素高浓度组效果最好,见表 3-2-46、图 3-2-57—图 3-2-59。

表 3-2-46 不同浓度汉防己甲素对各组[Ca^{2+}]$_i$表达的影响（$\bar{x}\pm s$）

组别	n	[Ca^{2+}]$_i$
正常组	3	9.321 ± 0.169*
模型组	3	33.082 ± 1.006■
汉防己甲素高浓度组	3	12.301 ± 0.858■*
汉防己甲素中浓度组	3	20.159 ± 0.725■*
汉防己甲素低浓度组	3	29.855 ± 5.507■*
泼尼松龙组	3	11.983 ± 0.460■*

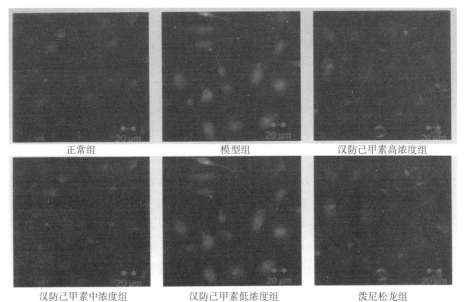

正常组　　　　　　模型组　　　　　汉防己甲素高浓度组

汉防己甲素中浓度组　　　汉防己甲素低浓度组　　　　泼尼松龙组

图 3-2-57 激光共聚焦显微镜检测各组细胞内[Ca^{2+}]$_i$浓度变化（激光共聚焦显微镜,200×）

$10\mu g/ml$马兜铃酸 A 作用正常 HK-2 1.5h,无明显钙离子超载的高峰出现,见图 3-2-58。

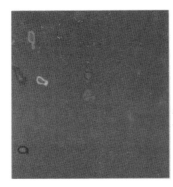

以1细胞为例,分别观察细胞在正常培养状态下和加入 10μg/ml 马兜铃酸 A 后 1.5h 内的钙离子荧光强度变化

图 3-2-58　1—6 分别表示随机选取的 6 个 HK-2 细胞

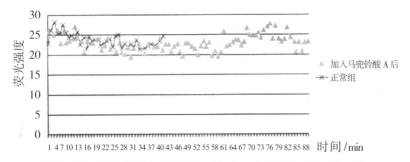

图 3-2-59　激光共聚焦显微镜检测细胞内钙离子浓度快时相变化

本研究进一步从细胞凋亡调节基因 Bcl-2/Bax 的表达及细胞内钙离子浓度的变化,观察 Tet 对马兜铃酸 A 致小管上皮细胞凋亡的影响。以人近端肾小管上皮细胞株(HK-2)作为观察对象,从肾组织细胞形态学的角度观察发现,马兜铃酸 A 作用 36h 后,HK-2 形态、排列、细胞数目均发生了明显的变化,而各干预组上述改变明显减轻,提示 Tet 对马兜铃酸 A 诱导的肾小管上皮细胞的损伤起到保护作用,且与模型组比较差异明显。进一步检测各组 Bcl-2、Bax mRNA 和蛋白表达水平发现,经马兜铃酸 A 作用后,模型组 Bcl-2 的基因和蛋白表达明显低于其余各组,而 Bax 的基因和蛋白表达却高于其余各组,且差异有统计学意义;Bcl-2/Bax 的比值呈负值,此现象表明马兜铃酸 A 可以使小管细胞膜上的抗凋亡因子减少,促凋亡因子上调,促使细胞进入凋亡状态;Tet 具有拮抗马兜铃酸 A 的作用,Tet 高、中浓度组 Bcl-2/Bax 比值呈正值,有减少或延缓细胞进入凋亡状态的可能。其后激光共聚焦显微镜对各组细胞内平均钙离子浓度变化的检测结果显示,Tet 可使细胞内钙离子浓度降低,且与模型组比较,差异有统计学意义($P<0.05$);Tet 各组组间差异呈浓度相关性($P<0.05$),即高浓度组效果高于中、低浓度组。

我们的研究表明,马兜铃酸 A 致小管细胞凋亡的因素之一可能是通过影响细胞凋亡调节因子,如 Bcl-2、Bax 等;而这种与细胞凋亡有关的因子通过调节细胞内的钙离子浓度,从而影响细胞对凋亡的敏感性。Tet 具有中药钙离子拮抗剂的美称,其通过阻滞细胞内钙离子浓度的升高或直接拮抗马兜铃酸 A 对细胞凋亡因子的影响,从而减少细胞的损伤或死亡。此外,本研究还发现,马兜铃酸 A 引起细胞内钙离子浓度升高是一个慢时相过程,观察 1.5h 时,未见有钙离子超载的高峰出现。

[汉防己甲素对马兜铃酸 A 致肾小管上皮细胞 Bcl-2/Bax 的表达及细胞内钙离子的影响.中国中西医结合肾病,2010,11(11):948-952.]

防己黄芪汤是治疗"风湿"的经典方,出自汉代张仲景《金匮要略·痉湿暍病脉证并治》与《金匮要略·水气病脉证并治》,书中明确指出应用于"风湿""风水","脉浮身重,汗出恶风者,防己黄芪汤主之"。该方具有益气固表除湿之功效,在千百年来医疗活动中被广泛实践,近年来被用于治疗慢性肾炎、类风湿性关节炎、关节炎、肥胖、心力衰竭、浮肿等多种疾病。在肾病治疗中发现,防己黄芪汤可改善慢性肾衰竭患者肾功能,对慢性肾炎、肾病综合征有一定疗效,实验研究发现可明显减少氨基核苷嘌呤霉素(PAN)肾病尿蛋白排泄量,升高肌酐清除率,能增强腹腔巨噬细胞吞噬作用,具有一定的免疫调节作用。

虽然防己黄芪汤被认为是祛风化湿的经典方,临床上也被广泛用于治疗肾病,但少见实验研究与机制研究。为此,王永钧教授组织团队进一步探讨其在肾病治疗中的作用。

本研究采用单侧输尿管结扎(UUO)动物模型。单侧输尿管结扎动物模型通过一侧输尿管结扎造成梗阻性肾病,持续输尿管梗阻首先出现肾小管上皮细胞及血管内皮细胞损伤,导致各种细胞因子炎症介质表达上调,继而出现以单核细胞、淋巴细胞为主的炎症细胞浸润,最终发展为间质纤维化。该动物模型虽非免疫介导的炎症损伤,但以明显的炎症细胞浸润、进行性肾小管-间质病变为表现,是研究间质性肾炎、间质纤维化的理想肾病模型。另外,防己黄芪汤组方中的汉防己、黄芪、白术因具有免疫调节作用而被广泛用于治疗肾病,但是甘草的使用却一直有争议。一方面,现代药理学研究发现,甘草具有糖皮质激素样的抗炎作用,具有肾保护作用。另一方面,甘草有"助湿""助风"的特性,并不适用于肾病临床,且因甘草具有去氧皮质酮样作用,能潴钠排钾,故有"禁用于肾脏病、高血压病患者"之说。本研究采用防己黄芪汤以及防己黄芪去甘草汤两种中药组方进行干预,进一步观察去除甘草对防己黄芪汤在肾病治疗中的影响,从而为临床祛风化湿治疗提供新的思路与实验依据。按《方剂学》大鼠体表面积计算给药,即每天剂量为汉防己0.228g、黄芪0.285g、白术0.171g、甘草0.114g,去甘草汤组在上述基础上去甘草。

用防己黄芪汤以及防己黄芪去甘草汤进行干预,按《方剂学》大鼠体表面积计算给药,即每天剂量为汉防己0.228g、黄芪0.285g、白术0.171g、甘草0.114g,去甘草汤组在上述基础上去甘草。观察 UUO 大鼠肾功能、肾病理,以及 α-SMA、FN、TGF-β_1、骨形态发生蛋白-7(bone morphogenetic protein 7,BMP-7)的蛋白和基因表达。

三、防己黄芪汤防治肾间质纤维化的实验研究

1. 防己黄芪汤抑制 UUO 大鼠肾间质纤维化

研究结果显示模型组大鼠血尿素氮（BUN）较假手术组显著升高，使用药物干预后，防己黄芪汤组、防己黄芪去甘草汤组 BUN 水平显著降低，其中去甘草组下降更明显，与福辛普利钠组比较亦有显著差异。各组血肌酐（Scr）比较，无显著性差异。模型组大鼠血浆白蛋白（ALB）下降，使用药物干预后，防己黄芪汤组及去甘草组血浆白蛋白明显上升，而福辛普利钠组无明显变化，见表 3-2-47。

表 3-2-47　各组大鼠 BUN、ALB、Scr 检测（$\bar{x}\pm s$）

组别	BUN/(mmol/L)	Scr/(μmol/L)	ALB/(g/L)
假手术组	5.96±0.65	26.48±5.60	27.38±1.06
模型组	8.81±0.88▲	31.50±5.78	24.75±3.28▲
防己黄芪汤组	7.66±1.12▲◇	30.25±4.46	27.25±1.75◆
防己黄芪去甘草汤组	6.90±0.68◆☆	30.12±4.76	26.63±1.41◇
福辛普利钠组	8.19±1.77▲	30.25±5.20	25.50±0.93△

注：与假手术组比较，△$P<0.05$，▲$P<0.01$；与模型组比较，◇$P<0.05$，◆$P<0.01$；与福辛普利钠组比较，☆$P<0.05$。

肾病理显示模型组大鼠肾小管明显扩张，上皮细胞肿胀、空泡变性，较多坏死、脱落，甚至小管结构消失，灶性小管萎缩，肾间质区域增宽，水肿，出现灶性纤维化，炎症细胞呈片状-多灶性浸润。与模型组比较，防己黄芪汤组、去甘草组、福辛普利钠组肾小管间质纤维化明显减轻，见图 3-2-60。

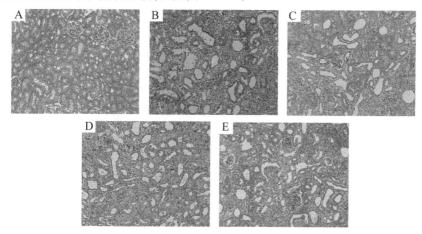

图 3-2-60　各组大鼠肾组织 Masson 染色（100×）

A.假手术组；B.模型组；C.防己黄芪汤组；D.防己黄芪去甘草汤组；E.福辛普利钠组

2. 防己黄芪汤抑制 UUO 大鼠肾 α-SMA、FN 表达

免疫组化显示,假手术组大鼠肾组织有极少量 α-SMA、FN 表达,而模型组大鼠肾小管细胞及间质出现大量阳性表达。使用药物干预后,肾小管及间质 α-SMA、FN 表达明显下降,见图 3-2-61 和图 3-2-62。

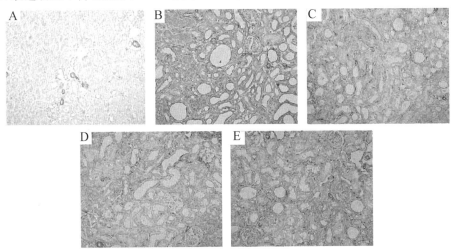

图 3-2-61　各组大鼠肾组织 α-SMA 免疫组化染色(100×)

A.假手术组;B.模型组;C.防己黄芪汤组;D.防己黄芪去甘草汤组;E.福辛普利钠组

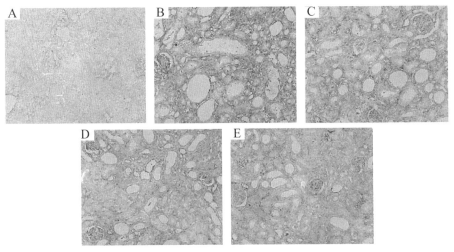

图 3-2-62　各组大鼠肾组织 FN 免疫组化染色(100×)

A.假手术组;B.模型组;C.防己黄芪汤组;D.防己黄芪去甘草汤组;E.福辛普利钠组

α-SMA、FN mRNA 在造模后大鼠肾组织中表达显著上调,与模型组比较,治疗组和福辛普利钠组表达显著降低,见图 3-2-63。

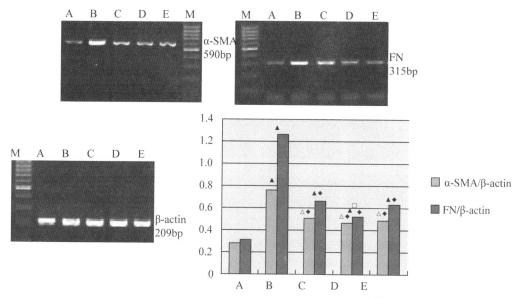

图 3-2-63　各组大鼠 α-SMA、FN、β-actin mRNA 的表达($\bar{x}\pm s$, $n=4$)

　　A. 假手术组；B. 模型组；C. 防己黄芪汤组；D. 防己黄芪去甘草汤组；E. 福辛普利钠组

　　注：与假手术组比较，△ $P<0.05$，▲ $P<0.01$；与模型组相比，◆ $P<0.01$；与防己黄芪汤组比较，□ $P<0.05$。

　　［防己黄芪汤防治肾间质纤维化的实验研究. 中华中医药学刊，2008，26(5)：1000-1002.］

四、防己黄芪汤对单侧输尿管梗阻大鼠肾组织 TGF-β₁、BMP-7 的影响

　　免疫组化结果显示，假手术组大鼠肾小管上皮细胞内、肾间质 TGF-β₁ 微量表达，模型组大鼠肾小管上皮细胞可见 TGF-β₁ 阳性表达，防己黄芪汤各剂量组及福辛普利钠组表达明显减少。BMP-7 表达于大鼠肾小管上皮细胞和肾间质中，造模后大鼠 BMP-7 表达明显下降，药物干预后各组 BMP-7 表达有所上调，以防己黄芪汤中、高剂量组，福辛普利钠组明显，见图 3-2-64。

　　与假手术组比较，TGF-β₁ mRNA 在造模后大鼠肾组织中的表达显著上调，BMP-7 mRNA 的表达则显著下降；与模型组比较，各干预组 TGF-β₁ mRNA 表达显著降低，BMP-7 mRNA 表达则明显上调，见图 3-2-65—图 3-2-67。

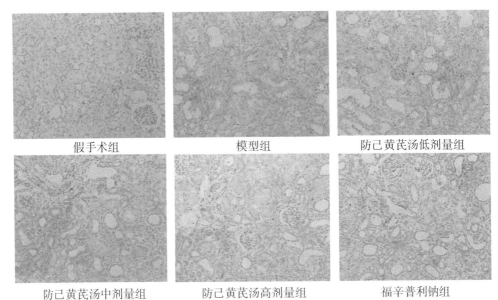

假手术组　　　　　　模型组　　　　　　防己黄芪汤低剂量组

防己黄芪汤中剂量组　　　防己黄芪汤高剂量组　　　福辛普利钠组

图 3-2-64　各组大鼠肾组织免疫组化 TGF-β_1 表达（100×）

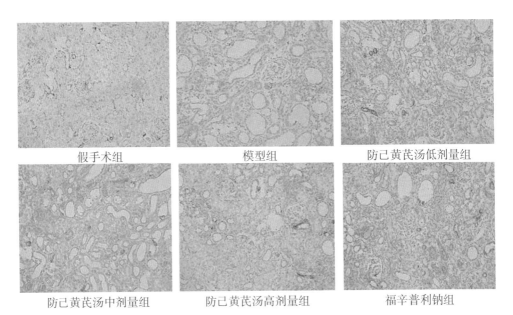

假手术组　　　　　　模型组　　　　　　防己黄芪汤低剂量组

防己黄芪汤中剂量组　　　防己黄芪汤高剂量组　　　福辛普利钠组

图 3-2-65　各组大鼠肾组织免疫组化 BMP-7 表达（100×）

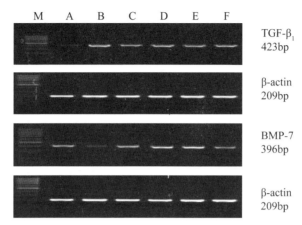

图 3-2-66　RT-PCR 检测各组大鼠肾组织 TGF-β₁、BMP-7 mRNA 的表达

M. Mark；A. 假手术组；B. 模型组；C. 防己黄芪汤低剂量组；D. 防己黄芪汤中剂量组；

E. 防己黄芪汤高剂量组；F. 福辛普利钠组

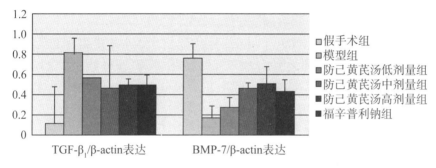

图 3-2-67　各组大鼠肾组织 TGF-β₁、BMP-7 mRNA 表达的半定量分析

研究结果显示，防己黄芪汤可显著降低 UUO 大鼠血尿素氮，使血白蛋白升高；肾小管间质纤维化程度亦较模型组显著减轻；同时，防己黄芪汤可使 UUO 大鼠肾小管和肾间质成纤维细胞标志蛋白 α-SMA、细胞外基质成分 FN 的蛋白和基因表达显著降低，提示防己黄芪汤可通过抑制 α-SMA 表达和 FN 的产生来减轻肾间质纤维化。

在肾间质纤维化过程中，TGF-β₁ 作为最重要的促纤维化因子，诱导肾小管上皮细胞表达肌成纤维细胞标志物 α-SMA 发生转分化，通过 Smads 途径，使 Smad2/3 与细胞膜上的 TGF-β₁ 型受体结合被磷酸化而活化，与 Smad4 形成异多聚体，进入细胞核中调节靶基因的转录，从而刺激细胞外基质蛋白的合成和沉积，加速肾间质纤维化进程。而 BMP-7 被认为是一种重要的抑制肾间质纤维化的细胞因子，作为与肾原性间充质毗连的间质细胞群的存活因子，在多种因素作用下诱导间充质-上皮细胞转分化，减少小管上皮细胞分泌致炎症细胞因子和生长因子，维持肾小管上皮表型，抑制和逆转肾小管上皮细胞转分化过程，进而减轻已形成的肾纤维化;另外,BMP-7能使Smad6表达增加,而Smad6作为抑制性Smad,抑制TGF-β_1信号转导。因此,推测TGF-β_1和BMP-7可能作为一对相互拮抗的因子而起作用。当平衡移向TGF-β_1一方时,间质纤维化就进展。

研究从动物实验、分子生物学角度证实了防己黄芪汤在肾病风湿治疗中的作用机制,即通过调节肾组织TGF-β_1和BMP-7这一对相互拮抗的细胞因子的表达,抑制炎症反应,进而抑制肾小管转分化、肾小管萎缩、肾间质纤维化等慢性化过程,从而起到祛风湿作用。

目前认为,慢性肾脏病的蛋白尿、水肿及肾功能下降皆与"风湿"有关,"风湿"是肾脏病的始动因子和加重因素。风湿证的本质是肾脏处于免疫活动,炎症亢进过程,其微观辨证可见肾小球系膜细胞增生活跃或(及)毛细血管内皮细胞增生,足细胞肥大、脱落,足突融合,大或小细胞性新月体形成,襟坏死及间质炎症细胞浸润等活动性炎症,炎症反应的持续存在导致肾小球硬化、间质纤维化、肾小管萎缩等慢性化病变的出现,加重肾脏病。UUO大鼠由梗阻所致的间质炎症细胞浸润,继而发生的间质纤维化,也可视为风湿证候。

防己黄芪汤由汉防己、黄芪、白术、甘草组成,在用法中加生姜、大枣。其中,汉防己祛风化湿,黄芪补气固表利水,两者配伍,消补兼施,相得益彰,共奏益气祛风利湿之功,同为君药。白术作为方中臣药,培土制水,助防己利水以消肿,合黄芪益气以实卫。使以炙甘草益气健脾,调和药性;大枣补脾和胃,益气调营;生姜发散祛风利水。本方扶正祛邪,标本兼顾,是一首祛风化湿的代表方。现代药理学研究发现,防己黄芪汤中的主要药物汉防己可抑制TGF-β_1的表达,抑制成纤维细胞增殖,减轻肾纤维化的程度;黄芪可抑制肾小球系膜细胞增殖,诱导肝细胞生长因子产生,抑制成纤维细胞增殖和TGF-β_1分泌,延缓肾间质纤维化进展。防己黄芪去甘草汤组与原方一样,改善了肾间质纤维化的多项指标,在降低血尿素氮水平方面显示有更好趋势,提示防己黄芪去甘草汤可能有更优越的肾保护作用。现代药理学研究发现,甘草可与盐皮质激素受体结合产生醛固酮作用,导致水钠潴留、低钾等症,而醛固酮是纤维化的重要致病因素之一,其受体拮抗剂则具有预防和减轻纤维化的作用。因此,这可能是防己黄芪去甘草汤组进一步改善肾功能、减轻肾间质纤维化的机制之一。近年来,屡有研究报道提示甘草有肾保护作用,但本研究结果与此不符。此与绝大多数研究采用18α-甘草酸或以18α-甘草酸为主要成分的"甘草酸二胺"有关,而甘草的主要成分却是18β-甘草酸。

由此可见,防己黄芪汤的祛风化湿作用可能与汉防己、黄芪这两味主药的上述作用机制有关。

[防己黄芪汤对单侧输尿管梗阻大鼠肾组织TGF-β_1、BMP-7的影响.中国中西医结合肾病杂志,2011,12(12):1041-1043.]

白芍在肾病风湿中的作用和机制研究

白芍为毛茛科植物芍药(*Paeonia lactiflora* Pall.)的干燥根,是常用的传统中药之一,历代医家认为其具有养血柔肝、敛阴收汗、缓急止痛等功效;据《本经》记载,白芍"主邪气腹痛,除血痹,破坚积寒热,疝瘕,止痛,利小便,益气",并柔肝治木郁风动等,正切中慢性肾炎发生发展中"虚、瘀、风湿"的主要病机,为应用白芍治疗慢性肾炎提供了中医理论基础。为进一步证实这一点,王永钧教授首次开展了白芍总苷(total glucosides of paeony,TGP)的实验研究。

TGP 是白芍干燥根中提取的一种有效成分,具有抗炎、镇痛、催眠和抗惊厥,以及对腹腔巨噬细胞的免疫调节作用。研究发现,TGP 可使佐剂性关节炎大鼠腹腔巨噬细胞中增高的 IL-1、前列腺素 E_2、白三烯 B_4 水平恢复正常,且呈浓度依赖性抑制;同时,其可使脂多糖(lipopolysaccharides,LPS)诱导巨噬细胞产生的 TNF 量效曲线呈钟罩形,从而具有浓度和功能依赖性双向调节作用。另外,TGP 已应用于类风湿性关节炎、系统性红斑狼疮的临床治疗和对实验性肝炎的保护,可拮抗狼疮样小鼠 IgG 抗体水平升高,抑制刀豆蛋白 A 及 LPS 诱导的淋巴细胞增殖反应增强和 IL-1 水平的提高。因此,TGP 其作为一种新型免疫调节剂可用于治疗免疫介导性疾病。目前关于 TGP 防治慢性肾炎及其作用机制的文献报道较少,王永钧教授组织团队开展了 TGP 对系膜增生性肾小球肾炎(mesangial proliferative glomerulonephritis,MSPGN)模型大鼠 IL-1 及其受体拮抗剂(IL-1Ra)表达的实验研究。

白芍总苷调节系膜增生性肾炎大鼠 IL-1 及其受体拮抗剂表达的实验研究

本研究采用尾静脉注射葡萄球菌肠毒素及腹腔和尾静脉交替注射牛血清白蛋白,以建立 MSPGN 大鼠模型,根据体表面积公式,以 60kg 成人用药量及体表面积为标准所用的剂量作为给药的中等剂量,此量减半为低剂量,加倍为高剂量,随机分为正常组(A 组),模型组(B 组),TGP 低、中、高剂量组(C、D、E 组),雷公藤多苷组(F 组),TGP 与雷公藤多苷联合用药组(G 组)。研究分别检测各组大鼠治疗前后 24h 尿蛋白定量和肾功能指标,观察各组大鼠肾组织病理学改变,并采用 RT-PCR 法检测肾组织 IL-1、IL-1Ra mRNA 表达水平。

研究结果显示,治疗后的第 7、9、12 周时,B 组大鼠 24h 尿蛋白定量均显著高于 A 组,而 D 组、E 组和 G 组大鼠则显著低于 B 组;在第 12 周时,C 组、F 组大鼠 24h 尿蛋白定量亦显著低于 B 组(见表 3-2-48)。B 组大鼠的血清尿素氮(blood urea nitrogen,BUN)和血肌酐(serum creatinine,Scr)水平较 A 组显著增高,而各治疗组大鼠的 Scr 水平均较 B 组显著下降(见表 3-2-49)。

表 3-2-48　不同时期各组大鼠 24h 尿蛋白定量变化

组别	n	24h 尿蛋白定量/mg			
		第 0 周	第 7 周	第 9 周	第 12 周
A 组	8	1.73±0.82	6.41±2.05	7.42±2.92	7.99±1.81
B 组	8	2.54±1.23	30.20±16.34**	26.73±16.06**	21.47±8.17**
C 组	8	2.53±0.62	22.78±14.27	18.94±6.53	14.70±11.87△
D 组	8	1.78±1.60	19.29±2.03△	16.43±8.77△	14.32±3.26△
E 组	8	1.63±0.60	18.89±4.74△	17.34±1.84△	13.45±7.87△
F 组	8	2.57±0.94	21.24±5.30	17.07±4.30△	11.75±6.22△
G 组	8	2.36±0.72	18.15±5.50△△	17.10±3.43△	10.47±3.28△

注:与 A 组比较,** $P<0.01$;与 B 组比较,△ $P<0.05$,△△ $P<0.01$。

表 3-2-49　各组大鼠 BUN、ALB、Scr 水平的比较

组别	n	BUN/(mmol/L)	ALB/(g/L)	Scr/(μmol/L)
A 组	8	5.33±0.88	34.00±2.16	19.38±6.87
B 组	8	5.76±1.66*	31.25±1.67	33.75±10.22**
C 组	8	5.50±1.29	32.71±2.81	16.88±2.23△△
D 组	8	5.53±1.79	32.50±2.81	19.71±5.47△△
E 组	8	5.63±0.70	32.43±2.99	18.14±3.02△△
F 组	8	5.33±0.38	32.43±2.07	20.13±5.79△△
G 组	8	5.67±0.41	33.57±1.40	18.83±5.53△△

注:与 A 组比较,* $P<0.05$,** $P<0.01$;与 B 组比较,△△ $P<0.01$。

对大鼠处死后的肾组织,经 HE 染色,光镜下观察肾组织病理形态改变,并采用图像分析系统进行半定量分析(包括基底膜面密度和毛细血管袢面密度)。结果显示,B 组大鼠肾组织系膜基底膜面密度较 A 组显著增加,同时毛细血管袢面密度较 A 组显著减小;各治疗组大鼠肾组织系膜基底膜面密度较 B 组显著减小,毛细血管袢面密度较 B 组显著增加,见表 3-2-50。RT-PCR 检测 B 组大鼠肾组织 IL-1 mRNA 水平较 A 组显著增高,同时 IL-1Ra mRNA 水平较 A 组显著降低;C 组、D 组和 E 组大鼠肾组织 IL-1 mRNA 水平较 B 组显著降低,同时 IL-1Ra mRNA 水平较 B 组增高;F 组和 G 组大鼠肾组织 IL-1 mRNA 水平较 B 组显著降低,而 IL-1Ra mRNA 水平与 B 组的差异无统计学意义,见表 3-2-51、图 3-2-68。

表 3-2-50　各组大鼠肾组织系膜细胞及系膜基质变化程度的比较

组别	n	基底膜面密度	毛细血管祥面密度
A 组	8	0.290 ± 0.021	0.710 ± 0.021
B 组	8	$0.541\pm0.191^{**}$	$0.459\pm0.191^{**}$
C 组	8	$0.447\pm0.138^{\triangle\triangle}$	$0.553\pm0.138^{\triangle\triangle}$
D 组	8	$0.415\pm0.009^{\triangle\triangle}$	$0.585\pm0.009^{\triangle\triangle}$
E 组	8	$0.372\pm0.007^{\triangle\triangle}$	$0.628\pm0.007^{\triangle\triangle}$
F 组	8	$0.340\pm0.006^{\triangle\triangle}$	$0.660\pm0.006^{\triangle\triangle}$
G 组	8	$0.339\pm0.155^{\triangle\triangle}$	$0.661\pm0.155^{\triangle\triangle}$

注:与 A 组比较,$^{**}P<0.01$;与 B 组比较,$^{\triangle\triangle}P<0.01$。

表 3-2-51　各组大鼠肾组织 IL-1、IL-1Ra mRNA 表达水平的比较

组别	n	IL-1/GAPDH	IL-1Ra/GAPDH
A 组	8	0.26 ± 0.20	0.72 ± 0.08
B 组	8	$1.25\pm0.46^{**}$	$0.22\pm0.07^{**}$
C 组	8	$0.62\pm0.23^{\triangle}$	$0.55\pm0.14^{\triangle\triangle}$
D 组	8	$0.42\pm0.40^{\triangle\triangle}$	$0.49\pm0.16^{\triangle}$
E 组	8	$0.49\pm0.40^{\triangle\triangle}$	$0.48\pm0.11^{\triangle}$
F 组	8	$0.33\pm0.26^{\triangle\triangle}$	0.40 ± 0.17
G 组	8	$0.32\pm0.21^{\triangle\triangle}$	0.33 ± 0.10

注:与 A 组比较,$^{**}P<0.01$;与 B 组比较,$^{\triangle}P<0.05$,$^{\triangle\triangle}P<0.01$。

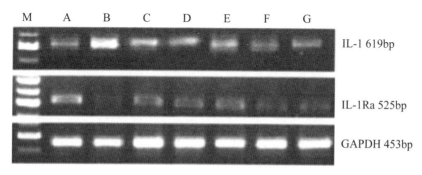

图 3-2-68　各组大鼠肾组织 IL-1、IL-1Ra mRNA 的表达水平

IL-1 是目前所知生物学活性最广泛的细胞因子之一。多项研究显示,IL-1 可通过自分泌和(或)旁分泌途径参与肾小球肾炎的发生和发展,特别在系膜增生、新月体形成过程中发挥了十分重要的作用;同时,在炎症情况下,IL-1 和 TNF-α 等炎

症因子的释放被认为是诱发或加重 IgA 肾病的因素之一,与系膜细胞增生、肾小管间质损伤和蛋白尿程度呈正相关。IL-1Ra 天然存在于人体内,可通过竞争性与 IL-1 受体结合来调节 IL-1 的生物活性,是迄今发现的最重要的细胞因子受体拮抗剂之一。IL-1Ra 与 IL-1 在体内的动态平衡是维持 IL-1 正常功能的关键。IL-1Ra 水平的高低直接影响 IL-1 的致病作用和程度,在发生感染、免疫炎症时,若机体无法产生足够的 IL-1Ra 拮抗高水平的 IL-1,则易导致全身和局部炎症反应的发生。因此,近年来,应用合成 IL-1Ra 治疗免疫介导性疾病已逐渐成为医学领域的一个研究热点。

在 MSPGN 患者中,IL-1 及 IL-1Ra 与相关的炎症因子可相互影响,共同形成一个复杂的细胞因子网络系统,对维持系膜的正常功能发挥着重要作用。当其动态平衡被打破时,则易导致系膜细胞和细胞外基质过度增殖,从而导致肾纤维化形成和进展。因此,针对该作用机制的药物可通过抑制系膜增生,有效缓解 MSPGN 的病变。本研究结果显示,各组大鼠治疗前 24h 尿蛋白定量的差异无统计学意义;在治疗第 7 周、第 9 周和第 12 周后,模型组的 24h 尿蛋白定量均显著高于正常组,而各治疗组可显著降低 24h 尿蛋白排泄量,且具有一定的时间和剂量依赖性,以治疗第 12 周后和 TGP 高剂量组的 24h 尿蛋白定量最小,提示 TGP 可通过减少蛋白尿来防治 MSPGN 的病程进展。同时发现,治疗第 12 周后模型组大鼠血清 BUN、Scr 水平均较正常组明显升高,而各治疗组 Scr 水平与模型组比较显著下降,提示 TGP 可改善 MSPGN 的肾功能指标。另外,肾组织病理分析发现,各治疗组与模型组比较,系膜增生病变程度明显减轻。RT-PCR 检测结果显示,模型组较正常组 IL-1 mRNA 表达增多,IL-1Ra mRNA 表达减少;经不同剂量 TGP 治疗后,IL-1 mRNA 表达明显下调,而 IL-1Ra mRNA 表达显著上调,提示 TGP 可能通过下调 IL-1 和上调 IL-1Ra mRNA 的表达水平,维持 IL-1 系统的平衡以拮抗 IL-1 引起的炎症反应,达到减少系膜细胞增生、减少尿蛋白和保护肾功能,从而防治 MSPGN 的作用。

[白芍总苷调节系膜增生性肾炎大鼠 IL-1 及其受体拮抗剂表达的实验研究. 浙江医学,2008,30(11):1176-1179.]

慢性肾脏疾病是一类临床常见的疾病,是终末期肾衰竭的主要发病原因,严重影响人们的健康。现代医学认为肾病最关键的发病机制是免疫介导的炎症损伤。免疫反应激活炎症细胞,释放炎症介质,造成肾脏损伤,这是肾脏逐渐纤维化、肾功能恶化的重要原因,因此抗炎、抗免疫一直是肾病临床治疗的重点。但长期以来,抗炎、抗免疫治疗一直集中在糖皮质激素、环磷酰胺、环孢素 A、吗替麦考酚酯、硫唑嘌呤等西药免疫抑制剂,而这些药物的抗免疫治疗并不能解决所有肾脏疾病的免疫异常。所以,寻找具有抑制肾脏免疫进程、减轻肾脏炎症反应,以改善肾脏病变的药物,一直是肾脏病研究的重点。

中医药对肾病证治的研究有着悠久的历史和丰富的经验,近年来,王永钧教授根据长期、持续探索以及临床实践得出,风湿内扰是肾病的主要病机,不仅是不少肾病的始动因子,也是肾脏疾病进展恶化的重要因素,从风湿论治肾病在临床上也取得了一定的疗效,但风湿论治肾病的疗效和机制一直以来欠缺实验研究。王永钧教授组织团队开展的上述研究弥补了这一领域的空白,证实了包括雷公藤、青风藤、汉防己以及防己黄芪汤,甚至包括白芍提取成分白芍总苷均有一定的抗炎、改善肾组织纤维化的作用,初步揭示了这些药物改善肾病的机制,对寻找和研究祛风化湿药物治疗肾病具有重要的临床意义。

其他制剂的实验研究

从 20 世纪 90 年代起,王永钧教授即开展了中药复方及拆方的实验与临床研究,对尿毒净、黄芪川芎嗪、黄芪金樱子及冬虫夏草等制剂开展了多层次的疗效验证及机制研究,从而突显了中药在肾病防治方面的优势和应用前景。

尿毒净制剂肾保护作用的实验研究

中药尿毒净为院内协定方,是王永钧教授在长期临证实践中治疗肾功能衰竭的有效方剂,包括尿毒净Ⅰ号(清毒胶囊)和尿毒净Ⅱ号(泻浊解毒胶囊)。尿毒净是由大黄与药用活性炭组合,经科学方法研制而成的,方中大黄具有清热解毒、活血化瘀、安和五脏之功效,可促进机体氮质代谢,缓解残余肾的高代谢状态,抑制肾小球系膜细胞增殖和残余肾肥大,以及抗炎、抗凝与免疫调节等多方面作用。药用活性炭是一种胃肠道吸附剂,具有巨大的比表面积,口服后能在胃肠道中迅速扩散,使分子量较小的肌酐、尿酸等进入其孔隙,不被机体吸收而排出体外。同时,大黄的通腑作用又有助于这些物质的快速排出。

一、尿毒净对慢性肾衰竭的实验研究

1. 尿毒净改善 5/6 肾切除致大鼠肾小球硬化的肾功能

慢性肾衰竭(chronic renal failure,CRF)是一种常见的危重疾病,亦是各种慢性肾脏疾病持续不愈的最终结局。为此,结合以往的实践经验,我们开展了尿毒净治疗 CRF 的实验研究。选用 Wistar 雄性大鼠,于 5/6 肾切除术后 2 周,随机分为正常组、模型组、尿毒净组、活性炭组、大黄组、包醛氧化淀粉组(对照组)。每组动物均于术前及术后 2 周、5 周、8 周、12 周测定血肌酐(Scr)、尿素氮(BUN)、内生肌酐清除率(Ccr)、电解质、血脂(TCH/TG),观察生存期和病理变化。结果显示:造模后动物精神萎靡,毛色欠润泽,体重下降,大约 1 周后体重逐渐回升、增长,至 12 周时,各组动物的体重增长均高于模型组,尤以正常组及尿毒净组明显($P < 0.05$)。摄食量、饮水量、药物摄入量均以正常组、尿毒净组及对照组为好,模型组较差,见表 3-3-1。

动物生存期观察: 正常组、模型组、尿毒净组、活性炭组、大黄组、对照组的术后病死率分别为 0/10,6/10,3/10,7/10,4/10,4/10,以尿毒净组最低,平均存活天数亦以尿毒净组较长,为 59.66 天,优于模型组(48.33 天)及对照组(50.70 天)。

表 3-3-1　各组大鼠体重变化的比较$(\bar{x}\pm s)$

组别	大鼠体重/g		差值
	术后 2 周	术后 12 周	
正常组	298.50±46.61	415.00±30.28	116.50±57.21*
模型组	268.00±36.83	321.30±80.56	61.25±45.09
活性炭组	268.50±34.48	386.71±49.33	71.66±49.07
大黄组	259.00±55.87	342.50±75.61	79.16±61.35*
尿毒净组	258.00±43.72	371.70±52.69	94.16±29.56*
对照组	260.00±32.57	364.30±46.83	83.29±26.83*

注:与模型组比较,*$P<0.05$;每组大鼠均为 10 只。

实验室指标变化:造模后 2 周,各组的 24h 尿蛋白定量均有增加,至 12 周时更趋显著,其间以模型组、对照组及活性炭组的尿蛋白增加为甚,尿毒净组及大黄组仅轻度增加,两者与模型组比较,差异有统计学意义($P<0.01$)。肾功能改变:模型组大鼠的 Scr、BUN 水平明显增高,Ccr 显著降低,其次为大黄组、活性炭组及对照组,而以尿毒净组大鼠的肾功能损害最轻。造模后 2 周,血钙、磷及血脂水平无改变,第 12 周仅见模型组血磷水平增高[(7.29±2.76)mmol/L],尿毒净组最低[(3.94±2.06)mmol/L],两组比较,差异有统计学意义($P<0.05$),其余各组的电解质及血脂水平无特殊变化,见表 3-3-2。

表 3-3-2　各组治疗前后 24h 尿蛋白定量、Scr、BUN、Ccr 变化的比较$(\bar{x}\pm s)$

组别	时间	24h 尿蛋白定量/mg	Scr/(μmol/L)	BUN/(mmol/L)	Ccr/[ml/(min·kg)]
正常组	术后 2 周	6.97±2.56	38.90±18.56	9.34±2.01	1.14±1.33
	术后 12 周	11.84±8.51	62.76±12.38	9.29±3.34	0.38±0.34
模型组	术后 2 周	62.11±37.38	108.73±19.45	27.89±6.41	0.30±0.21
	术后 12 周	189.81±26.88	337.69±150.28	57.05±15.21	0.04±0.02
活性炭组	术后 2 周	71.64±28.58	110.50±22.98	27.45±6.09	0.32±0.19
	术后 12 周	137.55±8.22	287.41±28.29	15.65±5.85**	0.09±0.17*
大黄组	术后 2 周	54.51±34.08	108.73±23.87	27.37±5.72	0.28±0.16
	术后 12 周	70.06±60.44**	185.64±93.70*	23.14±8.15**	0.08±0.04
尿毒净组	术后 2 周	57.76±37.82	110.50±16.80	29.44±4.03	0.34±0.21
	术后 12 周	76.12±20.16**△	129.06±52.16**	18.04±4.67**	0.14±0.88**
对照组	术后 2 周	46.80±29.45	109.60±17.54	28.14±5.56	0.28±0.17
	术后 12 周	156.19±80.55	179.90±53.60*	24.98±12.00*	0.03±0.06

注:与模型组同期比较,*$P<0.05$,**$P<0.01$;与对照组同期比较,△$P<0.05$;每组大鼠均为 10 只。

病理变化：第12周时肉眼观察可见各组残肾体积明显增大，其终重为初重的3～4倍。肾脏呈灰白色，与腹腔器官有粘连，表面凹凸不平。切片肾皮质明显减少，以模型组和活性炭组为重，皮髓质分界不很清楚。光镜下可见部分肾小球毛细血管腔狭小，管腔塌陷，重者肾小球毛细血管的节段硬化区达到或超过50%肾小球，甚至全小球均发生硬化，硬化区常位于小球的血管极并与球囊粘连，有时可见球囊壁上皮增生，形成新月体或环状体，小球硬化区可见脏层上皮玻璃样小滴，硬化区囊壁上可见境界清楚、均质状圆形红染的透明沉积物，其体积大小不等，小球系膜增宽，系膜基质和系膜细胞增生、纤维化，小球有代偿性肥大。小管上皮亦有变化、扩张、延长，腔内有蛋白管型沉积。各组病理变化以模型组最重，活性炭组与对照组次之，大黄组又次之，尿毒净组最轻。电镜下病理组可见毛细血管塌陷、硬化，基底膜增厚，并有致密物沉积，脏层上皮足突呈现微绒毛状改变，水肿并互相融合，系膜基质增生，尿毒净组上述病变较模型组明显轻，且优于对照组、活性炭组、大黄组。

研究将大黄与活性炭配伍，集清热解毒、活血化瘀以及吸附、排泄毒素于一体，对5/6肾切除致大鼠肾小球硬化的CRF模型进行实验性治疗，结果证实尿毒净具有增加造模动物食欲，改善消化道症状，降低Scr、BUN、血磷及尿蛋白，改善肾小球滤过功能，减轻肾小球及小管病理变化，延长造模动物存活时间，降低病死率等作用，且较应用包醛氧化淀粉的对照组为优。与尿毒净之拆方——活性炭、大黄单独使用比较，在不少方面具有优越性，如增加体重和降低Scr、改善Ccr方面优于活性炭组及大黄组，减少尿蛋白方面优于活性炭组。其肾脏病理改变的减轻亦优于活性炭组及大黄组，提示本方的优化组合具有一定的科学性。

[尿毒净对慢性肾功能衰竭的实验研究.中国中西医结合杂志，1997，17（7）：83-85.]

2. 尿毒净改善5/6肾切除致大鼠肾小球硬化的肾脏病理变化

近年来，终末期肾衰竭的治疗虽有重要进展，透析和肾移植可使部分患者长期生存，但代价昂贵，因此深入研究延缓CRF进展的方法措施已成为一项重要的任务。本研究选用Wistar雄性大鼠，采用5/6肾切除方法，术后2周随机分为治疗组和模型组，另设空白对照组。观察大鼠一般情况，12周截尾取血，检测生化指标，处死动物，取残肾组织做病理检查，光镜下观察肾小球硬化率、肾小球面积、细胞数、蛋白管型沉积等情况，部分组织做电镜检查。其中，硬化分三级：Ⅰ级为硬化程度较轻，小球发生节段性或一个小叶硬化；Ⅲ级为整个小球均硬化，程度较重；Ⅱ级为介于Ⅰ级和Ⅲ级之间，硬化程度中等。蛋白管型："+"为光镜下蛋白管型偶而见到；"+++"为光镜下大量蛋白管型存在；"++"为介于"+"至"+++"之间，光镜下蛋白管型较为常见。

研究结果显示：模型组动物精神逐渐萎靡，体重增长缓慢甚或下降，毛色较差，体毛蓬松，摄食明显减少，多饮多尿，死亡前常有抽搐。而治疗组上述情况明显减轻，其中体重增长治疗组为(94.16±29.56)g，模型组为(41.25±45.09)g；尿量治疗组第12周与第2周差值为(17.21±5.08)ml，模型组为(12.15±20.19)ml[正常对照组体重增长为(116.5±57.21)g，尿量增加(3.70±8.86)ml]，治疗组与模型组比较，差异有统计学意义($P<0.05$)。模型组术后死亡6只(60%)，其中术后2个月、3个月死亡数分别为4只、2只，死鼠存活天数平均为48.33天，而治疗组术后死亡3只(30%)，其中术后2个月、3个月分别死亡2只、1只，死鼠存活天数为59.66天。由此可见，尿毒净可降低术后大鼠病死率，延长CRF大鼠存活时间。

实验室指标的动态变化见表3-3-3、表3-3-4。实验开始时治疗组与模型组尿蛋白排泄量无显著差异，随着时间的推移，模型组尿蛋白定量增加较治疗组明显快，第12周时与治疗组比较有明显差异($P<0.01$)，同时模型组及治疗组也均高于正常组($P<0.01$)。治疗组Scr、BUN较模型组增长缓慢，第12周时两组比较有显著性差异($P<0.01$)，治疗组Scr、BUN与正常组比较亦有显著性差异($P<0.01$或$P<0.05$)。第12周时治疗组血P^{3+}亦明显低于模型组($P<0.05$)，K^+、Na^+、Cl^-、Ca^{2+}、ALB、SUA、TG、TCH各组之间均无显著差异($P>0.05$)，但动态观察发现治疗组ALB、Ca^{2+}较模型降低缓慢。第12周时治疗组Ccr明显高于模型组($P<0.01$)，提示尿毒净有保护肾功能的作用。

表 3-3-3　各组大鼠 uPro、血生化指标比较($\bar{x}\pm s$)

组别	术后时间	uPro/mg	Scr/(μmol/L)	BUN/(mmol/L)	P^{3+}/(mmol/L)
正常组	2周	6.97±2.56(10)	38.90±18.56(10)	9.34±2.01(10)	3.43±0.35(10)
	5周	7.42±4.73(10)	50.39±5.30(10)	6.80±1.25(10)	2.61±0.47(10)
	8周	10.82±4.08(10)	49.50±8.84(10)	7.59±2.06(10)	3.31±1.34(10)
	12周	11.84±8.51(10)	62.76±12.38(10)	9.29±3.34(10)	2.68±0.56(10)
模型组	2周	62.11±37.38(10)	108.73±19.45(10)	27.89±6.41(10)	3.47±0.55(10)
	5周	107.40±33.45(10)	154.70±52.16(10)	33.10±13.01(10)	4.57±1.10(10)
	8周	159.58±43.89(10)	180.34±38.90(6)	30.82±14.27(6)	4.66±1.40(6)
	12周	186.81±26.88**(4)	337.69±150.28**(4)	57.05±15.21**(4)	7.29±2.76**(4)
治疗组	2周	57.76±37.82(10)	110.50±16.80(10)	29.44±4.03(10)	3.87±1.21(10)
	5周	70.19±30.68(10)	114.92±28.29(10)	22.93±4.64(10)	3.87±0.75(10)
	8周	64.35±34.02(8)	144.98±38.90(8)	21.36±10.19(8)	4.48±1.91(8)
	12周	76.14±20.16*△△(7)	129.06±52.16*△△(7)	18.04±4.67*△(7)	3.94±2.06△(7)

注：与正常组比较，* $P<0.05$，** $P<0.01$；与模型组比较，△ $P<0.05$，△△ $P<0.01$；"(10)"为动物数，以此类推，下同。

表 3-3-4　各组术后不同时间 Ccr 比较($\bar{x}\pm s$)

组别	Ccr/[ml/(min·kg)]			
	术后 2 周	术后 5 周	术后 8 周	术后 12 周
正常组	1.14±1.33(10)	0.69±0.64(10)	0.83±0.38(10)	0.38±0.34△△(10)
模型组	0.30±0.21(10)	0.22±0.28(10)	0.28±0.58(6)	0.04±0.02**(4)
治疗组	0.34±0.21(10)	0.17±0.28(10)	0.09±0.10(8)	0.14±0.08**△△(7)

注:与正常组比较,** $P<0.01$;与模型组比较,△△ $P<0.01$。

病理结果:肉眼观察发现切除肾脏第 12 周时呈混浊的白色,与腹腔器官粘连严重,表面凹凸不平,切面肾皮质明显减少,以模型组为重。皮髓分界不很清楚,第 12 周时残肾体积明显增大,其终重为初重的 3～4 倍。光镜检查可见部分肾小球毛细血管腔狭小,管腔塌陷,重者肾小球毛细血管的节段硬化区达到或超过小球的 1/2 象限,有的整个小球均硬化。HE 染色呈均质一致的无结构红色的物质,Masson 染色呈蓝色,硬化区常位于小球的血管极,并与球囊粘连,有的可见球囊壁上皮增生,形成新月体或环状体。小球系膜区增宽,系膜基质和系膜组织增生、纤维化,小球有代偿性肥大。小管上皮亦有变化,扩张、延长,腔内有蛋白管型沉积。模型组变化最重,明显高于治疗组,见表 3-3-5、表 3-3-6。

表 3-3-5　模型组与治疗组肾小球硬化、塌陷、蛋白管型情况比较

组别	n	硬化(30 个/只,$\bar{x}\pm s$)			硬化率/%	塌陷率/%	蛋白管型
		Ⅰ 级	Ⅱ 级	Ⅲ 级			
模型组	4	4.21±2.63	8.00±3.16	11.25±8.38	78.30	51.30	+++
治疗组	7	2.16±2.63	3.16±2.40	3.33±3.08△△	28.88△△	22.78△△	+

注:与模型组比较,△△ $P<0.01$。

表 3-3-6　各组肾小球细胞数、相对面积、新月体形成情况比较($\bar{x}\pm s$)

组别	n	肾小球细胞数/(10 个/只)			肾小球相对面积/(10^{-4}mm²/个)	新月体形成率/%
		脏层	壁层	总细胞数		
正常组	10	74.50±0.79	18.36±2.32	92.53±0.31	85.73±0.81	0
模型组	4	42.83±4.75	27.21±1.26	70.04±3.48**	186.26±1.44**	47.5
治疗组	7	65.22±8.88	18.94±2.28	84.16±8.20	100.65±1.63△△	15

注:与正常组比较,** $P<0.01$;与模型组比较,△△ $P<0.01$。

电镜检查:正常组肾小球基底膜、上皮细胞和内皮细胞未见异常,系膜基质无增生;模型组肾小球毛细血管襻塌陷、硬化,基底膜增厚,脏层上皮足突呈微绒毛状改变,水肿并互相融合,系膜基质增生,诊断为局灶节段性肾小球硬化。治疗组上

述病变较模型组明显轻。

肾小球硬化与尿蛋白、Scr、BUN、P^{3+}、病死率、肾小球相对面积均呈正相关,其相关系数分别为 0.98、0.98、0.88、0.98、0.85、0.95,均有显著差异($P<0.01$)。

尿毒净是大黄与活性炭的组合物,各取所长,先用活性炭将毒素吸附,然后用大黄将其泻出;同时,也有大黄多方面治疗 CRF 的作用,两者相得益彰,可以避免活性炭致便秘和大黄泻下的副作用,实验表明两者有较好的协同作用。由于本研究采用了高蛋白饲料,故可排除低蛋白饮食的治疗作用,治疗组尿蛋白明显低于模型组,说明残留肾单位的高滤过状态较病理组明显轻,故肾小球硬化也较病理组明显下降;而研究结果表明,肾小球硬化是形成 CRF 的直接因素,与尿蛋白、Scr、BUN 呈正相关,是其生化指标的病理学基础。故尿毒净除了通过较好的吸附和泄毒作用外,还通过减轻高滤过状态,抑制系膜细胞生长,从而减轻肾小球硬化,有效治疗 CRF。

[中药尿毒净治疗慢性肾功能衰竭的实验研究.中国中西医结合杂志,1995,基础理论研究特集,163-165.]

二、活性炭治疗 5/6 肾切除致慢性肾衰竭大鼠模型的实验研究

活性炭能够吸附肌酐、尿酸、胍、酚、吲哚、中分子物质及其他一些物质(如氨基酸、激素等),但不能清除水、尿素氮、电解质和 H^+,上述资料均为血液净化试验所得,而临床上还常口服活性炭治疗慢性肾衰竭,本研究应用 5/6 肾大部切除所致的慢性肾衰竭大鼠模型,探讨其口服活性炭经胃肠途径的治疗作用和机制。研究选用 Wistar 雄性大鼠,采用 5/6 肾切除方法,术后 2 周随机分为治疗组和模型组,另设空白对照组。分组后先给予治疗组活性炭饲料 10g,食净后再给予正常饲料,模型组和正常组均给予正常饲料喂养。观察大鼠一般情况,12 周截尾取血,检测生化指标,处死动物,取残肾组织做病理检查。

研究结果显示:三组之间体重增长、摄食饮水、食量及其他一般情况均以正常对照组最好,治疗组次之,模型组最差。体重、尿量变化见表 3-3-7。

表 3-3-7　活性炭对大鼠体重、尿量的影响($\bar{x}\pm s$)

组别	体重/g			尿量/(ml/d)		
	术后 2 周	术后 12 周	差值	术后 2 周	术后 12 周	差值
正常组	298.5±46.61	415.00±30.28	116.5±57.21	12.00±4.44	15.70±13.75	3.70±8.86
模型组	268.0±36.83	321.25±80.56	41.25±45.09**	40.40±17.68	50.40±27.11	12.15±20.19
治疗组	268.5±34.48	386.67±49.33	71.66±49.07*△	38.70±15.65	49.16±19.26	10.16±35.96

注:与模型组比较,△$P<0.05$;与正常组比较,*$P<0.05$,**$P<0.01$。

实验开始时,治疗组尿蛋白排量与模型组比较无显著差异,可能与治疗组大鼠

较少有关。造模两组与正常组之间有显著差异($P<0.01$)。血生化指标变化见表 3-3-8,第 12 周时,治疗组 BUN 明显低于模型组($P<0.01$),而 Scr、P^{3+} 虽较模型组明显低,但无显著差异,考虑可能与治疗组最后动物数太少有关。血 K^+、Na^+、Cl^-、Ca^{2+}、SUA、ALB 各组比较,差异无统计学意义($P>0.05$),但动态观察发现治疗组 ALB、血钙较模型组降低缓慢。

表 3-3-8　各组大鼠血生化指标变化($\bar{x}\pm s$)

组别	术后时间	Scr/(μmol/L)	BUN/(mmol/L)	P^{3+}/(mmol/L)
正常组	2 周	38.90±18.56(10)	9.34±2.01(10)	3.43±0.35(10)
	5 周	50.39±5.30(10)	6.80±1.25(10)	2.61±0.47(10)
	8 周	49.50±8.84(10)	7.59±2.06(10)	3.31±1.34(10)
	12 周	62.76±12.38(10)	9.29±3.34(10)	2.68±0.56(10)
模型组	2 周	108.73±19.45(10)	27.89±6.41(10)	3.47±0.35(10)
	5 周	154.70±52.16(10)	33.10±13.01(10)	4.57±1.10(10)
	8 周	180.34±38.90(6)	30.82±14.27(6)	4.66±1.40(6)
	12 周	337.69±150.28(4)	57.05±15.21(4)	7.29±2.76(4)
治疗组	2 周	110.50±22.98(10)	27.45±6.09(10)	3.64±0.44(10)
	5 周	115.80±41.55(10)	27.46±8.37(10)	3.17±1.09(10)
	8 周	136.14±28.19(8)	18.00±5.75(8)	3.49±0.94(8)
	12 周	187.41±28.29(3)	15.65±5.83△△(3)	4.73±1.75(3)

注:与模型组比较,△△$P<0.01$;"(10)"为动物数,以此类推,下同。

Ccr 结果见表 3-3-9,可见活性炭能够减缓肾功能恶化的程度。

表 3-3-9　活性炭对 Ccr 的影响($\bar{x}\pm s$)

组别	Ccr/[ml/(min·kg)]			
	术后 2 周	术后 5 周	术后 8 周	术后 12 周
正常组	1.14±1.33	0.69±0.64	0.83±0.38	0.38±0.34△
模型组	0.30±0.21	0.22±0.28	0.28±0.58	0.04±0.02**
治疗组	0.32±0.19	0.26±0.29	0.16±0.22	0.09±0.17**△

注:与模型组比较,△$P<0.05$;与正常组比较,**$P<0.01$。

生存时间见表 3-3-10,治疗组与模型组比较,病死率无明显差异,但治疗组死鼠平均存活时间较模型组长,多为接近 3 个月死亡。

表 3-3-10　各组大鼠死亡情况

组别	术后病死率	死鼠平均存活时间/d	术后2个月死亡数/只	术后3个月死亡数/只
正常组	0/10		0	0
模型组	6/10	48.33	4	2
治疗组	7/10	68.14	2	5

病理结果见表 3-3-11、表 3-3-12。

表 3-3-11　活性炭对模型组与治疗组肾小球硬化、塌陷、蛋白管型影响的比较

组别	硬化(30个/只,$\bar{x}\pm s$)			硬化率/%	塌陷率/%	蛋白管型
	Ⅰ级	Ⅱ级	Ⅲ级			
模型组	4.21±2.63	8.00±3.16	11.25±8.38	78.30	51.30	+++
治疗组	1.80±1.48	3.00±1.22	8.80±6.06	46.00△	40.83	++

注:与模型组比较,△$P<0.05$。

表 3-3-12　各组肾小球细胞数、相对面积、新月体形成情况比较($\bar{x}\pm s$)

组别	肾小球细胞数(10个/只)			肾小球相对面积/(10^{-4} mm²/个)	新月体形成率/%
	脏层	壁层	总细胞数		
正常组	74.50±0.79	18.36±2.32	92.53±0.31	85.73±0.81△△	0△△
模型组	42.83±4.75	27.21±1.26	70.04±3.48	186.26±1.44	47.5
治疗组	54.45±12.48	22.72±2.08	77.18±12.07	160.05±2.80**	30△

注:与模型组比较,△$P<0.05$,△△$P<0.01$,**$P<0.01$。

活性炭体外吸附实验见表 3-3-13。

表 3-3-13　不同时间活性炭吸附肌酐、尿酸情况

(每克%)

吸附前溶质含量	5min吸水率	10min吸水率	30min吸水率	60min吸水率	120min吸水率
肌酐 10mg	33.3	54.2	67.1	80.9	90.4
尿酸 10mg	58.2	60.0	79.1	85.0	95.5

研究结果表明,活性炭对 5/6 肾大部切除大鼠有一定的治疗作用,可以改善 CRF 模型大鼠的一般状况,使血 BUN 升高缓慢,Scr、P^{3+}、尿蛋白亦有降低之趋势,能够减缓肾功能恶化程度,延长切除大鼠的生存时间,对病理变化亦有一定的改善作用,其中对血 BUN 的作用与血液净化对活性炭的报道不一致,可能是胃肠途径与血液灌流影响因素不一致的缘故,也可能有其他原因,需要进一步研究。活性炭具有很强的吸附能力,可吸附尿毒症毒素,包括尿酸、酚、胍、中分子物质等,并将其从肠道清除,从而减少毒素对机体的毒害作用,减少体内代谢产物潴留,避免

体内矫枉机制失衡,打破了恶性循环,保护了肾单位,从而减缓肾功能恶化的进程,因而对 CRF 治疗有效。本研究限于条件,血中分子物质等物质未加检测。实验动物较少,得出的结论仅是初步的,希望同道们继续研究以斧正之。

[活性炭治疗 5/6 肾切除所致慢性肾衰大鼠模型的实验研究.中国现代应用药学,1997,14(5):11-14.]

三、尿毒净Ⅱ号对人肾系膜细胞增殖影响的实验研究

肾小球系膜细胞(MsC)增殖是各类肾小球肾炎常见的病理改变之一。设法控制系膜细胞增殖对逆转肾小球损伤、防止肾小球硬化具有重要意义。尿毒净Ⅱ号是以清热解毒、活血化瘀的大黄为主的复方制剂,其延缓肾功能衰竭的药效已为长期临床观察所证实。为研究尿毒净Ⅱ号抑制肾小球系膜细胞增殖的作用,我们进行了以下实验。选取孕 6～7 个月人胚胎肾(健康孕妇,水囊引产),进行人肾小球系膜细胞培养,在倒置显微镜下观察细胞形态,然后分别用波形蛋白抗体、结蛋白抗体、肌动蛋白抗体、Ⅳ型胶原抗体及细胞角蛋白抗体进行免疫荧光染色,对人 MsC 进行鉴定。加入不同浓度的 ET-1 刺激人 MsC 增殖,从中选取最佳刺激浓度,根据确定的 ET-1 浓度分别加入相应大鼠血清(模型组)、含药大鼠血清(治疗组)并培养 24～48h,结束时加入 MTT 试剂,37℃孵育 4h,弃上清液加二甲基亚砜,酶标仪测定 570nm 吸光度(OD)。应用流式细胞术分析 DNA 倍体。

研究结果显示:在倒置显微镜下观察培养的肾小球系膜细胞,可能细胞形态呈梭形及不规则形,有多个突起,胞核位于中央,小目深染。免疫荧光显示波形蛋白抗体、结蛋白抗体、肌动蛋白抗体及Ⅳ型胶原抗体均阳性,细胞角蛋白抗体阴性。人 MsC 与尿毒净Ⅱ号含药血清共孵育,在 24～48h 时,模型组人 MsC 均明显增殖($P < 0.01$);而在 24h 时,治疗组人 MsC 增殖虽受到抑制,但 $P > 0.05$;至 48h 时,治疗组人 MsC 增殖受到抑制($P < 0.05$),表明存在时间依赖关系(见表 3-3-14)。

表 3-3-14　不同培养时间尿毒净Ⅱ号对人 MsC 增殖水平(OD 值)的影响($\bar{x} \pm s$,$n = 6$)

组别	OD 值	
	培养 24h	培养 48h
正常组	0.745 ± 0.018	0.769 ± 0.029
模型组	$0.908 \pm 0.019^*$	$0.911 \pm 0.013^*$
治疗组	$0.878 \pm 0.027^*$	$0.867 \pm 0.027^{\triangle}$

注:正常组——1%牛血清+1640 培养液;模型组——正常血清+10^{-8}mol/L ET-1;治疗组——含药血清+10^{-8}mol/L ET-1。与正常组比较,* $P < 0.01$;与模型组比较,$^{\triangle}$ $P < 0.05$。

当尿毒净Ⅱ号浓度达 5%时,治疗组人 MsC 增殖受到抑制($P < 0.05$),且呈量效依赖关系(见表 3-3-15)。

表 3-3-15 不同浓度尿毒净Ⅱ号对人 MsC 增殖水平(OD 值)的影响($\bar{x}\pm s, n=6$)

组别	OD 值		
	2.5%含药血清	5.0%含药血清	10.0%含药血清
模型组	0.939±0.020	0.911±0.013	0.919±0.013
治疗组	0.908±0.019	0.867±0.027*	0.847±0.045*

注:模型组——正常血清$+10^{-8}$mol/L ET-1;治疗组——含药血清$+10^{-8}$mol/L ET-1。与模型组比较,$^*P<0.05$。

尿毒净Ⅱ号含药血清与人 MsC 共孵育 24h 及 48h,当尿毒净Ⅱ号浓度达 5%时,治疗组 G_0/G_1 期细胞的比值较模型组明显增高,S 期细胞的比值则明显减低($P<0.05$),且存在浓度及时间依赖关系(表 3-3-16、表 3-3-17、图 3-3-1)。

表 3-3-16 不同浓度尿毒净Ⅱ号对人 MsC DNA 倍体的影响($\bar{x}\pm s, n=3$)

组别	浓度	人 MsC DNA 倍体		
		G_0/G_1	S	G_2/M
正常组	—	76.57±1.21	12.33±0.46	12.13±1.85
模型组	2.5%	63.47±4.00*	25.00±2.80*	11.53±1.71
	5.0%	52.70±1.28*	39.93±3.00*	7.37±3.33
	10.0%	54.00±4.78*	41.43±5.33*	4.57±2.15*
治疗组	2.5%	65.70±5.14*	23.17±3.22*	11.13±0.59
	5.0%	58.50±1.21*△	31.33±1.31*△	10.17±0.12
	10.0%	59.80±1.85*	32.10±0.62*△	8.10±2.39

注:正常组——1%牛血清$+1640$培养液;模型组——正常血清$+10^{-8}$mol/L ET-1;治疗组——含药血清$+10^{-8}$mol/L ET-1。与正常组比较,$^*P<0.01$;与相应血清浓度的模型组比较,$^{*\triangle}P<0.05$。

表 3-3-17 不同作用时间尿毒净Ⅱ号对人 MsC DNA 倍体的影响($\bar{x}\pm s, n=3$)

组别	作用时间	浓度	人 MsC DNA 倍体		
			G_0/G_1	S	G_2/M
正常组	24h	1%牛血清$+1640$培养液	78.00±0.85	12.67±0.53	9.33±0.55
模型组	24h	5%大鼠血清$+10^{-8}$mol/L ET-1	55.37±2.68*	34.30±4.52*	10.33±2.11
治疗组	24h	5%含药血清$+10^{-8}$mol/L ET-1	62.37±2.50*	27.57±2.66*	10.07±2.31
正常组	48h	1%牛血清$+1640$培养液	76.57±1.21	12.33±0.46*	12.13±1.85
模型组	48h	5%大鼠血清$+10^{-8}$mol/L ET-1	52.70±1.28*	39.93±3.00*	7.37±3.33
治疗组	48h	5%含药血清$+10^{-8}$mol/L ET-1	58.50±1.21*△	31.33±1.31*△	0.17±0.12

注:与正常组比较,$^*P<0.01$;与相应血清浓度的模型组比较,$^{*\triangle}P<0.05$。

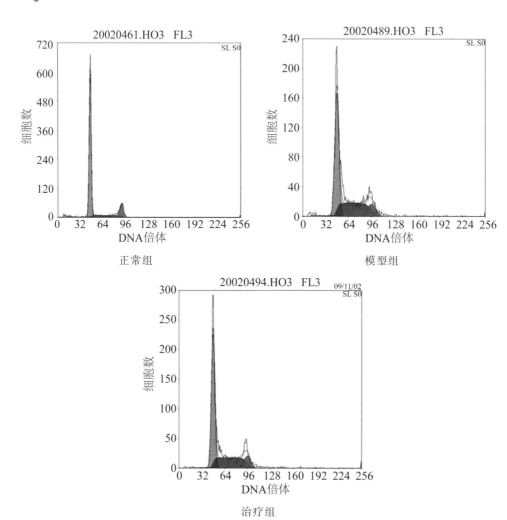

图 3-3-1　培养 48h 尿毒净Ⅱ号对肾小球系膜细胞增殖的 DNA 倍体分析

注:正常组——1％牛血清＋1640 培养液;模型组——5％大鼠血清＋10^{-8} mol/L ET-1;治疗组——5％含药血清＋10^{-8} mol/L ET-1。

　　人类部分肾脏病,如 IgA 肾病、膜增生性肾小球肾炎、狼疮性肾炎、局灶节段性肾小球硬化、糖尿病性肾小球硬化等主要病变均为 MsC 增生及系膜 ECM 增多,在正常情况下,MsC 的数量、形态和位置相对稳定,合成基质的能力也较低,但活化增殖的 MsC 能合成并分泌多种基质成分,释放多种炎症因子,如白介素、生长因子、内皮素等,刺激细胞重新进入细胞周期而不断增殖,进一步加重肾小球炎症,推动硬化进展。尿毒净Ⅱ号是主含大黄的中药复方制剂,以清热解毒、活血化瘀为特征,方中大黄有泻热毒、破积滞、行瘀血之功效。

　　研究证实,5％尿毒净Ⅱ号含药血清即对培养的大鼠系膜细胞增殖具有明显的抑制作用,观察细胞周期可知其能抑制细胞从 G_0/G_1 期进入 S 期,而且呈现出一定的量效、时效关系。因此,研究提示尿毒净Ⅱ号对防治 MsC 增生性疾病和肾小球硬化具有一定的临床意义,抑制 MsC 增殖是其防治肾小球硬化的重要作用机制之一。

[尿毒净Ⅱ号对人肾系膜细胞增殖影响的实验研究. 中国临床药理学与治疗学,2003,8(1):44-47.]

四、尿毒净Ⅱ号对人肾系膜细胞 Cyclin D$_1$ 及 CDK4 表达的影响

系膜细胞 MsC 异常增殖及其继发的炎症介质释放、细胞外基质积聚是导致肾小球硬化、促使肾小球疾病进入终末期的关键环节之一。因此,研究尿毒净Ⅱ号对肾小球系膜细胞的影响,为防治肾小球硬化提供新的途径就显得尤为重要。本研究选取孕 6～7 个月人胚胎肾(健康孕妇,水囊引产),进行人肾小球系膜细胞培养,采用血清药理学方法制备大鼠正常血清和尿毒净Ⅱ号含药血清。应用流式细胞术检测人 MsC 增殖时 Cyclin D$_1$ 蛋白,分析 DNA 倍体。应用免疫组化法观察人 MsC 的细胞周期蛋白依赖性激酶(cyclin-dependent kinase,CDK)4 表达的水平及其部位。应用 Western blot 检测人 MsC 增殖时 CDK4 蛋白表达的变化。

1. 尿毒净Ⅱ号对人 MsC Cyclin D$_1$ 的影响

阴性对照人 MsC Cyclin D$_1$ 表达为 0.59 ± 0.11,正常对照人 MsC Cyclin D$_1$ 表达为 0.96 ± 0.29。经 ET-1 刺激的系膜细胞分别与 2.5%、5.0%、10.0%正常大鼠血清及相应浓度尿毒净Ⅱ号含药大鼠血清共孵育,当尿毒净Ⅱ号含药大鼠血清浓度达 5%时,治疗组 Cyclin D$_1$ 表达较模型组明显下降($P<0.05$),且存在浓度依赖关系,见表 3-3-18、图 3-3-2。

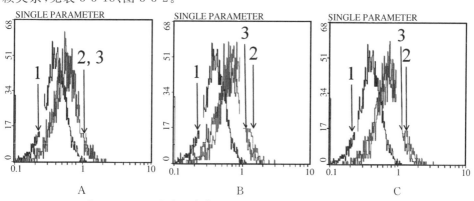

图 3-3-2　不同浓度尿毒净Ⅱ号对人 MsC Cyclin D$_1$ 表达的影响

A. 2.5%含药血清$+10^{-8}$mol/L ET-1;B. 5.0%含药血清$+10^{-8}$mol/L ET-1;

C. 10%含药血清$+10^{-8}$mol/L ET-1

1. 正常组;2. 模型组;3. 治疗组

表 3-3-18　不同浓度尿毒净Ⅱ号对人 MsC Cyclin D$_1$ 表达的影响($\bar{x}\pm s$)

组别	人 MsC Cyclin D$_1$ 表达		
	2.5%含药血清	5.0%含药血清	10.0%含药血清
模型组	11.00±0.62$^{\triangle\triangle}$	20.93±1.61$^{\triangle\triangle}$	51.20±3.15$^{\triangle\triangle}$
治疗组	9.92±0.64	13.97±1.10*	35.73±2.94*

注：与正常组比较，$^{\triangle\triangle}P<0.01$；与相应浓度含药血清的模型组比较，$^{*}P<0.05$。

2. 尿毒净Ⅱ号对人 MsC CDK4 表达的影响

采用上述方法同样处理后，治疗组 CDK4 表达较模型组明显下降。应用 Western blot 法检测，正常对照为 0.80±0.24，当尿毒净Ⅱ号含药大鼠血清浓度达 5%时，治疗组 CDK4 表达较模型组明显下降（$P<0.05$），且存在浓度依赖关系，见表 3-3-19、图 3-3-3。

表 3-3-19　不同浓度尿毒净Ⅱ号对人 MsC CDK4 表达的影响($\bar{x}\pm s$)

组别	人 MsC CDK4 表达		
	2.5%含药血清	5.0%含药血清	10.0%含药血清
模型组	23.70±0.82$^{\triangle\triangle}$	22.51±2.66$^{\triangle\triangle}$	21.11±2.08$^{\triangle\triangle}$
治疗组	21.77±0.94$^{\triangle\triangle}$	12.60±1.69$^{\triangle\triangle\ *}$	10.93±1.93$^{\triangle\triangle\ *}$

注：与正常组比较，$^{\triangle\triangle}P<0.01$；与相应浓度含药血清的模型组比较，$^{*}P<0.05$。

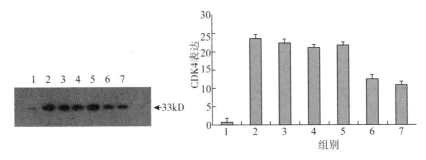

图 3-3-3　不同浓度尿毒净Ⅱ号对人 MsC CDK4 的影响

1. 正常对照；2.2.5%正常大鼠血清；3.5.0%正常大鼠血清；4.10.0%正常大鼠血清；
5.2.5%含药大鼠血清；6.5.0%含药大鼠血清；7.10.0%含药大鼠血清

3. 尿毒净Ⅱ号对系膜细胞 DNA 倍体的影响

正常对照 G$_0$/G$_1$ 期为 76.57±1.21，S 期为 12.33±0.46，G$_2$/M 期为 12.13± 1.85。系膜细胞与尿毒净Ⅱ号含药大鼠血清共孵育，当尿毒净Ⅱ号浓度达 5.0% 时，治疗组 G$_0$/G$_1$ 期细胞的比值较模型组明显增高，S 期细胞的比值则明显减低（$P<0.05$），且存在浓度及时间依赖关系，见表 3-3-20、图 3-3-4。

表 3-3-20　不同浓度尿毒净Ⅱ号对系膜细胞 DNA 倍体的影响$(\overline{x}\pm s, n=3)$

组别	浓度	系膜细胞 DNA 倍体		
		G_0/G_1	S	G_2/M
模型组	2.5%	63.47±4.00	25.00±2.80	11.53±1.71
（不同浓度正常大鼠血	5.0%	52.70±1.28	39.93±3.00	7.37±3.33
清＋10^{-8}mol/L ET-1）	10.0%	54.00±4.78	41.43±5.33	4.57±2.15
尿毒净Ⅱ号组	2.5%	65.70±5.14	23.17±3.22	11.13±0.59
（不同浓度含药大鼠血	5.0%	58.50±1.21	31.33±1.31	10.17±0.12
清＋10^{-8}mol/L ET-1）	10.0%	59.80±1.85	32.10±0.62	8.10±2.39

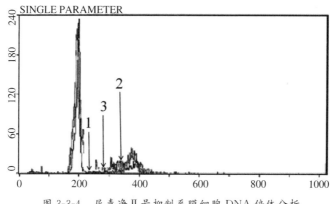

图 3-3-4　尿毒净Ⅱ号抑制系膜细胞 DNA 倍体分析

1. 正常组；2. 模型组；3. 治疗组

细胞增殖的调节最终发生在细胞周期水平上。正常肾小球细胞处于静止状态，细胞对内外环境各种信号进行整合后，相应的转录因子通过激活或抑制某些特定 Cyclin 的转录，使细胞离开 G_0 期，进入有序的 G_1—S—G_2—M 期运行，其运行的动力主要来自 CDK，而 CDK 的活性主要由 Cyclin 调控，处于静止状态的细胞受到生长因子的刺激，开始合成 Cyclin D_1、D_2、D_3，Cyclin D_1 与 CDK4/CDK6 及 P_{21} 形成复合物，使视网膜母细胞瘤蛋白（retinoblastoma protein，pRb）磷酸化，释放出转录因子 E_2F，导致一系列与 S 期进行有关的基因转录，促使细胞通过 G_1/S 限制点，进入自主分裂程序。Cyclin D_1 基因定位于 11q13，编码的 Cyclin D_1 由 295 个氨基酸组成。在 G_1 时相给正常成纤维细胞显微注射抗 Cyclin D_1 抗体，能够阻止细胞进入 S 期时相，但在接近 G_1/S 交界处时注射无效，提示 Cyclin D_1 在 G_1 期发挥着重要的作用。CDK4 与 Cyclin D_1 连接是 G_1 期 Cyclin D_1 功能所必需的，而 G_1 期是细胞周期的起始和限速阶段，因此对其展开研究，以了解细胞增生调节机制，且对增殖性肾病的治疗亦有指导作用。

研究以人 MsC 为靶细胞,采用流式细胞术检测细胞周期重要的调控基因 Cyclin D$_1$ 含量、免疫组化及 Western blot 法检测 CDK4 的表达强度,并进行 DNA 倍体分析,以判断尿毒净Ⅱ号对细胞周期的抑制作用。结果提示,经 ET-1、正常大鼠血清刺激后的人 MsC,其细胞内(主要是细胞核内)的 Cyclin D$_1$、CDK4 的表达明显增强;2.5%尿毒净Ⅱ号含药大鼠血清刺激后,人 MsC 内 Cyclin D$_1$、CDK4 表达虽有下降,但统计学分析无显著差异,当尿毒净Ⅱ号含药大鼠血清浓度达 5% 时,即对刺激后人 MsC 的 Cyclin D$_1$、CDK4 具有明显的抑制作用,并抑制系膜细胞从 G$_0$/G$_1$ 期进入 S 期,且呈现一定的量效关系。因此,研究提示尿毒净Ⅱ号通过下调 Cyclin D$_1$ 及 CDK4 表达来抑制人 MsC 增殖是其防治系膜细胞增生性疾病和肾小球硬化的作用机制之一。

[尿毒净Ⅱ号对人肾系膜细胞 Cyclin D$_1$ 及 CDK4 表达的影响.中国中西医结合肾病杂志 2004,5(6):316-318.]

黄芪川芎嗪防治庆大霉素致急性肾衰竭的实验研究

庆大霉素(gentamicin,GM)是氨基糖苷类抗生素之一,由于其对严重的革兰氏阴性杆菌感染疗效显著,被广泛应用于临床,但其具有严重的肾毒性,故一直是临床关注的问题。在 GM 致肾损伤的早期,即出现肾小球血浆流量的降低及肾小球毛细血管超滤系数的下降。川芎是一种活血化瘀中药,能明显增加肾血浆流量。黄芪具有扩张血管、降压、利尿作用,能增加肾血流量,反馈性抑制肾素-血管紧张素-醛固酮系统,从而达到改善肾功能的目的。

本研究选用 Wistar 大鼠,腹腔注射 GM 55mg/(kg·d),制成急性肾衰竭模型。实验动物分为对照组、模型组、防治组,于第 3 天及第 10 天测 24h 尿钠含量。模型组及防治组于观察第 10 天禁水后测尿渗透压,第 11 天断头取血,查血肌酐、尿素氮,观察肾组织切片病理变化。

研究结果显示:三组动物应用 GM 前后的尿钠含量见表 3-3-21,尿渗透压、血肌酐及尿素氮值比较见表 3-3-22,三组动物肾小管坏死积分及病死率比较见表 3-3-23。

表 3-3-21　三组动物尿钠含量在应用 GM 前后比较

组别	动物数/只	尿钠含量/(mmol/d)		P 值
		观察第 3 天	观察第 10 天	
对照组	10	0.016±0.008	0.012±0.004	>0.05
模型组	10	0.021±0.020	0.091±0.060	<0.01
防治组	10	0.055±0.076	0.107±0.059	>0.05

注:模型组与防治组均于观察第 4 天开始腹腔注射 GM,故观察第 10 天相当于 GM 应用后第 7 天。

表 3-3-22　三组动物尿渗透压、血肌酐、尿素氮值比较

组别	动物数/只	尿渗透压/[mOsm/(kg·H₂O)]	血肌酐/(μmol/L)	尿素氮/(mmol/L)
对照组	10	229.6±496.5	266.1±61.0	9.9±3.16
模型组	10	450±124.6	981.3±149.4	35.5±4.6
防治组	10	501.3±96.1	807.1±153.8	29.9±3.4
P 值		$P<0.01$, $P>0.2$#	$P<0.01$, $P<0.05$*	$P<0.01$, $P<0.05$*

注: # 模型组及防治组的尿渗透压与对照组比较,差异有统计学意义($P<0.01$),但模型组与防治组比较,差异无统计学意义($P>0.2$); * 模型组及防治组的血肌酐、尿素氮与对照组比较,差异有统计学意义($P<0.01$),模型组与防治组比较,差异亦有统计学意义($P<0.05$)。

表 3-3-23　三组动物肾小管坏死积分及病死率比较

组别	动物数/只	死亡数/只	坏死积分	P 值
对照组	10	0	0	
模型组	10	8	3.05±0.44	<0.01
防治组	10	1	1.55±0.83	

GM 是治疗革兰氏阴性杆菌感染的常用抗生素。使用 GM 后,有 $11\%\sim26\%$ 的患者可发生可逆性肾损害,其中不少是无自觉症状的肾功能异常病例;也可致急性肾衰竭,一般认为停药后可能逐渐好转,但亦有致死的相关报道。

本研究使用 GM 55mg/(kg·d)腹腔注射,制成典型的急性肾衰竭模型。该模型表现为:肾小管对钠的重吸收能力降低,尿钠排泄增加;肾脏浓缩功能几近丧失,尿渗透压显著下降;肾小球滤过功能受损,血肌酐、尿素氮明显升高,肾近曲小管上皮细胞变性和坏死,远端肾小管细胞亦有少量坏死。中药防治组予以黄芪煎剂 4ml/d 口服,川芎嗪 24mg/(kg·d)腹腔注射,结果显示能减轻 GM 所致的肾毒性损害,表现为病死率降低,尿钠排泄增加程度及血肌酐、尿素氮升高程度均减轻,肾小管坏死指数明显降低,与 GM 模型组比较,差异均有统计学意义($P<0.01$ 或 $P<0.05$)。黄芪是一种补气药,具有非特异性免疫增强作用,能保护及修复组织损伤。川芎是一种活血行瘀药,川芎嗪是一种生物碱(四甲基吡嗪,tetramethypyrazine),颇似一种新的"钙离子拮抗剂",这些可能是本研究取得疗效的基础。鉴于黄芪、川芎嗪临床应用副作用小,安全性高,且研究结果证实川芎嗪有中和内毒素的效果,我们认为,在应用 GM 抗感染的同时,使用黄芪、川芎嗪防治其肾毒性,可能更有利于感染的防治,有一定实用价值和研究前途。

[黄芪川芎嗪防治庆大霉素致急性肾衰竭的实验研究. 中华肾脏病杂志,1988,4(4):217-218.]

黄芪金樱子合剂肾保护作用的实验研究

一、抗氧化合剂防治大鼠膜性肾病的实验研究

当发生慢性肾小球疾病时,氧自由基和脂质过氧化反应是肾组织损伤的重要介质。为此,我们在肾脏病诊治的经验用药中,筛选具有抗氧化作用的黄芪、金樱子等组成中药抗氧化合剂,并进行了实验研究。

本研究选用 Wistar 雄性大鼠 50 只,抗原制备按 Border WA 方法,使 N-BSA挂上阳离子,用双蒸水(4℃)透析 48h,冷冻干燥贮存。模型制作:将 1.1mg 牛血清白蛋白(cationic bovine serum albumin,C-BSA)溶于 0.55ml 磷酸缓冲液中,与等量弗氏不完全佐剂充分乳化后,给大鼠多点皮下注射预免疫。1 周后,隔天 1 次尾静脉注射 C-BSA 3.85mg/(次·只),共 4 周。造模前先适应观察 8 天,尿检蛋白全部阴性,预免疫。然后根据大鼠体重随机分成以下 5 组。正常组:隔日 1 次尾静脉注射等渗盐水 1.1ml;模型组:隔日 1 次尾静脉注射 C-BSA 前 1h,灌服双蒸水3.6ml;维生素 E 组:隔日 1 次尾静脉注射 C-BSA 前 1h,灌服维生素 E 0.1ml/kg;中药抗氧化合剂小剂量组(简称抗氧Ⅰ组):隔日 1 次尾静脉注射 C-BSA 前 1h 时及以后隔 10h,灌服中药抗氧化合剂 25ml/kg;中药抗氧化合剂大剂量组(简称抗氧Ⅱ组):同抗氧Ⅰ组,灌服抗氧化合剂 50ml/kg。各组治疗均持续至第 5 周末。每 7天检测 1 次 24h 尿蛋白定量;在第 3 周及第 5 周末,经大鼠眼眶静脉丛采血,分离血清,检测血肌酐(Scr)、尿素氮(BUN)、超氧化物歧化酶(orgotein superoxidedismutase,SOD)及丙二醛(malondialdehyde,MDA);第 5 周末处死大鼠后,取肾皮质制成 10%匀浆,查肾皮质 SOD 及 MDA;并做组织切片,观察病理改变。

研究结果显示:尿蛋白定量、血清 SOD、MDA、Scr、BUN 含量变化见表 3-3-24、表3-3-25。

表 3-3-24　尿蛋白定量、血清 SOD、MDA 含量变化

组别	时间	n	尿蛋白定量/(mg/24h)	SOD/(Nu/ml)	MDA/(nmol/ml)
正常组	第 3 周末	10	2.81±0.56	165.37±17.76	3.19±0.55
	第 5 周末	10	2.50±0.52△	168.62±17.40△	4.41±1.12△
模型组	第 3 周末	10	105.15±30.9	101.87±15.34	18.21±5.91
	第 5 周末	10	136.83±44.13	83.82±16.15	22.93±6.63
维生素 E 组	第 3 周末	10	80.49±24.66	123.63±23.55	13.36±4.31
	第 5 周末	10	95.88±32.37△*	115.37±21.78△*	15.55±4.23△*

续表

组别	时间	n	尿蛋白定量/(mg/24h)	SOD/(Nu/ml)	MDA/(nmol/ml)
抗氧Ⅰ组	第3周末	10	82.78±27.02	120.84±23.55	14.16±4.48
	第5周末	10	97.36±36.14△*	111.88±25.79△*	16.57±6.61△*
抗氧Ⅱ组	第3周末	10	74.42±15.74	131.45±16.55	12.45±3.76
	第5周末	10	61.16±12.88△	119.70±18.70△	10.52±3.20△

注:与模型组比较,△$P<0.01$;与抗氧Ⅱ组比较,*$P<0.05$。

表 3-3-25　各组动物第 36 天血清 Scr、BUN 含量($\bar{x}\pm s$)

组别	动物数/只	Scr/(mg/dl)	BUN/(mg/dl)
正常组	10	0.58±0.09△△△	24.61±4.29△△△
模型组	10	1.02±0.51	32.62±8.87
维生素E组	10	0.72±0.33△	28.70±5.65△
抗氧Ⅰ组	10	0.86±0.37△	30.41±6.35△
抗氧Ⅱ组	10	0.68±0.16△△	25.57±4.74△△

注:与模型组比较,△$P>0.05$,△△$P<0.05$,△△△$P<0.01$。

肾皮质 SOD 活性及 MDA 含量见表 3-3-26。

表 3-3-26　各组动物第 36 天肾皮质 SOD、MDA 含量($\bar{x}\pm s$)

组别	动物数/只	肾皮质匀浆	
		SOD/(Nu/mg pro)	MDA/(nmol/mg pro)
正常组	10	1.86±022△△	0.39±0.15△△
模型组	10	1.16±0.28	1.75±0.49
维生素E组	10	1.54±0.25△*	1.13±0.21△*
抗氧Ⅰ组	10	1.52±0.25△*	1.33±0.35△*
抗氧Ⅱ组	10	1.78±0.23△	0.97±0.31△

注:与模型组比较,△$P<0.05$,△△$P<0.01$;与抗氧Ⅱ组比较,*$P<0.05$。

　　光镜示正常组肾小球形态正常,造模各组肾小球体积略增大。肾小球基底膜(glomerular basement membrane,GBM)不规则增厚,模型组 GBM 增厚较其他三个治疗组明显。免疫荧光检查示:造模各组均见 IgG 荧光抗体沿肾小球毛细血管壁呈细颗粒状沉积,荧光以模型组最强,维生素 E 组及抗氧Ⅰ组次之,抗氧Ⅱ组最弱,各组间比较,差异有统计学意义,详见表 3-3-27。电镜检查示:正常组肾小球 GBM 正常,足突清晰,排列有序。模型组 GBM 不规则增厚明显,上皮下有大量电子致密物沉积,上皮细胞足突融合,维生素 E 组与抗氧Ⅰ组的病理改变近似,较模型组轻,抗氧Ⅱ组 GBM 增厚较模型组明显减轻,上皮下电子致密物显著减少,足突融合改善,并部分接近正常。

表 3-3-27　各组动物免疫荧光拍照曝光时间比较($\overline{x}\pm s$)

组别	动物数/只	曝光时间/min
模型组	10	0.62 ± 0.23
维生素 E 组	10	$1.13\pm0.21^{\triangle*}$
抗氧 I 组	10	$1.11\pm0.19^{\triangle*}$
抗氧 II 组	10	$1.35\pm0.25^{\triangle}$

注:与模型组比较,$^{\triangle}P<0.001$;与抗氧 II 组比较,$^{*}P<0.05$。

本研究采用 C-BSA 制作大鼠膜性肾病模型,造模第 3 周尿蛋白大量增多,Scr、BUN 水平仅略有增高;继续观察至造模第 5 周末,尿蛋白仍有增高趋势,但肾功能损害未见进一步加重。肾脏组织学检查显示,造模大鼠的肾小球 GBM 呈不规则增厚,免疫荧光显示 IgG 沿肾小球毛细血管壁呈颗粒状沉积,电镜下 GBM 外侧有电子致密物沉积,足细胞肿胀和足突融合,符合膜性肾病模型。与家兔造模比较,大鼠造膜具有周期短、节省时间和经费等优点,有利于对新药的药效开展实验性治疗方面的研究。

近年来,氧自由基损伤在肾小球疾病发生中的地位受到广泛关注。现已知除了多形核细胞及单核细胞外,肾细胞也是反应性氧化代谢产物(reactive oxygen metabolites,ROM)的来源。此外,肾组织又具有抗氧化物酶防御系统,能清除和中和 ROM,只有当 ROM 过量,超出组织细胞清除能力时,它才成为一种致病介质,导致肾细胞和组织严重损伤。本研究采用 C-BSA 诱致大鼠膜性肾病,使实验动物发生肾小球 GBM 增厚,IgG 沿肾小球毛细血管壁沉积,足细胞肿胀,足突融合,以及大量尿蛋白排出等一系列肾组织损伤,同时肾皮质及血清中 SOD 活性明显下降,MDA 含量显著增高,提示此时 ROM 过量,已经超出组织细胞的清除能力,证实肾脏的病损与肾脏的抗氧化物酶调节功能紊乱存在相关性,说明 ROM 参与了膜性肾病的损伤过程,这为临床应用抗氧化制剂防治慢性肾小球疾病提供了证据。

大量研究已经证实,许多中药对 ROM 所致的组织损伤具有保护作用。本研究所用的中药抗氧化合剂系由黄芪、金樱子、首乌等组成,原系我科治疗肾小球疾病气阴两虚证的有效经验方。在对 C-BSA 诱使的大鼠膜性肾病进行实验性治疗中,该方能降低实验大鼠的蛋白尿,减少氮质潴留,提高肾皮质及血清中 SOD 活性,降低 MDA 含量,以及减轻肾脏的病理损害,其小剂量组(抗氧 I 组)的疗效与维生素 E 组近似,增大剂量后上述作用显著增强,呈现有意义的量效关系。本合剂中主药黄芪功专补气,其所含的总黄酮在黄嘌呤/黄嘌呤氧化酶和多形核白细胞呼吸暴发介导鲁米诺化学发光,以及 H_2O_2-F^{2+} 的紫外线诱导细胞膜脂质过氧化反应等多个实验体系中均有良好的清除自由基作用,并能有效防止 H_2O_2 和 γ 射线导致细胞的 DNA 链断裂。首乌补肾养血,实验中可增加抗氧化剂含量并提高活性,能使吸氧后形成的自由基损伤小鼠的脏器内脂质过氧化(LPO)含量减低。金樱子补肾涩精,且因其经过科学方法提取,含有大量重要的抗氧化酶——SOD,故本方补益气阴,实际上已包含抗氧自由基损伤的作用,值得重视。

[抗氧化合剂防治大鼠膜性肾病的实验研究. 中国中医药科技,1999,6(5):297-299.]

二、黄芪金樱子合剂改善氧化型低密度脂蛋白诱导大鼠肾系膜细胞凋亡的研究

肾小球硬化的基本病理改变是细胞外基质增加和肾小球细胞逐渐丧失。脂质在肾小球内沉积可促进肾小球硬化,其中以氧化型低密度脂蛋白(oxidized low-density lipoprotein,OX-LDL)对细胞的毒性最大。OX-LDL 能诱导肾系膜细胞凋亡,使有效的细胞群体数量减少,正常的肾小球生理结构受到破坏,继而出现血管腔闭塞,肾小球硬化,肾功能丧失。因此,减少系膜细胞非生理性凋亡在延缓肾小球硬化和保护肾功能方面有重要意义。黄芪金樱子合剂由黄芪、金樱子、制何首乌组成,具有补益气阴、固涩肾精之功效。该方是王永钧教授治疗慢性肾炎的常用益肾协定方,临床及前期动物实验提示有降脂、抗氧化作用。因此,本研究从蛋白及分子生物学水平观察黄芪金樱子合剂对 OX-LDL 诱导的大鼠肾系膜细胞凋亡的影响。

分离、纯化低密度脂蛋白(LDL):提取健康体检者的血液离心,调节密度,分离出 LDL,将透析浓缩后的 LDL 在低压液相色谱仪上进行色谱分离,最后纯化后的 LDL 取已知 LDL 抗体用免疫双向扩散方法检测明确。配制硫酸铜(浓度为 12mmol/L)25μl 与 LDL(浓度为 1.5g/L)1ml,依此比例氧化 10h,加等量乙二胺四乙酸二钠(EDTA,浓度为 2g/L)终止,放入 0.01mol/L PBS 中透析 24h;通过 0.8%琼脂糖电泳观察 OX-LDL 的相对迁移率。

大鼠含药血清的制备:将 SD 雄性大鼠随机分为黄芪金樱子含药血清组和正常大鼠血清组两组,每组 10 只。黄芪金樱子含药血清组:每日灌服黄芪金樱子合剂(每毫升溶液含黄芪生药 0.24g,金樱子生药 0.08g,制何首乌生药 0.12g,即黄芪 24g/(kg·d)、金樱子 8g/(kg·d)、制何首乌 12g/(kg·d),相当于成人剂量的 40 倍)3ml,每日 2 次,共 3 天。正常大鼠血清组:每日灌服生理盐水 3ml,每日 2 次,共 3 天。两组末次灌服 1h 后采血,分离、收集血清,混匀后以 0.22μm 微孔滤膜过滤除菌,然后-20℃保存。

实验分组:将大鼠肾系膜细胞株在含 10%的胎牛血清和青霉素、链霉素等的 DMEM 低糖培养液中培养。细胞培养 48h 后无血清同步 24h,将细胞随机分成以下 5 组。正常组:加入 5%正常大鼠血清;OX-LDL 处理组:加入 5.0%正常大鼠血

清和 100μg/ml OX-LDL；黄芪金樱子合剂低浓度组：加入 0.625％含药血清、4.375％正常大鼠血清和 100μg/ml OX-LDL；黄芪金樱子合剂中浓度组：加入 1.25％含药血清、3.75％正常大鼠血清和 100μg/ml OX-LDL；黄芪金樱子合剂高浓度组：加入 2.50％含药血清、2.50％正常大鼠血清和 100μg/ml OX-LDL。培养时间均为 24h。

采用流式细胞术检测细胞凋亡 Annexin V 和 Caspase 3 蛋白，采用 RT-PCR 术检测 *Caspase 3*、*Bcl-2*、*Bax*、*Fas*、*FasL* 基因。

LDL 的鉴定：色谱分离可见有 3 个样品峰，第一峰为全排阻的杂质峰，第二峰为 LDL 的样品峰，第三峰为高密度脂蛋白（HDL），见图 3-3-5。取第二峰中收集的 LDL 样品（孔 2 至孔 5）与已知的 LDL 抗体，用免疫双向扩散法检测，结果发现两者之间有明显的沉淀线；而第一峰中的样品（孔 1）、第三峰中的样品（孔 6）与 LDL 抗体之间无沉淀线，见图 3-3-6。

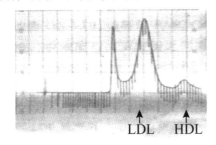

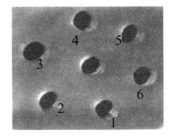

图 3-3-5　LDL 色谱分离　　　　图 3-3-6　沉淀线显示 LDL 与 LDL 抗体结合

OX-LDL 的鉴定：通过琼脂糖电泳测定相对迁移率，与 LDL 比较，OX-LDL 在电泳上的迁移率明显增加，见图 3-3-7。

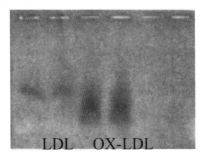

图 3-3-7　琼脂糖电泳显示 OX-LDL 的迁移率超过 LDL

Annexin V 的表达：数据显示不同浓度的黄芪金樱子合剂含药血清都能减少 OX-LDL 诱导的大鼠 MsC 细胞凋亡数目（$P < 0.05$），低浓度组和高浓度组比较，差异有统计学意义（$P < 0.05$），其余浓度组比较，差异无统计学意义；比较各浓度组与 OX-LDL 刺激组及各浓度组之间坏死细胞数目，差异无统计学意义，见表 3-3-28。

表 3-3-28　黄芪金樱子合剂对 OX-LDL 诱导大鼠 MsC 凋亡的作用（Annexin V,$\bar{x}\pm s$）

组别	凋亡细胞数/%	坏死细胞数/%
正常组	0.92±0.22	0.42±0.12
OX-LDL 处理组	6.94±0.55△	0.91±0.43△
黄芪金樱子合剂低浓度组	5.15±0.29*	0.70±0.21
黄芪金樱子合剂中浓度组	4.54±0.54*	0.78±0.43
黄芪金樱子合剂高浓度组	3.96±0.20**#	0.50±0.16

注：与 OX-LDL 处理组比较，* $P<0.05$，** $P<0.01$；与正常组比较，△ $P<0.01$；与黄芪金樱子合剂低浓度组比较，# $P<0.05$。

采用流式细胞仪检测 Caspase 3 蛋白的表达，结果见表 3-3-29。

表 3-3-29　黄芪金樱子合剂对 OX-LDL 诱导大鼠 MsC Caspase 3 蛋白表达的影响（$\bar{x}\pm s$）

组别	细胞数/%
正常组	1.65±0.39
OX-LDL 处理组	11.97±2.67△
黄芪金樱子合剂低浓度组	3.24±0.20*
黄芪金樱子合剂中浓度组	3.90±0.81*
黄芪金樱子合剂高浓度组	1.57±0.17*#▼

注：与 OX-LDL 处理组比较，* $P<0.05$；与正常组比较，△ $P<0.05$；与黄芪金樱子合剂低浓度组比较，# $P<0.05$；与黄芪金樱子合剂中浓度组比较，▼ $P<0.05$。

采用 RT-PCR 法检测 *Caspase 3*、*Bcl-2*、*Bax*、*Fas*、*FasL* 基因表达，结果见表 3-3-30、图 3-3-8、图 3-3-9。

表 3-3-30　黄芪金樱子合剂对 OX-LDL 诱导大鼠 MsC *Caspase 3*、*Bcl-2/Bax*、*Fas*、*FasL* 基因表达的影响（与内参灰度面积比值）

组别	*Caspase 3*	*Bcl-2/Bax*	*Fas*	*FasL*
正常组	0.23±0.04	0.82±0.04	1.69±0.35	1.65±0.38
OX-LDL 处理组	1.21±0.11△△	0.25±0.09△△	2.91±0.35△△	3.33±0.31△
黄芪金樱子合剂低浓度组	0.74±0.02*	1.18±0.05*	1.59±0.59*	1.50±0.28*
黄芪金樱子合剂中浓度组	0.79±0.04*	1.15±0.12*	1.96±0.36*	1.61±0.11*
黄芪金樱子合剂高浓度组	0.52±0.04*#○	1.19±0.16*	1.34±0.24*	1.30±0.05*

注：与正常组比较，△ $P<0.05$，△△ $P<0.01$；与 OX-LDL 处理组比较，* $P<0.05$；与黄芪金樱子合剂低浓度组比较，# $P<0.05$；与黄芪金樱子合剂中浓度组比较，○ $P<0.05$。

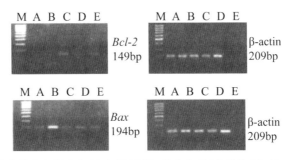

图 3-3-8　不同浓度黄芪金樱子合剂对 OX-LDL 诱导大鼠 MsC *Bcl-2*、*Bax* 基因表达的影响

M. Mark；A. 正常组；B. OX-LDL 处理组；C. 黄芪金樱子合剂低浓度组；

D. 黄芪金樱子合剂中浓度组；E. 黄芪金樱子合剂高浓度组

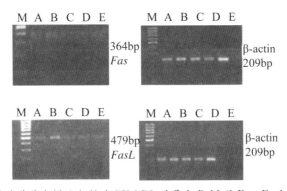

图 3-3-9　不同浓度黄芪金樱子合剂对 OX-LDL 诱导大鼠 MsC *Fas*、*FasL* 基因表达的影响

M. Mark；A. 正常组；B. OX-LDL 处理组；C. 黄芪金樱子合剂低浓度组；

D. 黄芪金樱子合剂中浓度组；E. 黄芪金樱子合剂高浓度组

　　肾实质细胞凋亡增加与肾小球硬化密切相关，且随着肾小球硬化的进行性加重，凋亡的细胞数亦增多。肾系膜细胞（MsC）是肾小球内最活跃的固有细胞，在肾小球硬化、纤维化的发生发展中起重要作用。脂质能直接引起肾小球硬化和肾小管、间质损伤，其中以 OX-LDL 对细胞的毒性最大，OX-LDL 可通过产生氧自由基等而诱导细胞凋亡。因此，MsC 的过度凋亡可能是晚期肾小球硬化中肾固有细胞数目减少的主要原因，而干预脂质对 MsC 的影响、减少 MsC 的非生理性凋亡对延缓肾小球硬化有重要意义。

　　本研究发现，OX-LDL 刺激大鼠 MsC 后，凋亡细胞数目明显增多，并且在蛋白和基因水平，*Caspase 3* 的表达均明显增加，证实 OX-LDL 诱导大鼠 MsC 凋亡过程中有 Caspase 蛋白酶家族参与。同时，RT-PCR 结果显示 *Bcl-2/Bax* 两者比值下降，而 *Fas*、*FasL* 表达增加（$P < 0.05$），提示 OX-LDL 有可能通过死亡受体通路和线粒体通路激活 Caspase 级联反应。

　　黄芪金樱子合剂由黄芪、金樱子、制何首乌组成。我们以往临床观察发现：该方能明显改善慢性肾炎气阴两虚证候,减少24h尿蛋白定量,改善肾功能。近年研究证明,以此三味药为主的益肾消癥方配合西药治疗原发性局灶节段性肾小球硬化患者,缓解率和显效率达80%。在多年临床实践中我们还发现,黄芪金樱子合剂具有调节脂质代谢作用,这与王海燕教授等的报道一致。本研究结果显示,不同浓度的黄芪金樱子合剂含药血清能显著减少凋亡细胞数目,有效抑制Caspase 3的活性,提高 Bcl-$2/Bax$ 比值,降低 Fas、$FasL$ 的表达,并提示药物有可能通过干预死亡受体通路和线粒体通路,影响 Caspase 级联反应而发挥药理效应。

[黄芪金樱子合剂改善氧化低密度脂蛋白诱导大鼠肾系膜细胞凋亡的研究.中国中医药科技,2005,12(6):341-344.]

冬虫夏草改善肾小管上皮细胞损伤机制的实验研究

冬虫夏草(*Cordyceps Sinensis*)味甘,性温,是我国传统的名贵中药,具有滋补、强壮、抗疲劳、抗衰老作用。相关研究证实,冬虫夏草有确切的抑制肾脏间质损伤及保护肾小管的作用。冬虫夏草野生资源十分有限,据查证形成冬虫夏草的菌种是蝙蝠蛾多毛孢菌,其他如拟青霉菌、蝙蝠蛾被毛孢菌有人认为不是真正的冬虫夏草菌。为此,王永钧团队应用蝙蝠蛾多毛孢菌经低温发酵工艺而成的多毛孢菌菌粉进行了系列实验研究,以揭示冬虫夏草的肾保护作用机制。

一、多毛孢菌菌粉抑制庆大霉素诱导的猪肾小管上皮细胞凋亡及纤维化生长因子的表达

我们采用猪肾小管上皮细胞株(porcine renal tubular epithelial cells,LLCPK)进行研究。

细胞活性检测:将细胞置于96孔培养板中,24h后换无血清培养液同步24h,然后分为庆大霉素组和多毛孢菌组,两组各加入 400mg/L、800mg/L、1600mg/L、3200mg/L 浓度的庆大霉素处理细胞,同时多毛孢菌组加入 8mg/L 的多毛孢菌菌粉水提物(最佳促增殖浓度),继续培养72h,弃细胞培养液,加 MTT(0.5g/L,100μl),温浴4h后,弃上清液,每孔加 DMSO 200μl,混匀后,以 MTT 法测 OD 值。

NAG 酶测定:细胞培养及处理同前,分为庆大霉素组和多毛孢菌组,两组各加入 800mg/L 的庆大霉素刺激,同时多毛孢菌组加入多毛孢菌菌粉水提物,继续培养72h,测定细胞上清液中 NAG 的酶含量。

细胞凋亡检测:将细胞在24孔培养板中培养,当细胞铺满瓶底的60%～70%时,换无血清 DMEM/F12 同步24h,给予庆大霉素 800mg/L 和多毛孢菌菌粉水提物 64mg/L 诱导48h,然后按 Annexin V Kit 处理细胞,用流式细胞仪检测细胞凋亡。

碱性成纤维细胞生长因子(bFGF)的 mRNA 检测：培养 LLCPK 细胞于培养皿中,生长至80%～90%融合,然后去血清同步培养24h,加入庆大霉素和多毛孢菌菌粉水提物64mg/L,12h 后收集细胞,以 TRIZOL 法提取细胞内总 RNA,RT-PCR法检测成纤维细胞生长因子 mRNA 的表达。猪成纤维细胞生长因子引物序列为,正引物5′-GGA GGC GAT GTG GAG TTT GT-3′,负引物5′-GTA GTC TGG GGA AGC CGT AAT C-3′,PCR 产物318bp。PCR 产物在1.7%的琼脂糖凝胶上电泳,经紫外线凝胶成像系统成像后,采用北航成像分析软件进行半定量分析。

多毛孢菌菌粉对庆大霉素损伤细胞的保护作用：在前期实验中确定了多毛孢菌菌粉水提物的最佳促增殖浓度为8mg/L,观察此浓度对庆大霉素损伤 LLCPK 细胞的保护作用。结果显示,庆大霉素浓度为400mg/L、800mg/L、1600mg/L 时,多毛孢菌组 OD 值显著高于庆大霉素组,对庆大霉素损伤的 LLCPK 细胞均有显著的促细胞增殖或细胞修复作用;浓度为3200mg/L 时,对庆大霉素损伤的细胞没有保护作用,见图3-3-10。

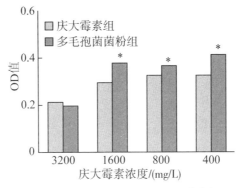

图 3-3-10　多毛孢菌菌粉(800mg/L)对不同浓度庆大霉素损伤后细胞的保护作用

注：与庆大霉素组比较,* $P<0.01(n=9)$。

多毛孢菌菌粉对庆大霉素损伤后细胞 NAG 酶释放的影响：庆大霉素(800mg/L)损伤细胞后,NAG 酶释放(13.70±0.50)mU/L,多毛孢菌菌粉水提物(8mg/L)作用后,NAG 酶释放显著减少[(9.97±0.21)mU/L,$P<0.01$],提示多毛孢菌菌粉水提物可直接减轻肾小管上皮细胞的损伤。

多毛孢菌菌粉对庆大霉素诱导的细胞凋亡和 bFGF mRNA 表达的影响：庆大霉素(800mg/L)能显著诱导 LLCPK 细胞膜表面 Annexin V 表达,阳性细胞比值显著增高;64mg/L 多毛孢菌菌粉能显著抑制由庆大霉素诱导的细胞凋亡($P<0.01$)。庆大霉素损伤能显著增加细胞 bFGF mRNA 表达;多毛孢菌菌粉作用后能显著抑制 bFGF mRNA 表达,见表3-3-31。庆大霉素损伤诱导 LLCPK 细胞 bFGF mRNA 表达增高,经多毛孢菌菌粉处理后,细胞 bFGF mRNA 表达降低,见图3-3-11。

表 3-3-31　多毛孢菌菌粉(64mg/L)对庆大霉素(800mg/L)诱导的细胞凋亡
和 bFGF mRNA 表达的影响($\bar{x}\pm s$)

组别	Annexin V/%(n)	OD 值(bFGF/β-actin)($n=3$)
正常组	2.4±0.9(3)	0.32±0.06△
庆大霉素组	4.7±0.6*(5)	0.62±0.04
多毛孢菌菌粉组	3.1±0.6△(4)	0.34±0.04△

注:与正常组比较,* $P<0.01$;与庆大霉素组比较,△ $P<0.01$。

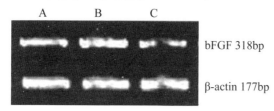

图 3-3-11　多毛孢菌菌粉对 LLCPK 细胞 bFGF mRNA 表达的影响
A. 正常组;B. 庆大霉素组;C. 多毛孢菌菌粉组

近年研究表明,肾小管间质损伤程度与肾功能预后的关系较肾小球的损害更为密切。各种因素所致的肾小管间质损伤均有可能逐渐进展至肾间质纤维化。肾小管上皮细胞在肾间质损伤和纤维化过程中起着重要的作用,肾小管上皮细胞自身的损伤、过度凋亡及转分化都是导致肾小管萎缩和间质纤维化的因素,而其分泌的炎症因子和细胞因子又进一步促进肾间质损伤和纤维化,如成纤维细胞生长因子能够诱导肾小管上皮细胞表达肌成纤维化细胞标志性蛋白 Vimentin 和成纤维细胞特异性蛋白-1(fibroblast spesific protein 1,FSP1)。

庆大霉素能够导致中毒性急性肾功能衰竭,其病理改变是近端肾小管上皮细胞的广泛损害,小管上皮细胞脱落、变性和坏死。庆大霉素能够引起肾小管上皮细胞凋亡,肾小管上皮细胞的凋亡数与肾小管萎缩的规律一致。在庆大霉素损伤的肾小管上皮细胞中有 bFGF 基因和蛋白的高表达,而在正常的肾小管细胞中没有检测到 bFGF 的表达。

将体外培养的 LLCPK 细胞用庆大霉素诱导,结果显示庆大霉素不仅可以显著降低细胞的存活率,提高细胞上清液中 NAG 酶的浓度,而且可以显著诱导细胞凋亡,表现为细胞膜上的 Annexin V 显著增高,还可诱导细胞 bFGF mRNA 高表达。正常培养的 LLCPK 细胞株存在 bFGF mRNA 的表达,而用庆大霉素诱导后,bFGF mRNA 的表达显著上调,这可能与 LLCPK 细胞是转化的细胞株和长期培养有关。在前期工作中我们探讨了多毛孢菌对近端肾小管上皮细胞增殖的影响,结果显示在 0mg/L、8mg/L、80mg/L、800mg/L 浓度中,8mg/L 多毛孢菌菌粉水提物为最佳促增殖浓度。在本研究中,该最佳浓度能够显著提高细胞存活率,降低细胞上清液中 NAG 酶的浓度。但该浓度对降低庆大霉素诱导的细胞膜表面 Annexin V 和 bFGF mRNA 的表达没有显著影响,而多毛孢菌菌粉浓度为 64mg/L 时,能够显著抑制细胞凋亡和 bFGF mRNA 的表达。结果提示,多毛孢菌菌粉水提物能够对庆大霉素诱导的肾小管细胞损伤、凋亡起到保护作用,而其抑制肾小管上皮细胞转分化可能也是其保护机制之一。

相关研究证实,冬虫夏草有确切的抑制肾脏间质损伤及保护肾小管的作用,还有降脂、减少尿蛋白等作用。但冬虫夏草野生资源十分有限,价格昂贵,极大地限制了临床广泛应用。多毛孢菌菌粉是采用虫草天然菌种发酵而得到的人工虫草,具有与天然虫草相似的化学成分、药理作用。我们的研究结果显示,多毛孢菌菌粉水提物不仅有与天然冬虫夏草相似的保护肾小管的作用,而且可抑制小管细胞凋亡,有可能还有抑制肾小管上皮细胞转分化的作用。

[多毛孢菌菌粉抑制庆大霉素诱导的猪肾小管上皮细胞凋亡及纤维化生长因子的表达. 中国临床药理学与治疗学,2003,8(5):557-560.]

二、多毛孢菌菌粉含药血清对肾小管上皮细胞增殖及成纤维细胞生长因子基因表达的影响

采用猪肾小管上皮细胞细胞株(LLCPK)进行研究。

多毛孢菌菌粉含药血清的制备:将多毛孢菌菌粉的各类提取物制成悬浊液。选择 SD 大鼠,分成正常组、水提物组、醇提物组 3 组,除正常组每次喂水 2ml 外,其余各组每次喂药 2ml,每日 2 次,第 3 天最后 1 次喂药后 1~2h 内,股动脉取血,制备血清。

含药血清促肾小管上皮细胞增殖的测定:将细胞培养 24h,换无血清培养液,加入 5% 的各种虫草(水提、醇提)含药血清,继续培养 72h,用 MTT 法测 OD 值。

观察含药血清对抗庆大霉素损伤后的细胞的保护作用:将细胞培养于 96 孔培养板中,贴壁后,换无血清培养液同步 24h,加入多毛孢菌菌粉水提物和醇提物各 5% 含药血清,同时用 $400\mu g/ml$、$800\mu g/ml$、$1600\mu g/ml$ 和 $3200\mu g/ml$ 等不同浓度的庆大霉素分别处理细胞,72h 后,用 MTT 法测 OD 值。

采用 RT-PCR 法测定 LLCPK 细胞成纤维细胞生长因子(FGF)mRNA 的表达。

多毛孢菌大鼠含药血清对细胞增殖的影响:与空白组比较,虫草水提物和醇提物血清对细胞增殖有明显的促进作用($P<0.01$),见表 3-3-32。

表 3-3-32　多毛孢菌大鼠含药血清对细胞增殖的影响($\bar{x}\pm s$)

组别	n	MTT(OD 值)
空白对照组	18	0.390 ± 0.019
虫草水提物组	18	0.525 ± 0.025**
虫草醇提物组	18	0.487 ± 0.007**

注:与空白对照组比较,** $P<0.01$。

多毛孢菌菌粉对抗庆大霉素损伤细胞的作用:随着庆大霉素浓度的提高,OD值越来越低,多毛孢菌菌粉含药血清均可使相应庆大霉素诱导的细胞 OD 值显著增高,在庆大霉素 $800\mu g/ml$、$400\mu g/ml$ 两种浓度时,多毛孢菌菌粉效果最好,但在庆大霉素浓度过高,达 $3200\mu g/ml$ 时,虫草呈现与庆大霉素协同的细胞损伤作用,见表 3-3-33。

表 3-3-33　菌粉提取物对庆大霉素损伤后细胞的修复作用($\bar{x}\pm s$)

组别	n	庆大霉素			
		$3200\mu g/ml$	$1600\mu g/ml$	$800\mu g/ml$	$400\mu g/ml$
空白对照组	9	0.338 ± 0.010	0.333 ± 0.001	0.369 ± 0.001	0.415 ± 0.012
多毛孢菌水提物组	9	0.272 ± 0.008##	0.334 ± 0.017	0.442 ± 0.016**	0.466 ± 0.017**
空白对照组	9	0.331 ± 0.006	0.317 ± 0.022	0.376 ± 0.001	0.376 ± 0.014
多毛孢菌醇提物组	9	0.293 ± 0.017##	0.372 ± 0.008**	0.480 ± 0.007**	0.466 ± 0.011**

注:与相应对照组相比增加,** $P<0.01$;与相应对照组相比降低,## $P<0.01$。

多毛孢菌对 LLCPK 细胞 FGF mRNA 表达的影响:与正常组相比,庆大霉素可显著增强 LLCPK 细胞 FGF mRNA 的表达,用多毛孢菌菌粉水提物或醇提物含药血清干预后,细胞 FGF mRNA 的表达均下调;对于正常 LLCPK 细胞,多毛孢菌菌粉对 FGF 基因表达没有显著影响,见表 3-3-34、表 3-3-35、图 3-3-12、图 3-3-13。

表 3-3-34　多毛孢菌对庆大霉素诱导的 LLCPK 细胞 FGF mRNA 表达的影响($\bar{x}\pm s$)

组别	FGF/β-actin(积分光密度)
正常对照组	0.21 ± 0.015
庆大霉素组	0.36 ± 0.026**
多毛孢菌菌粉水提物＋庆大霉素组	0.32 ± 0.020△
多毛孢菌菌粉醇提物＋庆大霉素组	0.26 ± 0.015△△

注:与正常对照组比较,** $P<0.01$;与庆大霉素组比较,△ $P<0.05$,△△ $P<0.01$。

表 3-3-35　多毛孢菌对正常 LLCPK 细胞 FGF mRNA 表达的影响($\bar{x}\pm s$)

组别	FGF/β-actin(积分光密度)
正常对照组	0.27±0.056
多毛孢菌菌粉水提物组	0.31±0.032
多毛孢菌菌粉醇提物组	0.22±0.025

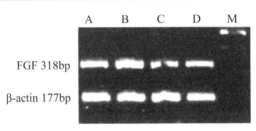

图 3-3-12　多毛孢菌对庆大霉素诱导的 LLCPK 细胞 FGF mRNA 表达的影响

M. Mark；A. 正常对照组；B. 庆大霉素组；C. 水提物含药血清组；D. 醇提物含药血清组

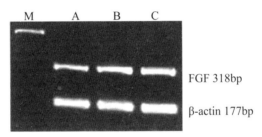

图 3-3-13　多毛孢菌含药血清对 LLCPK 细胞 FGF mRNA 表达的影响

M. Mark；A. 正常对照组；B. 水提物含药血清组；C. 醇提物含药血清组

目前研究认为,在各种病理情况下,一部分损伤的肾小管上皮细胞坏死或凋亡,另一部分则发生表型转化,都是肾小管功能丢失的重要原因,而肾小管上皮细胞向肌成纤维细胞的表型转化直接参与了间质纤维化。损伤或转化后的小管上皮细胞可通过分泌大量细胞外基质,如纤连蛋白(FN)、层粘连蛋白(LN)、胶原等直接导致肾间质纤维化;此外,也可分泌致纤维化生长因子(如 TGF-β_1、PDGF、FGF等)、黏附分子(如 ICAM-1、MCP-1、骨桥蛋白等)放大肾脏局部免疫炎症反应,进一步损伤小管间质,加速肾小管间质纤维化的进程。

庆大霉素的肾毒性已为临床所证实,病理改变为近端肾小管上皮细胞凋亡和坏死。目前认为,酶活性的改变是造成肾小管上皮细胞损伤的重要机制。庆大霉素可上调肾小管上皮细胞 FGF 的蛋白和基因表达。FGF 可使体外培养的肾小管上皮细胞发生表型转化,也有学者认为 FGF 能够促进肾小管上皮细胞增殖。内源性 FGF 的高表达可能是损伤的肾小管的代偿机制,一方面可使损伤的肾小管细胞增殖和修复,而同时也诱导增殖的细胞发生表型转化,使肾小管上皮细胞的标志蛋白——角蛋白消失,转而表达肌成纤维细胞的标志蛋白——Vimentin、α-SMA,导致间质纤维化。

研究结果显示,庆大霉素可引起 LLCPK 细胞损伤,并与剂量呈正相关,而且上调了 LLCPK 细胞 FGF 的基因表达;多毛孢菌菌粉水提物和醇提物含药血清在体外都可显著促进 LLCPK 细胞增殖,并且可显著减轻庆大霉素引起的细胞损伤或促进损伤细胞修复,但当庆大霉素浓度超过 $3200\mu g/ml$ 时,多毛孢菌菌粉各提取物均不表现有促进细胞修复的作用,相反却呈现与庆大霉素协同的细胞损伤作用。本研究结果还显示,用多毛孢菌菌粉水提物或醇提物干预,显著降低了 LLCPK 细胞 FGF 的基因表达,而对无庆大霉素刺激的正常培养的 LLCPK 细胞 FGF 的基因表达没有显著影响。比较多毛孢菌菌粉水提物和醇提物对细胞的影响,差异无统计学意义。

所用的虫草是采用蝙蝠蛾多毛孢菌经低温发酵工艺而成的冬虫夏草,据研究分析有与天然冬虫夏草基本一致的化学成分。此外,研究结果也显示,多毛孢菌能够显著促进肾小管上皮细胞增殖,减少细胞损伤或促进细胞修复,保护肾小管,而且可纠正庆大霉素诱导的肾小管上皮细胞 FGF mRNA 过度表达,说明人工发酵的多毛孢菌在减轻肾小管损伤的同时,可能对肾间质纤维化的早期防治也有重要意义。

[多毛孢菌菌粉含药血清对肾小管上皮细胞增殖及纤维生长因子基因表达的影响.中国中西医结合肾病杂志,2005,6(1):10-12.]

三、多毛孢菌菌粉含药血清对 LLCPK 细胞损伤的保护作用研究

采用猪肾小管上皮细胞细胞株(LLCPK)进行研究,将细胞培养于 96 孔培养板中,贴壁后,换无血清培养液同步 24h,加入多毛孢菌菌粉水提物和醇提物各 5% 含药血清,同时用 $400\mu g/ml$、$800\mu g/ml$、$1600\mu g/ml$ 和 $3200\mu g/ml$ 等不同浓度的庆大霉素分别处理细胞,72h 后,用 MTT 法测 OD 值。测定细胞上清液中 NAG 酶的含量。观察多毛孢菌菌粉含药血清对庆大霉素诱导的 LLCPK 细胞凋亡的影响。

多毛孢菌菌粉含药血清对 NAG 酶释放的影响:多毛孢菌菌粉水提物或醇提物含药血清均能显著降低细胞上清液中 NAG 酶的释放,多毛孢菌菌粉不同提取物之间比较无显著差异,见表 3-3-36。

表 3-3-36　多毛孢菌菌粉含药血清对庆大霉素损伤后细胞 NAG 增殖的影响($\bar{x}\pm s$)

组别	n	NAG/(mU/L)
庆大霉素组	6	18.81±0.506
多毛孢菌菌粉水提物组	6	16.83±0.412[*]
多毛孢菌菌粉醇提物组	6	17.81±0.147[*]

注:与庆大霉素组比较,[*] $P<0.01$。

多毛孢菌菌粉对庆大霉素损伤后的细胞凋亡的影响:经庆大霉素处理后的 LLCPK 细胞,Annexin V 表达显著增高,加入多毛孢菌菌粉水提物或醇提物含药血清后,显著降低 Annexin V 的表达,多毛孢菌菌粉不同提取物之间比较无显著差异,见表 3-3-37。

表 3-3-37　多毛孢菌菌粉提取物对庆大霉素损伤后细胞凋亡的影响($\bar{x}\pm s$)

组别	n	庆大霉素/(μg/ml)	Annexin V		
			2.5%	5.0%	10.0%
正常组	9	0	2.01±0.79	0.94±0.11	1.88±0.43
庆大霉素组	9	800	3.34±0.12[▽▽]	4.72±0.24[▽▽]	4.06±0.57[▽▽]
多毛孢菌菌粉水提物组	9	800	2.48±0.23[**]	2.18±0.59[**]	2.75±0.43[**]
多毛孢菌菌粉醇提物组	9	800	2.99±0.49[*]	2.75±0.20[**]	2.90±1.99[*]

注:与正常组比较,[▽▽] $P<0.01$;与庆大霉素组比较,[**] $P<0.01$,[*] $P<0.05$。

庆大霉素作为氨基糖苷类药物,具有肾毒性,其发生机制与其诱导肾小管上皮细胞凋亡有关,而肾小管上皮细胞的凋亡与肾小管萎缩的规律相一致。我们用庆大霉素诱导在体外培养的 LLCPK 细胞,结果显示庆大霉素不仅可以显著降低 LLCPK 细胞的存活率,提高细胞上清液中 NAG 酶的浓度,而且可以显著诱导细胞凋亡,表现为细胞膜上的 Annexin V 表达显著增高。用多毛孢菌菌粉水提物或醇提物含药血清干预后,能够显著促进庆大霉素损伤后细胞的修复,降低细胞上清液中 NAG 酶的浓度,并且显著降低庆大霉素诱导的细胞膜表面 Annexin V 的表达。上述研究结果表明,多毛孢菌菌粉各提取物含药血清对庆大霉素诱导的肾小管细胞损伤、凋亡都有显著的保护作用。

[多毛孢菌菌粉含药血清对 LLCPK 细胞损伤的保护作用研究. 中医药学刊,2004,22(12):2256-2257.]

针对慢性肾衰竭,王永钧教授在长期临证实践中拟定了以"熟大黄"为主的有效方剂——尿毒净,实验研究证实其能改善肾小球硬化大鼠的肾功能,抑制系膜细胞增殖。针对急性肾功能衰竭,王永钧教授采用以黄芪、川芎为主的方药,重在增强免疫力,修复组织损伤,并予活血行瘀药,研究结果提示黄芪、川芎嗪具有防治肾毒性作用。在抗氧化合剂改善肾病大鼠损伤机制的研究方面,王永钧教授通过对黄芪金樱子合剂的深入研究,得出其有可能通过干预死亡受体通路和线粒体通路,减少凋亡细胞数目而发挥药理效应。近年来,虫草干预肾病进程已是一个热门话题。王永钧教授对多毛孢菌菌粉水提物或醇提物分别开展了研究,发现其能显著促进肾小管上皮细胞增殖,减轻细胞损伤或促进细胞修复,保护肾小管,可能对肾间质纤维化的早期防治也有重要意义。

缩写词表

（按英文字母排序）

缩写词	英文全称	中文全称
AA	arachidonic acid	花生四烯酸
AAN	aristolochic acid nephropathy	马兜铃酸肾病
ACEI	angiotensin converting enzyme inhibitor	血管紧张素转化酶抑制剂
ACTH	adrenocorticotrophic hormone	促肾上腺皮质激素
AIN	acute interstitial nephritis	急性间质性肾炎
AKI	acute kidney injury	急性肾损伤
ALB	albumin	白蛋白
ALT/GPT	alanine aminotransferase/glutamic-pyruvic transaminase	丙氨酸转氨酶/谷丙转氨酶
ANA	antinuclear antibody	抗核抗体
ANCA	antineutrophil cytoplasmic antibody	抗中性粒细胞胞质抗体
ARB	angiotensin receptor blockers	血管紧张素受体阻滞药
ARF	acute renal failure	急性肾衰竭
AST/GOT	aspartate aminotransferase/glutamic-oxaloacetic transaminase	天冬氨酸转氨酶/谷草转氨酶
AVP	arginine vasopressin	精氨酸血管升压素
bFGF	basic fibroblast growth factor	碱性成纤维生长因子
BMP	bone morphogenetic protein	骨形态发生蛋白
BSA	bovine serum albumin	牛血清白蛋白
BUN	blood urea nitrogen	（血）尿素氮
CCl_4	carbon tetrachloride	四氯化碳
Ccr	creatinine clearance rate	（内生）肌酐清除率
CDK	cyclin-dependent kinase	周期蛋白依赖性激酶
CK	creatine kinase	肌酸激酶
CK	cytokine	细胞因子

缩写词	英文全称	中文全称
CKD	chronic kindey disease	慢性肾脏病
Col	collagen	胶原蛋白
CRF	chronic renal failure	慢性肾（功能）衰竭
CsA	cyclosporin A	环孢素 A
CTL	cytotoxic T lymphocyte	细胞毒性 T（淋巴）细胞
DC	dendritic cell	树突状细胞
DN	diabetic nephropathy	糖尿病肾病
E-Cad	E-cadherin	E-钙黏蛋白
ECM	extracellular matrix	细胞外基质
ECT	emission computed tomography	发射计算机断层成像
eGRF	estimated glomerular filtration rate	估测肾小球滤过率
ELISA	enzyme linked immunosorbent assay	酶联免疫吸附试验
ENA	extractable nuclear antigen	可提取性核抗原
EPK	extracellular signal-regulated protein kinase	细胞外信号调节激酶
ERPF	effective renal plasma flow	有效肾血浆流量
ESRF	end-stage renal failure	终末期肾衰竭
ET	endothelin	内皮素
FCS	fetal calf serum	胎牛血清
FGF	fibroblast growth factor	成纤维细胞生长因子
FK506	tacrolimus	他克莫司
FN	fibronectin	纤（维）连（接）蛋白
FSGS	gocal segmental glomerulosclerosis	局灶节段性肾小球硬化（症）
GBM	glomerular basement membrane	肾小球基底膜
GFR	glomerular filtration rate	肾小球滤过率
GLU	glucose	（葡萄）糖
HB	hemoglobin	血红蛋白
HBcAb	hepatitis B core antibody	乙型肝炎核心抗体
HBcAg	hepatitis B core antigen	乙型肝炎核心抗原
HBeAb	hepatitis B e antibody	乙型肝炎 e 抗体

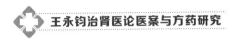

续表

缩写词	英文全称	中文全称
HBeAg	hepatitis B e antigen	乙型肝炎 e 抗原
HBsAb	hepatitis B surface antibody	乙型肝炎表面抗体
HBsAg	hepatitis B surface antigen	乙型肝炎表面抗原
HDL-C	high density lipoprotein-cholesterol	高密度脂蛋白胆固醇
HPA	hypothalamic-pituitary-adrenal axis	下丘脑-垂体-肾上腺轴
ICAM-1	intercelluar adhesion molecule-1	细胞间黏附分子-1
ICU	intensive care unit	重症监护室
IF	immunofluorescence	免疫荧光法
IIF	indirect immunofluorescence assays	间接免疫荧光法
IgA	immunoglobulin A	免疫球蛋白 A
IgAN	iga nephropathy	IgA 肾病
IgG	immunoglobulin G	免疫球蛋白 G
IgM	immunoglobulin M	免疫球蛋白 M
IHC	immunohistochemistry staining	免疫组织化学染色
IL	interleukin	白介素
LDL	low density lipoprotein	低密度脂蛋白
LDL-C	low density lipoprotein-cholesterol	低密度脂蛋白胆固醇
LLCPK	porcine renal tubular epithelial cells	猪肾小管上皮细胞株
LN	laminin	层粘连蛋白
MAC	membrane attack complex	膜攻击复合物
MAPK	mitogen activated protein kinase	丝裂原活化蛋白激酶
MC	mineralocorticoid	盐皮质激素
MCP-1	monocyte chemotactic protein 1	单核细胞趋化蛋白-1
MCT	mouse renal tubular epithelial cells	小鼠肾小管上皮细胞株
MDRD	Modification of Diet in Renal Disease	肾脏病膳食改良试验
MMP	matrix metalloproteinase	基质金属蛋白酶
MPGN	membranoproliferative glomerulonephritis	膜增生性肾小球肾炎
MsC	mesangial cell	系膜细胞
MSPGN	mesangial proliferative glomerulonephritis	系膜增生性肾小球肾炎

缩写词	英文全称	中文全称
MyoF	myofibroblast	肌成纤维细胞
N	neutrophil	中性粒细胞(百分比)
NSAID	nonsteroidal anti-inflammatory drug	非甾体抗炎药
pFSGS	primary focal segmental glomerulosclerosis	原发性局灶节段性肾小球硬化
OX-LDL	oxidized low-density lipoprotein	氧化型低密度脂蛋白
PDGF	platelet derived growth factor	血小板衍生生长因子
PGE_2	prostaglandin E_2	前列腺素 E_2
PLA2R	phospholipase A_2 receptor	M 型磷脂酶 A_2 受体
PLT	platelet	血小板(计数)
Pro	protein	蛋白(质)
RAS	renin-angiotensin system	肾素-血管紧张素系统
RAAS	renin angiotensin aldosterone system	肾素-血管紧张素-醛固酮系统
RBC	red blood cell	红细胞(计数)
RIF	renal tubulointerstitial fibrosis	肾(小管)间质纤维化
RT-PCR	reverse transcription-polymerase chain reaction	逆转录聚合酶链反应
SAARDs	slow acting antirheumatic drugs	慢作用抗风湿药
SAPK	stress-activated protein kinase	应激活化的蛋白激酶
Scr	serum creatinine	血肌酐
SD	slit diaphragm	裂孔膜
SEB	staphylococcal enterotoxin B	葡萄球菌 B 型肠毒素
SG	specific gravity	比重
TXB_2	thromboxane B_2	血栓素 B_2
TCH	total cholesterol	总胆固醇
TEC	tubular epithelial cell	肾小管上皮细胞
TG	triglyceride	甘油三酯
TGP	total glucosides of paeony	白芍总苷
TGF-β	transforming growth factor-β	转化生长因子-β
TLR	Toll-like receptor	Toll 样受体
TNF	tumor necrosis factor	肿瘤坏死因子

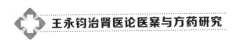

续表

缩写词	英文全称	中文全称
TP	triptolide	雷公藤甲素
UA	uric acid	尿酸
UAMN	undetermined atypical membranous nephropathy	不典型膜性肾病
UUO	unilateral ureteral obstruction	单侧输尿管结扎
VEGF	vascular endothelial growth factor	血管内皮生长因子
WBC	white blood cell	白细胞(计数)
α_2-MG	α_2-macroglobulin	α_2-巨球蛋白
α-SMA	α-smooth muscle actin	α-平滑肌肌动蛋白